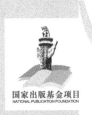

国家出版基金项目
NATIONAL PUBLICATION FOUNDATION

国家出版基金资助项目

"十三五"国家重点出版物出版规划项目

土单验方卷 2（上）

新 中 国
地方中草药
文 献 研 究
（1949—1979年）

张瑞贤　张　卫
刘更生　蒋力生

主编

SPM
南方出版传媒　广东科技出版社
北京科学技术出版社

图书在版编目（CIP）数据

新中国地方中草药文献研究：1949—1979年．土单验方
卷．2：全3册／张瑞贤等主编．—广州：广东科技出版社；
北京：北京科学技术出版社，2020.10
　ISBN 978-7-5359-7362-7

Ⅰ．①新…　Ⅱ．①张…　Ⅲ．①中草药—地方文献—研
究—中国—现代②土方—汇编③验方—汇编　Ⅳ．①R28

中国版本图书馆CIP数据核字（2019）第249723号

新中国地方中草药文献研究（1949—1979年）·土单验方卷2：全3册
Xinzhongguo Difang Zhongcaoyao Wenxian Yanjiu（1949—1979 Nian）Tudan Yanfang
Juan 2 Quan 3 Ce

出 版 人：朱文清

责任编辑：赵雅雅　莫志坚　侍　伟　尤竞爽

责任校对：贾　荣

责任印制：彭海波　张　良

封面设计：蒋宏工作室

出版发行：广东科技出版社　http://www.gdstp.com.cn

　　　　　（广州市环市东路水荫路11号　邮政编码：510075　电子信箱：gdkjzbb@gdstp.com.cn）

　　　　　北京科学技术出版社　http://www.bkydw.cn

　　　　　（北京市西直门南大街16号　邮政编码：100035　电子信箱：bjkj@bjkjpress.com）

销售热线：0086-10-66113227（发行部）　0086-10-66161952（发行部传真）

经　　销：新华书店

印　　刷：北京虎彩文化传播有限公司

　　　　　（河北省廊坊市固安县工业区南区通达道临7号　邮政编码：065500）

规　　格：787mm×1 092mm　1/16　印张130.5　字数1 044千

版　　次：2020年10月第1版
　　　　　2020年10月第1次印刷

定　　价：2670.00元（全3册）

如发现因印装质量问题影响阅读，请与广东科技出版社印制室联系调换（电话：020-37607272）。

目　录

全国中草药新医疗法展览会技术资料选编
（上册）

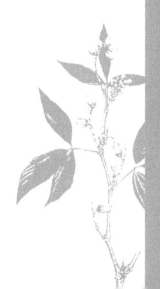

提　要

河北新医大学医教部编印。

1971 年 6 月印刷。共 328 页，其中插页 2 页，会议记录 43 页，编者的话 1 页，目录 7 页，正文 275 页。人体黑白绘图 4 组。平装铅印。

编者的话简介了本书编写缘起。为了认真地学习和贯彻全国中西医结合工作会议精神，把河北新医大学的西医学习中医、中西医结合研究工作更深入地开展起来，编者将全国中西医结合工作会议有关文件和全国中草药新医疗法展览会中的部分中西医结合典型材料、新医疗法、单方、验方汇集成册，供广大师生学习参考。

本书文前附有两篇关于全国中西医结合工作会议的讲话内容。正文部分分为中西医结合新成果、新医疗法、传染病和肿瘤 4 部分，汇集了全国中草药新医疗法展览会中的相关技术资料。

全国中草药新医疗法展览会

技术资料选编

（内部资料·注意保存）

上　册

河北新医大学 医教部

一九七一年六月

目 录

上 册

中西医结合新成果

1949

新 中 国
地方中草药
文 献 研 究
(1949—1979年)

1979

2

新 医 疗 法

1949
新 中 国
地方中草药
文献研究
(1949—1979年)
1979

4

5

1949

新 中 国
地方中草药
文 献 研 究
(1949—1979年)

1979

肿　瘤

6

1949

新 中 国
地 方 中 草 药
文 献 研 究
(1949—1979年)

1979

· 白 页 ·

中西医结合新成果

（一）贯彻《六·二六指示》，
大搞中草药群众运动

  江西省德兴县把大量人力、物力、财力放到农村。一九六八年九月以来，把县城百分之五十九点七的卫生人员，百分之九十以上的卫生事业经费和县医院大部分的外科医疗器械，下放到社、队。每个生产大队培训"赤脚医生"五至六名和战伤救护员三十多名。全县十五个公社卫生院有八个能作肠梗阻、阑尾炎等腹部手术，公社卫生院平均有十多张病床。

  领导带头，大搞"认、采、种、制、用"中草药的群众运动。发动群众普查中草药源，请三百三十九名草医当"顾问"，普及中草药知识，绝大部份"赤脚医生"基本上了解一百多种药材的生长规律和采、制、用的方法，全县二百一十八名西医普遍能认、会用常用中草药，   一位副主任识药五百多种。发掘民间验方一万多个。社队建立药材基地，有的公社、大队实行有计划地管山育药，一九七〇年仅公社种药四百七十六亩，引种外地药材二十多种，采药四十

1949

新 中 国
地 方 中 草 药
文 献 研 究
(1949—1979年)

1979

余万斤。每个生产大队办了"土药房"，实现草药成药化，制成注射液和膏、丸、散等五百多种。全县医疗单位用中草药防治大部分常见病，对治疗断指再植取得较好效果。附部份方剂如下：

1．断指再植

方一，方药：连钱草全草，三月苞嫩叶，四季葱根（火煨软），白糖各等量。

用法：上药嚼烂或捣极烂，外敷并固定包扎，每隔24小时换药一次。如发现创口感染，应配合抗菌消炎药治疗。

方二，方药及制法：取黑公猪板油一斤熬油去渣，滤液加净松香四两，樟脑二两，黄腊六两溶化过滤，滤液加乳香末四钱，没药末四钱，儿茶一两，血竭末四钱，冷却至摄氏四十度以下，投入麝香五分，冰片四钱，搅拌成"红药膏"。

用法：外敷，一至三日换药一次。

疗效：共治26例，24例成功，其中全断指5例。上海中山医院在此基础上，增加一见喜及公英克服感染肿胀关，接活3例。

2．止 血

方一：白接骨，研末外敷。

方二：海风砂，阴干研末外敷。

方三：紫珠叶70%，地锦草30%，共研末外敷。

方四：紫金皮五钱，椪木皮五钱，自然铜一钱，冰片一

2

钱，公杨梅树皮五钱，共研末外敷。

方五：大叶五爪龙，研末外敷。

3. 烧烫伤

方一，方药及用法：杉木树皮炭，研成细末，用鸭蛋清调拌成糊状，涂抹伤口。

主治：各种烧灼伤。

方二，方药及用法：酸枣树二层皮80％，虎杖20％，共炖成膏，用木梓树油调擦，一日数次。

主治：烧烫伤。

（二）中西医结合搞预防

湖南衡阳县上丰公社广大群众，认真贯彻**"预防为主"**的方针，两年来，**中西医结合搞预防**，卫生面貌大变。一九七〇年春，发现**"流脑"**病人，群众自己采集贯仲、大青叶、野黄连等中草药煎熬预防药，人人服，还对儿童用西药**滴鼻**，有效地控制了疫情。他们通过反复实践，用中草药制成了预防"流脑"、"流感"的"脑炎注射液"，还收集民间预防狂犬病的验方，加以整理提高，预防狂犬病。在除四害方面，他们用苦楝树叶、号桐杆、辣蓼草代替"六六六"、"滴滴涕"灭蝇、灭蛆，花钱少，效果好。有的生产队还广泛利用中草药资源办起土农药厂，制出了防治农作物病虫的**农药**，为农业生产作出了贡献。附部分方剂如下：

3

1949

新 中 国
地 方 中 草 药
文 献 研 究
(1949—1979年)

1979

1. 灭蛆蝇药物

方药：苦楝叶、号桐杆、辣蓼草各等量。

用法：上药切碎，每百斤粪便加上药十五至二十斤，撒入厕所搅拌，每半月撒一次。

作用：通过两年使用，基蝇密度显著降低（对灭蛆灭蝇有很好作用）。

2. 流脑汤

方一，方药：大青叶三至五钱，双花、板兰根、贯仲各三钱，野菊花五钱。

用法：煎水当茶，或浓煎分二次服，七天为一疗程，连服二、三疗程。

作用：经过两个大队的使用，控制了流行。

方二，方药及用法：口服生大蒜二至五瓣，每日二、三次，七天为一疗程。

方三，方药：土黄连蒸溜液、呋喃西林液。

用法：交换滴鼻。

作用：通过在学校一千多人使用，配合口服，未发生一例流脑。

3. 感冒药

方药：紫苏叶二钱，野菊花、路边荆各五钱至一两，四

4

边菊五钱，双花三钱。

加减：冬春季加桑叶，夏秋季加水灯心。

用法：水煎当茶饮、或浓煎二次服。小儿减量。七天为一疗程，连服 1 — 2 疗程。

作用：通过七千多人的预防服药，控制了流行。

4．狂犬病方

方药：射干、奶杨柳、勾耳、王不留行各五钱。

用法：二次煎水，分两次服，连服 2 — 5 天。

疗效：适用狂犬咬伤后三至五天，服用较好。治疗二例，均未发作。

（三）新针治疗风湿性心脏病

鞍山市曙光公社毛泽东思想医疗宣传队，是一九六八年八月由四十二名从未学过医的家庭妇女组成的。在解放军三一〇七部队的帮助下，开始学新针。两年来，她们用毛主席哲学思想指导，治疗了各种常见病、多发病六万多人，十八万余人次，有效率在百分之九十以上。并打破了心脏病"禁针"的形而上学的观点，充分调动病人与疾病作斗争的积极因素，正确处理了瓣膜与心脏、整体与精神之间的辩证关系，用新针疗法治疗了   风湿性心脏病七百多人，经调查一百余例，半数以上病人重返   第一线。她们还为工厂、农村、街道培养了五百多名"土医生"采取"治好一个病人，带出一个徒弟"的办

5

1949

新　中　国
地 方 中 草 药
文　献　研　究
（1949—1979年）

1979

法，使二百多病人学会了新针疗法。

基本方法： 能用针刺的一律用针刺治疗，如果不显著可用681（10％溶液10毫升静注）配合，或改用当归液经络注射，如有合并感染则配合双花液注射，浮肿明显时可用中药配合，对痰喘失眠等症状效果不明显的可配合"电针"治疗机，也可配合赤医针。

西药的应用，在一般情况下做为辅助治疗或临时抢救措施，常用的用有口服及注射洋地黄，类洋地黄作用制剂，安茶碱，双氢克尿塞，激素，及其它抗风湿药，各种抗菌素。

但用药顺序不一定千篇一律，根据病情轻重缓急，合理选用。

治疗手段：

1．针刺常用穴位及疗程：

主穴： ①内关、间使、少府；②内关、郗门、曲泽（起调节心率镇静作用）。

备穴一： 阴陵泉透阳陵泉，足三里、解溪、昆仑（起抗风湿作用）。

备穴二： 中脘、天枢、气海、足三里（起调节胃肠机能作用）。

备穴三： 太冲，阴陵透阳陵、水分，中极透曲骨、水泉，飞杨（起利尿作用）。

备穴四： 肺俞、少府、合谷（起镇咳、祛痰、平喘作用）。

以上穴位为常用穴，灵活应用选穴如下：

治疗心动过缓： 内关、通里。

治疗心动过速： 内关、间使、耳针心区。

6

治疗腹胀: 中极、归来、气海、赤医针五穴。

治疗肝大: 太冲、章门。

以上穴位,主穴可选用①或②,配穴根据病情选用,每次针刺穴位四至五个左右,左右穴针双穴。

手法: 采取深扎强刺,用鸡捣米 提 插、捻 转,有酸、麻、胀或通电感得气后退针。

疗程: 七至十天,根据病人身体强弱酌情休息几天,再进行下个疗程,通常每日扎,但根据病情每日不能接受者,可隔日或隔二日。

2.681的应用: 10%681溶液10毫升静脉注射,10天为一疗程,每日一次,可起到心率稳定,睡眠转好,食量增加的作用。

3.当归液经络治疗: 用当归液一个穴位注射0.5毫升。常用穴:内关、间使、定喘、肺俞、心俞。

4 双花液的应用: 通常三至四毫升,每日二次肌肉注射可起抗感染作用。

5.中药: ①茯苓、猪苓、泽泻、木通、大腹皮,可根据病情辨证施治。②猪牙草。③竹叶,水煎服。

6.“电针”治疗机的应用: 丰隆穴:可起镇咳、祛痰,痰鸣减少的作用;三里穴:可起到减轻夜间气短作用。时间通常十五至二十分钟,每日或隔日一次,十天 为一疗程。

7.赤医针: 五穴稳心助消化,七穴镇静作用。

8.西药应用: 洋地黄类药物:打破过去长期维持的框子,临时应用和短期维持相结合。我们的用法是用一至二次注射剂后,用681、新针代替,或短期口服维持,但用 这类

7

1949

新 中 国
地 方 中 草 药
文 献 研 究
(1949—1979年)

1979

药物必须在病情重或用新针效果不佳才配合应用。

间断配合利尿剂，如双氢克尿塞，与利尿穴位的针刺相配合可减少用量，如一次量为１００毫克，配合针刺用50毫克即收到较满意效果。

治疗效果分析：

疗效标准：基本治愈：心衰的症状体征纠正，基本上恢复原来的劳动能力；好转：尚有轻度自觉症状，但心衰基本纠正，劳动能力有所恢复；轻度好转：自觉症状及心衰体征有改善，但心衰未完全纠正，仅能做一般活动；无效：治疗前后基本相同。

１２４例疗效观察

心衰程度	总例	基本治愈		好 转		轻度好转		无 效		死 亡	
		例	%	例	%	例	%	例	%	例	%
无	34	22	64.7	11	32.35			1	2.9		
轻	26	15	57.7	10	38.46	1	3.84				
中	27	13	48.15	13	48.15	1	3.9				
重	37	13	35.13	15	40.54	4	10.81	2	5.41	3	8.1
合计	124	63	50.8	49	39.51	6	4.83		2.42	3	2.42

通过124例心脏病人的临床观察，证明：经过新针治疗后，普遍收到强心利尿，增加食欲，睡眠好转的效果，对于风湿痛有镇痛作用，病人普遍反映，针后有气短消失，心跳平稳

8

的感觉，在123例有心悸，124例有气短的病人中，经过治疗除三名死亡，三名无效外，心悸、气短都逐渐程度不同的得到减轻、改善和消失。

（四）中西医结合治疗麻风病

解放军五十二医院和四川省甘孜自治州人民医院，一九六九年十二月，组成毛泽东思想医疗宣传队，开进泸定县麻风病院和麻风病村，开展麻风病的防治工作。他们深入病区和病员一起"天天读"，促膝谈心，替残废病人洗脚、洗衣，病人深受感动，增强了与疾病作斗争的信心。他们把自身扎针、服药作试验，⬤⬤⬤⬤⬤⬤⬤⬤⬤⬤⬤⬤⬤⬤⬤⬤⬤⬤经过反复实践，初步摸索出针刺、结扎、中草药等综合治疗麻风病的新疗法。十个月来，用这种新疗法治疗二百一十一人，有效率达百分之九十以上，其中治愈三十五人，已有十九人出院。

1．刺激疗法

主穴：公孙、涌泉、然谷、足三里、梁丘。
配穴：视病情而定。
方法：穴位局麻、切开皮肤后，用止血钳刺激（根据病情轻重决定刺激强度）。

2．配合疗法

抗麻风病四号

9

1949

新 中 国
地 方 中 草 药
文 献 研 究
(1949—1979年)

1979

方药：黄连、黄芩、黄柏、栀子、丹皮、丹参各四钱，制成注射剂。

用法：病损部位和穴位，每穴0.3—0.4毫升注射。头面部穴位或直注麻风结节用0.1—0.3毫升。每周二至三次。十次为一疗程。

3．○号疗法

为治疗麻风反应和睾丸炎症的方法。在严格消毒的情况下，用银针扎入肿大的淋巴结中心，留针10—20分钟，留针期间捻针一次，每一、二日针刺一次。

（五）截瘫病人站起来

北京市中医医院一九六九年三月，遵照毛主席光辉《六·二六指示》，组成"截瘫医疗小组"走出医院大门，向外伤性截瘫发起猛攻。

找到了治疗截瘫的有效新穴位，并用中草药研制出"外伤截瘫丸"。

一年多来，治疗五十七名截瘫病人，其中四十八人能利用辅助工具迈步行走（一位躺了十八年的老矿工，已能扶拐行走），七人重返　　　　　　　　　　岗位。

10

1. 外伤性截瘫丸

方药：熟地、淫羊藿、马钱子、生黄芪各四两，兔丝子三两，白芥子、川牛夕、海马、川萆薢、寄生、焦三仙、独活、肉桂、龟板、当归各二两，生麻黄一两半，白芍一两半，炮姜、鹿角胶、蜈蚣、虎骨、土鳖虫、全蝎各一两，蜂蜜适量，每丸二钱。

用法：口服每日二次，每次1—2丸，开始半丸，递增。

2. 配针刺疗法

穴位：（1）阳陵泉、殷门、昆仑；（2）环跳、委上、三阴交；（3）风市、足三里；（4）肾脊、承山、悬钟；（5）殷下、陵下、顶上。

3. 锻炼方法

（1）床上练——抓单扛猛练臂力和胸、腹、腰、肌，以上带下。

（2）床下练——练站力，增加下肢负荷力。

（3）床边练——用自行车锻炼器，进一步练三关节功能。

（4）室外练——练走路。

1949

新 中 国
地 方 中 草 药
文 献 研 究
(1949—1979年)

1979

持正坐位，头稍向前倾）；　　　　　后，不可提插或大幅
度捻转，行手法后如无放散　　　　　能增加深度；⑤选择
较好二寸针，注意消毒；（　　　　　休息半小时；⑦对发
烧、年老、体弱病人及不易配合的小孩，可缓用或不用此穴。

2．穴位分组：

第一组穴：主穴：耳门透听宫、听会（耳门直刺得气后退皮下，斜刺听宫、听会），医风、哑门、廉泉（后二穴每日交替使用）。配穴：中渚、外关（每日左右交替使用）。

第二组穴：①主穴：耳门透听宫、听会。配穴：中渚。②主穴：下关透听宫(下关直刺得气后退针皮下，再向听宫方向斜刺)、医风。配穴：陵下。以上①②组穴每日交替应用。

3．针刺方法：①进针：一般采用2寸或2.5寸长的28—30号的毫针，消毒后，取准穴位快速刺入皮下，慢慢送到所需深度；②手法：进针后，大多采用捻转和刮针法，给强刺激，开始1—2次可用中、弱刺激。根据患者体质及耐受力灵活掌握；③出针：在行刺手法后，待病人有酸、麻、胀感后即往外快速出针，不留针。

4．疗程：每日针一次，10次为一疗程。每疗程后休息3—5天。

14

穴名	位　置	穴　位　解　剖	针刺方向及深度
耳门	耳屏上缺口前凹陷处，张口取穴。	有颞浅动脉、静脉；有三叉神经的耳颞神经	直刺1.0—1.5寸
听宫	耳前动脉后缘，张口取穴。	有颞浅动脉，面神经及其深部的鼓索神经。	
听音	耳屏前凹陷中张口取穴。	有颞浅动脉，静脉；面神经。	直刺1.5—2.0寸
听会	耳屏下缺口前凹陷处张口取穴。	有颞浅动脉，静脉；面神经及三叉神经的耳颞神经。	直刺1.5—2.0寸
医风	耳垂后凹陷处	耳后动脉，耳后静脉；有颈丛来的耳大神经，深部为面神经干。针稍前下有三叉神经第三支和舌下神经，针稍斜内上有迷走神经耳支；针稍斜后有迷走神经、舌咽神经，副神经干等。	针尖向对侧太阳方向刺入1.5—2.0寸

15

1949
1979

新　中　国
地方中草药
文　献　研　究
（1949—1979年）

穴名	部位	解剖	刺法
下关	在听会前一寸，颧弓下凹处。	有面横动脉、静脉，深层为上颌动脉，静脉；神经的颧支，深层为三叉神经第三支。	直刺或向听宫方向斜刺1.0—1.5寸。
哑门	颈后正中入发际5分（即第二颈椎棘突上缘）头稍向前倾取穴。	第1—2颈椎间，有枕动脉，静脉分支，深层为第二颈神经，如深刺入椎管内可达脊髓。	针尖向下颌方向刺入1.5—2.0寸。
廉泉	结喉至下颌骨连线的前1/3处，仰头取穴。	浅层有颈皮神经，深层为舌下神经及舌咽神经的分支。	针尖向舌根方向斜刺，分别向两侧斜刺1.5—2.0寸。
中渚	经握掌，在手背第四、五掌骨间，掌指关节后5分处。	有手背侧皮神经和指掌背神经，掌背动脉；尺神经的指背神经及舌深部为桡神经之舌骨后退针。	直刺或斜向上刺0.5—1.5寸。
外关	腕关节背面，横纹正中上2寸。	前臂背侧皮神经，再深部为桡神经之前臂骨间背侧神经；正中神经及其分支骨间掌侧神经。	直刺或斜向上刺1.0—1.5寸。
液下	阳陵泉下2寸，即腓骨小头前凹陷下2寸。	有胫前动脉及静脉，有腓浅神经及腓深神经。	直刺1.5—2.0寸。

16

辅 助 疗 法

（一）舌系带修整术

1．适应症及禁忌症：

适 应 症	禁 忌 症
舌尖不能抬起伸出	舌神经麻痹
舌尖不能顶上腭及口唇	舌肌炎引起的舌体萎缩
伸舌时舌尖下卷变形	

2．手术操作：

（1）**修剪缝合术**：以1—2％碘酒棉球消毒舌下（不脱碘），消毒后，用0.5—2％普鲁卡因作局部麻醉。手术时术者以右手拇指和食指置于患者舌尖下，中指置于舌尖上，用纱布裹住舌体往外牵，从舌系带中间用消毒剪剪开粘膜皱襞及固有筋膜的一部份（深度约1—1.5公分），于筋膜下作钝性分离，最后将菱形创口作直线缝合。先在菱形左右对角缝合一针，再在其上下各缝合一针，共缝三针。也可仅上下各缝一针。术后3—4天拆除缝线。也可不拆，任其自行脱落（见图4）。此法创面整齐，瘢痕小，无粘连，出血少，愈合快。

（2）**修剪术**：消毒后，不用局麻，令病人自行将舌上卷回缩，或术者用左手中指把舌向上向后推，使舌系带崩紧。此时剪开舌系带，用消毒纱布压迫止血。此法比较简便，适用于10周岁以下不易配合的患者。但不宜用于舌系带过短、病

17

1949

新 中 国
地 方 中 草 药
文 献 研 究
(1949—1979年)

1979

情较复杂的患者，因术后瘢痕较大，出血多，容易造成创面粘连。

3．手术注意事项：

（1）手术中操作应细致，动作要轻巧；

（2）手术时要注意避开血管，如果遇到小动脉出血用小蚊氏钳止血。一般不需要结扎；

（3）颌下腺导管开口于舌系带两侧，如果手术中不将颌下腺导管及开口给缝上后则出现唾液分泌不出来，颌下腺肿大的现象，必须拆开重缝；

（4）术后应注意口腔清洁，防止感染。

（二）咽鼓管吹张术

咽鼓管吹张术，对于鼓膜凹陷或鼓膜与中耳组织粘连，有治疗作用；对于听骨关节粘连的效果更好，而对于诊断咽鼓管有无畸形或阻塞有一定帮助。

（1）导管法：可参考一般耳科治疗手册。

（2）用手捏紧两侧鼻孔，自行鼓气，使鼻咽部气压增高，就有一部分气体冲进咽管而窜入中耳，起到治疗作用。

（三）外耳道耵聍及异物取出术

方法：耵聍是一种正常的分泌物，具有保护作用。但由于各种原因造成耵聍分泌亢进，致使外耳道狭窄或阻塞。外耳道异物如豆类、谷物、果核、珠子、铁屑、棉花、泥沙、石块等等塞入耳道，或者小飞虫、蚂蚁进入耳道内造成外耳道阻塞。方法是首先清除外耳道，看清异物有否空隙，再用耵聍钩沿空隙小心插入，小心向外撬动及拨动，松动后小心掏出。注意不能用力过猛或推异物，否则不但掏不出，还会将异物推向深部，产生疼痛。

18

如果异物是豆类、谷物时可向耳内滴少许75％酒精，使豆类谷物在数分钟内收缩而易于取出。

如果耵聍坚硬者，可滴少许耵聍油（硼酸甘油）使耵聍软化，再掏出来。但须注意不能多用，否则使耵聍溶化成胶状更不易取出。

耵聍钩的制作： 取自行车条（或相同粗细的钢丝），用砂轮、锉刀或在石头上磨成10—20公分长，如缝衣针粗，将尖端稍磨尖磨细，制成直角形钩和钝角形钩两种即可，耵聍钩总长约15公分。

（四）中耳炎治疗

患者同时伴有急、慢性化脓性中耳炎时，耳道先用双氧水擦洗后，滴硼酸酒精或氯霉素水剂；或用硼酸氯霉素粉剂，或青霉素粉剂喷入，或用合霉素、黄连素粉剂各半混合喷入。

1949

新 中 国
地方中草药
文 献 研 究
(1949—1979年)

1979

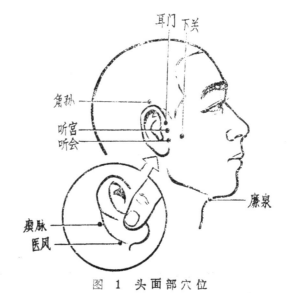

耳门 下关

角孙

听宫
听会

廉泉

瘈脉
医风

图 1 头面部穴位

阳陵泉
陵下

中渚

外关

图 2 四肢穴位

20

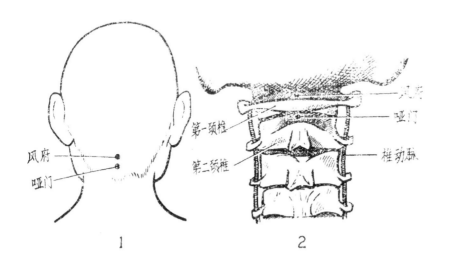

风府
哑门

第一颈椎
第二颈椎

风府
哑门
椎动脉

1　　　　　　　2

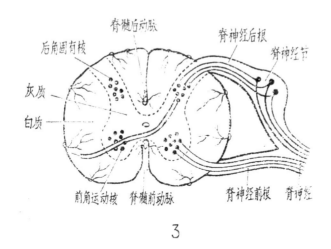

后角固有核
灰质
白质

脊髓后向脉
脊神经后根
脊神经节

前角运动核
脊髓前动脉
脊神经前根
脊神经

3

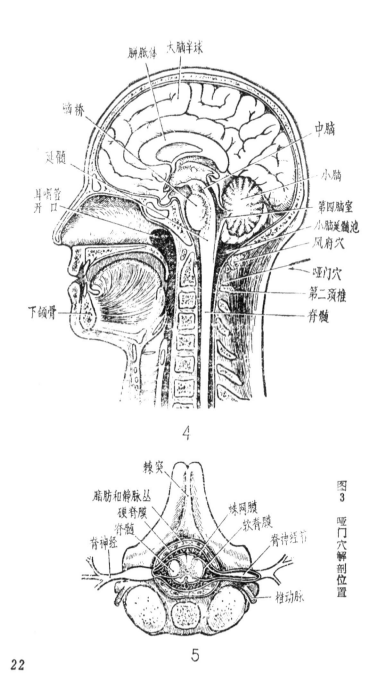

1949

新 中 国
地 方 中 草 药
文 献 研 究
(1949—1979年)

1979

胼胝体　大脑半球

脑桥

延髓

耳咽管
开口

下颌骨

中脑

小脑

第四脑室
小脑延髓池
风府穴

哑门穴
第二颈椎

脊髓

4

棘突

脂肪和静脉丛
硬脊膜
脊髓

脊神经

蛛网膜
软脊膜

脊神经节

椎动脉

图3　哑门穴解剖位置

5

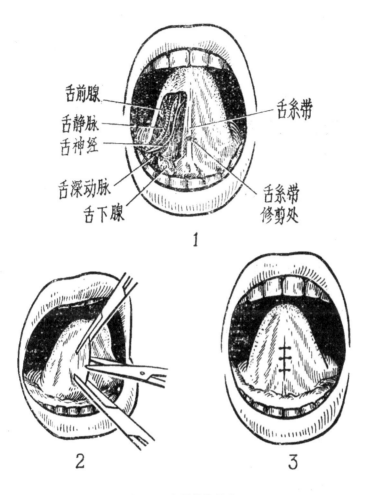

图4　舌系带修整术

（七）攻克小儿麻痹后遗症

解放军二〇八医院卫生人员，████████████
████████通过反复的自身试验和临床实践，研究出以中西医结

23

1949
新 中 国
地 方 中 草 药
文 献 研 究
(1949—1979年)
1979

合为特点的"穴位刺激结扎"疗法，突破了治疗小儿麻痹后遗症的一些难关。一九六八年以来，为全国各地治疗了一万六千余名患者，有效率达百分之九十，治愈率百分二十三，使三千多名患病儿恢复了健康。他们在医疗实践中，遵循毛主席关于**"要认真总结经验"**的教导，初步将小儿麻痹后遗症分为八类十六型，利于辨证施治，提高疗效。

1．穴位刺激结扎疗法

下肢：

（1）**轻型：**患肢稍细，能走，无力，跛行，易摔交或足跟稍离地，或有趾屈曲。

取穴与疗次：

①脾关、风市、足三里（第一次取穴）。

②迈步、前进、承山（第二次取穴）。

③梁丘、箕门、承扶、落地（第三次取穴）。

④伏兔、丰隆、趾平（穿线）跟平（穿线）。

（2）**中型：**患肢细、扶单拐或双拐，或手扶腿慢行，但无力易摔交或足跟中度离地。

取穴与疗次：

①命门、脾关、前进、足三里。

②上髎、迈步、风市、丰隆。

③下髎、伏兔、箕门、上巨虚。

④中髎、阴市、承山、或跟平（穿线）。

（3）**重型：**下肢完全病废，软似面条，卧床俯地不起，或扶物能站不能走，生活不能自理。

24

取穴与疗次：

①命门、承扶、股四头肌（穿线）、足三里。

②下髎、维道、髀关、丰隆。

③腰阳关、迈步、前进、血海。

④上髎、殷门、梁丘、阳关、腓肠。

（4）**髋关节松弛：**髋关节松弛，但无髋关节脱臼。臀
大肌萎缩。

取穴与疗次：

①五里、环跳（8字结扎刺激深、强）。

②跳跃（刺激深、强、结扎紧），箕门。

③上髎、白环俞。

④下髎、胞育。

（5）**足下垂内翻：**足下垂、足内翻、跟腱挛缩、足跟
不着地。

取穴与疗次：

①阳陵泉。

②绝骨、昆仑（穿线）。

③外丘、申脉（穿线）。

④光明、丘墟（穿线）。

（6）**足下垂外翻：**足下垂、足外翻。

取穴与疗次：

①足三里。

②丰隆、三阴交。

③上巨虚、纠外翻。

④解溪（穿线）、照海（穿线）。

（7）**膝屈曲：**膝关节挛缩屈曲。

25

1949

新 中 国
地 方 中 草 药
文 献 研 究
(1949—1979年)

1979

取穴与疗次：

①髀关、股四头肌（穿线）。

②迈步、阳关。

③伏兔或梁丘、鹤顶。

④委阳或曲泉（穿线）。

（8）膝过伸：膝关节松弛（后弓）。

取穴与疗次：

①环跳、五里、髀关、阳关、股四头肌（穿线）。

②迈步、殷门、箕门、股四头肌（穿线）。

③下髎、阴市、股四头肌（穿线）。

④直立、腓肠。

上肢：

（1）轻型：上肢细无力，尚能活动，但手握力小，大鱼际萎缩。

取穴与疗次：

①手三里、臑会、大鱼际（穿线）。

②外关（穿线）、合谷、肩髃。

③肩贞、曲池、后溪。

④肩髎、天井。

（2）中型：上肢软弱无力，抬举困难，腕不能伸展，肘屈曲。

取穴与疗次：

①肩髃、肩贞、曲池、举臂。

②臑会、阳池、四渎、天宗。

③肩井、手三里、尺泽（穿线）。

④天井、肩髎、曲池、外关。

26

（3）**重型**：上肢完全病废，软似面条，肌重度萎缩。

取穴与疗次：

①大椎、肩髃、肩贞、举臂。

②天宗、肩井、曲池。

③天井、手三里、合谷、肩髎。

④第五椎、肩髃、臑会。

腰部：腰部无骨质改变，前后或左右过度弯曲，变形，不能坐起或不能直腰。

取穴与疗次：

①大椎、腰俞、命门、跳跃。

②腰阳关、中髎、维道。

③脊椎两侧纵行穿线肝俞。

④身柱、肾俞。

说明：

（1）本表用穴仅供前四次治疗时选穴配穴参考，以后可重复或交叉使用，由于麻痹病情变化多端，应按选穴原则，灵活增减穴位。

（2）治疗间隔15—20天为宜，同一穴位在下次治疗时最好不重复选用。

（3）双肢可用双穴，或先治病情较轻侧肢体。

（4）治疗初期着重于恢复肌力，最好不急于纠正畸型。

2．各地治疗方法

（1）河南采用冷藏胎盘组织液穴位注射，有效率达91.51%。

27

1949

新 中 国
地 方 中 草 药
文 献 研 究
(1949—1979年)

1979

（2）辽宁、广西等地采用神经干强刺激（弹拨）疗法，亦取得显著效果。

（3）江苏采用三棱针刺患肢或静脉放血疗法，据南京中医医院统计196例，有效率达95％以上。

（4）辽宁、上海、湖北、内蒙等地采用结扎、埋线、新针、电针、穴位注射等综合疗法，据不完全统计，治疗2例，有效率达95％以上。

各地治疗小儿麻痹后后遗症统计（不完全）表

单 位	疗 法	例数	疗 效 百 分 比			
			痊愈	显效	好转	总有效率
沈阳医学院	1.穴位结扎 2.综合疗法	1000	20.9	50.8	27.5	99.2
辽宁本溪	1.主N干弹拨疗法 2.VB$_{12}$注射法	410	47.5		57.5	100
江 苏		3200		21.9	72.1	94
河北定县吴咬卫生院	针灸中药	168	76			
北京积水潭医院		160				90
北京朝阳医院		354	8.7	12	77.3	98
北京工农兵医院		243				98
北京复兴医院		354				98
南京中医院	三棱针患肢或浅静脉放血疗法	196				99

28

单位	方法					
呼和浩特市医院	穴位结扎	293		54.6	45.4	
遵义医学院		226				94
广西梧州工人医院	穴位刺激（弹拨）	131	（近访20例皆有良效）			
湖北省		5878	12.25			
湖北江岸新医疗站	1.脉冲 2.水针 3.埋线	262	2.29	17.56	69.84	89.84
贵阳医学院	结扎埋线	183	33.9		62.3	96.2
河北保定一院	结扎	714	11			
湖南医学院二附院	结扎埋线	217	23.9	29.45	42.39	95.45
河南商邱地区防治院	冷藏胎盘组织液穴位注射	593	22	28.32	40.19	91.51
上海针灸研究所	穴位强电刺激，脊神经根透穴等	273	7	32	49	88

（八）针刺麻醉

一九五八年以来，广大医药卫生人员努力发掘祖国医药宝库，创造成功了我国独特的麻醉新技术——针刺麻醉。

这一崭新技术，突破了西洋麻醉的老框框，针麻发展很快，除针麻以外，又有耳针、鼻针、面针、手针、耳根、水针、电针麻醉等。适用于农村和战备，正在城乡推广。据不完全统计，已有十余万名病人用针麻进行了手术，成功率在百分之九十以上。对镇痛不全、肌肉紧张、内脏牵拉反应正进一步加以解决。

29

1949

新 中 国
地 方 中 草 药
文 献 研 究
(1949—1979年)

1979

（九）中药麻醉

江苏省徐州医学院附属医院卫生人员，⬛⬛⬛⬛⬛⬛⬛⬛⬛⬛指导中西医结合，闯出了一条中药麻醉的新路。

中草药麻醉剂

方一：洋金花适量。制成流浸膏及针剂。

方二：洋金花65克，川芎2克，生草乌2克，当归4克。

方三：洋金花65克，川芎2克，生草乌2克，当归4克，生南星2克。

方四：洋金花70克，生草乌2克，当归5克，白芷3克。以上二、三、四方可制成汤剂及流浸膏。

用法：汤剂供口服，流浸膏可口服或灌肠，针剂有肌注及静脉点滴两种。用量：男相当每方生药总量4—6克，女2—4克。

辅助用药：度冷丁50—100毫克，冬眠灵（或非那更）25—50毫克。口服中药麻醉剂后30分钟，用5％葡萄糖注射液200毫升，加入辅助药静脉滴入，速度70—90滴/分。服药后1.5—2小时可动手术。

适当症：（1）成年男女；（2）机体无严重功能紊乱；（3）循环系统功能正常；（4）肝肾功能无严重损伤；（5）胃肠道功能正常者可口服，不适宜口服者可灌肠或肌肉注射、静脉注射；（6）适用于全身各部位大中小手术。

禁忌症：高热、青光眼、心动过速或有心动过速史者。

（十）中西医结合治疗白内障

中医研究院广安门医院，自一九五八年以来，批判地继

30

承古代"金针拨障术"，用现代科学方法开展"针拨术"研究工作。经过六百八十九例的反复实践，证明它是对老年性白内障简便易行的治疗方法。

一九六九年以来，他们组织医疗队，深入广西农村，以毛主席哲学思想为指导，在"针拨术"的基础上，发展成为"针拨套出术"。一年多来，他们用"针拨术"和"针拨套出术"治愈了一千四百四十三例白内障患者，扩大了手术适应症，除老年性白内障外，对某些先天性、外伤性和并发性白内障以及晶状体脱臼等眼病亦可适用。比西医"摘除术"的矫正视力好，合并症少。

由于眼球玻璃体扰动较大，有极少数患者发生视网膜剥离，尚待进一步研究提高。

白内障针拨套出术资料

1．手术器械：①白内障套出器；②白内障粉碎器；③无齿结膜钳子（弯及直）；④拨障针；⑤蚊氏止血钳；⑥持针器；⑦剪刀；⑧角巩膜缝针、皮肤缝针、线、刮面刀片。

2．针拨套出术手术步骤：

①**手术前准备：**消毒、麻醉与摘出术相同。

②**手术步骤：**上下眼睑用丝线牵引。选择切口部位与针拨术同。先用弯形结膜镊将切口部位的球膜拉向角膜侧，于远离角膜缘 4—3 mm 处平行角膜缘用三角形刀片切开球结膜及巩膜半层，长约 5 mm 左右，用剪刀扩创球结膜切口长约 7—8 mm，做巩膜予置缝线一针，以三角刀片切穿巩膜全层 2—3 mm，用拨障针拨断晶体的外上及鼻侧之韧带，再次扩创巩膜切口至 5 mm，套出器闭合套口进至内障

31

1949

新　中　国
地方中草药
文　献　研　究
(1949—1979年)

1979

之后方，打开套口，对准内障之上方赤道部位，用斜视钩推压角膜下缘，将内障推至套内，内障进套后闭合套口，出套时，套口露出创口后打开套口，用粉碎器将内障粉碎后全部出套。出套后连续缝合球结膜，结扎巩膜予置缝线。

③术后结膜下注射考的松，眼内涂1％阿托品眼膏及抗炎药膏，包盖手术眼走回病房。

3．手术器械改进后，近期疗效分析：

148眼术后矫正视力统计（6—12天）

矫正视力	0.1以下	0.1—0.5	0.6—0.9	1.0以上
眼　数	8	23	8	
％	5.41	15.54	5.41	
			79.06％	

148眼术后眼压观察（术后6—12天）

眼压(mmHg)	24.38以上	20.55—12.23	11.20—10.24	9.36以下	未测
眼数	1	116	18	11	2
％	0.6	78.3	12.6	7.4	1.5

（十一）中西医结合治疗急腹症

中西医药卫生人员，　　　　　　　　　　　　　　　破除形而上学的医疗观点，大破急腹症"一律开刀"

32

或消极保守地治疗方法，运用唯物辩证法，通过反复实践，初步掌握了急性阑尾炎、急性胰腺炎、胆石症、胆道蛔虫、溃疡穿孔、肠梗阻等急腹症中西医结合疗法的基本规律，扩大了非手术疗法的范围，降低了手术率，提高了治愈率。

1. 阑尾炎

第一方：

中医疗法：

①**淤滞期**：行气活血，辅以清热解毒。

阑尾化淤汤：川楝子五钱，元胡三钱，丹皮三钱，桃仁三钱，木香三钱，双花五钱，大黄三钱。加减：血聚成块者加红藤一两至二两。水煎，每日一剂，顿服或分两次服。

②**蕴热期**：清热解毒行气活血并举，辅以利湿通便。

阑尾清化汤：双花、公英各一两，丹皮、大黄各五钱，赤芍四钱，川楝子、桃仁、甘草各三钱。加减：湿热重者，加黄连、黄芩；湿重加佩兰、白叩、藿梗、木通。水煎，每日两剂，早晚分服。

③**毒热期**：清热解毒，辅以行气活血。

阑尾清解汤：双花二两，公英一两，冬瓜子一两，大黄八钱，丹皮五钱，木香、川楝子、甘草各三钱。水煎，每日两剂，分四次服，或每日四剂，昼夜分服。

西医疗法的配合：

①**饮食**：无合并症和脓肿者，可根据食欲情况给流质或半流质。合并腹膜炎者开始一律禁食，以后根据病情给予饮食。

②**禁食或有脱水酸硷平衡紊乱者**：应予以纠正和补充液

33

1949
新　中　国
地方中草药
文　献　研　究
(1949—1979年)
1979

体。

③**胃肠减压**：只有在合并腹膜炎麻痹性肠梗阻需应用，目的在于抽吸上消化道液体减轻腹胀，给中药攻下准备条件，待梗阻解除即可停止使用。

④**体位**：除单纯性阑尾炎外一般应卧床休息。腹膜炎病人应采取有效半坐位，切忌过早下床活动，以免病情反复。

疗效：治疗急性阑尾炎200余例，腹膜炎150余例，效果良好。

材料来源：天津南开医院。

第二方：阑尾炎片。

方药：蒲公英三两，厚朴五钱，皂角刺五钱，制成糖衣60片。

用法：每次15片，每日4次。

疗效：治急慢性阑尾炎，近期治愈达91.5％。配合其他治疗的占8％。

材料来源：武汉医学院第二附属医院。

2、溃疡病穿孔

第一方：

分期治疗：

第一期：溃疡穿孔后消化液外溢，采取缓急止痛、驱邪扶正、迅速纠正机能紊乱的有力措施。本期以针刺为主。

穴位：中脘、梁门、天枢、内关、足三里。

手法：得气后强刺激。留针30—60分钟，每15分钟行一次手法。在本期内每4—6小时针刺一次。

34

第二期：急性症状缓解后，治疗应转入清除腹腔感染，恢复肠胃道功能。本期治疗以中药为主。

大柴胡湯：柴胡、黄芩、川楝子、元胡、杭芍、大黄各三钱，枳壳、木香、甘草各二钱，公英五钱。水煎服，每日一剂或两剂，早晚分服。加减法：腹腔感染重者加双花、连翘等。便秘不下者加芒硝。淤血重者加桃仁、红花、生蒲黄、川芎等。

第三期：自觉症状基本消失，以调补恢复治疗溃疡为主。

①**脾虚型：**溃疡一号丸：乌贼骨六钱，甘草四钱，干姜、吴芋、砂仁各五钱，乌药、元胡各三钱，肉桂一钱。

②**肝郁型：**溃疡二号丸：乌贼骨、甘草各五钱，川楝子、杭芍各三钱，陈皮、瓦楞子各五钱，香附二钱。

③**淤血型：**乌贼骨五钱，川楝子、元胡、赤芍各三钱，桃仁二钱，蒲黄一钱。

④**出血者：**溃疡4号丸：乌贼骨五钱，白芨、花蕊石、地榆炭、煅牡蛎、煅龙骨各三钱。

以上各方药味，共研细末，炼蜜为丸，每丸三钱重，每日三次，每次一丸。

辅助疗法：胃肠减压；抗菌素；输液等。

疗效：治疗74例，73例痊愈（其中二例配合手术治疗）；一例死亡。

材料来源：天津南开医院。

第二方：针刺治疗。

1、**非手术适应症：**①全身情况好，不伴休克者；②不伴有幽门梗阻、出血、再穿孔、癌变等合并症；③腹腔积液少，

1949

新 中 国
地方中草药
文 献 研 究
(1949—1979年)

1979

肠麻痹不重，中毒症状不明显者；④年龄较轻，溃疡史
（更应重视溃疡症状发作不频，程度不重情况）。

2、**非手术治疗措施**：①针刺穴：中脘、上脘、梁
天枢、关元、气海、足三里。针刺深度腹部穴为1.5—2.
米左右，肢体穴为2.5—3.0厘米。手法:泻法，留针1—
时，每隔10—15分针捻转一次。一般在穿孔初期，一、
内每4—6小时针一次，以后逐渐减至每天两次，直至
1—2周为止。②禁食胃肠减压，必要配用抗菌素。

疗效：共治疗183例，出院时痊愈者174例，占95.1
好转2例；加重一例；死亡5例，占2.78％。在随访的85
获得随诊,随诊期1—12个月16例，1⁺—2年16例， 2⁺—
年12例， 3⁺—4年31例， 4⁺—5年10例。结果良好 者
例， 占55.3％；尚好者25例，占29.4％；不好者13例
15.3％。

材料来源：遵义医学院附属医院。

3．肠梗阻

第一方：

治疗方剂：

1．**寒下法**：

复方大承气汤：大黄、芒硝各八钱，枳壳四钱，川朴、
莱服子、槟榔各一两。

2．**緩下法**：

归芍汤：当归、赤芍各八钱，川朴、枳壳、芒硝、公
英、地丁、丹皮、黄连各三钱,大黄、槟榔各二钱。

36

3．润下法：火麻仁、郁李仁、爪蒌仁、桃仁各五钱，香油、蜂蜜各半斤。

用法：对肠梗阻，凡胃肠胀气者，行胃肠减压，由胃管注入中药。一般人可以口服。12小时梗阻未解除，仍可以投第二剂。治疗术后肠麻痹，凡术后二日肠鸣音弱或消失，腹胀不排气者，即可投攻下药，以寒下法为主方。

30例肠梗阻病理分类及疗效分析

（表一）

分　类	总计	梗阻解除	失败	原　因　分　析
粘连性肠梗阻	15	12	3	肠狭窄二例，高位肠粘连一例
动力性肠梗阻	8	8		
肠结核	1	1		
外疝	1	0	1	股疝未发现诊断错误
原因不明	5	5		
总　计	30	26	4	
百分率	100%	87%	13%	

投药后梗阻解除的时间分别是：24小时21例；36小时1例；48小时4例，共26例。使用寒下法13例；缓下法4例；润下法9例。

1949

新 中 国
地 方 中 草 药
文 献 研 究
(1949—1979年)

1979

35例肠麻痹手术种类及疗效分析

(表二)

手 术 种 类	总计	功能恢复	失败	原 因 分 析
胃次全切除术	11	9	2	2例皆因术后胃无张力
胃肠吻合术	3	1	2	2例胃癌晚期胃功能不良
胆道手术	5	4	1	营养不良电解质紊乱胃无张力
肠道手术	9	9		
阑尾手术	7	7		
总 计	35	30	5	
百分率	100%	86%	14%	

投药后24小时解除肠麻痹者25例，48小时解除肠麻痹者5例，共30例。其中在排气同时伴有排便者16例，占50%以上。

材料来源：天津反帝医院。

第二方：

甘遂通结汤：适用于重型肠梗阻，肠腔积液较多者。

方药：甘遂末二至三分（冲），桃仁、牛夕、木香各三钱，赤芍五钱，川朴五钱至一两，大黄三钱至八钱。

复方大承气汤：适用一般肠梗阻，气胀较重者。

方药：川朴、炒莱服子各一两，枳壳、桃仁各三钱，赤芍、大黄（后下）各五钱，芒硝三至五钱（冲服）。

肠粘连缓解汤：适用轻型肠粘连或部分性肠梗阻。

方药：川朴、炒莱服子各三至五钱，木香、乌药、桃仁

38

赤芍、番泻叶各三钱，芒硝二钱（冲服）。

輔助疗法： 1．输液纠正脱水及酸硷平衡紊乱；2．胃肠减压；3．抗菌素；4．服中药2—3小时后，可用大承气汤灌肠；5．针刺；6．穴位注射，麻痹性肠梗阻可足三里注射新斯的明，每侧0.25毫克。为防止服药后驱吐可足里三里注射阿托品，每侧0.25毫克；7．肾周围脂肪囊封闭，做调理肠胃功能，起保护性抑制作用。

疗效： 治疗肠梗阻200余例，成功率在80％左右。

材料来源： 天津南开医院。

4．胆囊炎

中药治疗：

①**清胆行气湯：** 适用于气滞型。

方药： 柴胡、黄芩、半夏、枳壳、香附、玉金、元胡各三钱，木香三至四钱，杭芍五钱，生军三钱（后下）。水煎服。

②**清胆利湿湯：** 适用于湿热型。

方药： 柴胡三至五钱，黄芩、半夏、木香、玉金、车前子、木通、栀子各三钱，茵陈五钱，生军三钱（后下）。水煎服。

③**清胆泻火湯：** 适用于实火型。

方药： 茵陈一两，柴胡、黄芩各五钱，半夏、栀子、胆草、木香、玉金、生军（后下）、芒硝（冲服）各三钱。水煎服。

上述三方有六个基本药，即柴胡、黄芩、半夏、木香、玉金、生军。分型随证加减。

热重： 加板兰根、双花、连壳；

1949

新　中　国
地方中草药
文　献　研　究
(1949—1979年)

1979

便秘：重用大黄、芒硝、川朴；

疼重：川楝子、元胡；

呕吐：半夏、竹茹；

食欲不振：藿香、佩兰、焦三仙；

淤血：桃仁、红花、当归、赤芍。

疗效：治疗急性胆囊炎及胆道感染约100例，大部分人效果良好。

材料来源：天津南开医院。

5．肝胆管结石

第一方：中药排石汤。

方药：茵陈五钱，木香三钱，枳壳三钱，黄芩二钱，连二钱，大黄二钱，随症加减。

加减：寒热胸闷，胁痛，脉弦数加双花、栀子、柴胡，腹胀，舌绛，渴饮，脉洪者加生石羔、知母；热重、痛重加元明粉；恶心呕吐者加半夏、竹茹。等等。

用法：水煎服，一般一日服一剂，分两次服用，体壮实者可日服两剂。

针刺穴位：主要丘墟、阳陵泉、日月、期门、胆穴，刺激。

采用西医的水电平衡疗法及保肝治疗，必要时可加抗素。

适应症：

①结石直径在一厘米以下，或泥沙样肝胆管结石，而严重感染或梗阻。

40

②症状轻，无并发症和无较大的结石。

③急性引流术或择期手术后符合上述条件者。

④肝内广泛性结石。

⑤手术前后用药可排残余的泥沙样的结石，有利于手术的进行和防止手术后复发。

一旦出现严重梗阻，中毒性休克，应立即配合手术。

疗效：治疗70例全部症状消失出院，有63例排石，排石最多者达138粒，最大结石为 3 × 2 × 2 立方厘米。

材料来源：遵义医学院。

第二方：柴胡郁金排石汤。

方剂：柴胡三钱，杭芍三钱，郁金五钱，姜黄五钱，茵陈五钱，黄芩五钱，木香三钱，枳壳三钱，大黄三钱，芒硝三钱，随症加减。

用法：水煎服。

疗效：治疗34例，排石者14例，其余症状消失。

材料来源：山东中医学院、山东省中医研究所。

第三方：胆道排石汤。

方药：金钱草一两，茵陈、郁金各五钱，枳壳、木香各三钱，生军二至三钱。

利胆丸（中医研究院方）：茵陈四两，胆草、郁金、木香、枳壳各三两。共研细末，加鲜猪胆汁或牛胆汁或羊胆汁一斤（先将胆汁熬浓到半斤），拌入药面中，并加适量蜂蜜，做成药丸，每丸三钱，早晚各服一丸。

适应症：（1）总胆管结石小于1厘米直径者；（2）肝管结石；（3）术后残存结石。

用法：胆道排石汤可用于发作期，一般可以一个月为一

41

1949

新　中　国
地方中草药
文　献　研　究
(1949—1979年)

1979

疗程，停药一周后再行第二疗程。

针刺治疗： 主穴：阳陵泉、足三里；备穴：内关、期门、章门。耳针取穴：交感、神门、胆、肝。

辅助治疗： （1）饮食管理；（2）胃肠减压；（3）止痛剂（解痉方法和止痛方法）等。

材料来源： 天津南开医院。

6．急性胰腺炎

第一方：

中药治疗：

1．**清胰汤一号：** 适用于肝郁气滞、脾胃蕴热，以及胆结府实之各类型急性胰腺炎。

方药： 柴胡、杭芍、生军（后下）各五钱，黄芩、胡连、木香、元胡、芒硝（冲服）各三钱。

2．**清胰汤二号：** 适用于并发胆道蛔虫的急性水肿性胰腺炎。

方药： 柴胡、槟榔、杭芍各五钱，黄芩、胡连、木香、芒硝（冲服）各三钱，使君子五至八钱，苦楝皮根五至八钱。

加减： 热重：加双花、连壳；呕吐重：加川楝子、元胡；食积：加莱服子、焦三仙；胸满：加厚朴、枳实；背痛：加瓜蒌、薤白、防风、秦艽；体虚中寒：去川军、芒硝，加附子、干姜。

注意事项： （1）药量必须适当，轻症每日一剂，煎300毫升，分两次服；中度及重度患者，每日服两剂，分四次服；症状缓解或腹泻2—3次时，减少药味及药量。（2）呕吐轻者，采用频服法或配合针刺；呕吐重者，胃肠减压。

42

（3）防止克伐太过。在急性期服中药，每日应保持大便2—3次为宜，疼痛减轻肠道通畅后，攻下药减去加入健脾和胃药。（4）妊娠患者不禁忌，但攻下药减量。

辅助疗法：见胆石症条。

疗效：治疗400例，死亡率仅0.75％。美国手术和保守治疗122例，死亡率14.8％。苏联手术和保守治疗315例，死亡率8.9％。

材料来源：天津南开医院。

第二方：

（1）禁食，补液。

（2）胃肠减压。

（3）**胃管注药：**元胡、姜黄、槟榔、木香、郁金、柴胡、牡蛎、乌贼骨、香附、水煎剂。

实热型：加双花、黄柏、大黄。

虚热型：加生地、元参、寸冬。

疗效：经治103例均获痊愈。多数病人未给抗菌素及抑制胰腺分泌药物。

	体　温	疼痛消失	血液粉酶测定
恢复正常	1—3天	六小时到三天	一般在两天内

材料来源：吉林医大三院。

7．胆道蛔虫

第一方：

43

1949

新 中 国
地 方 中 草 药
文 献 研 究
(1949—1979年)

1979

乌梅丸（汤）：适用于胆道蛔虫症的早期疼痛明显者。

方药：乌梅五枚，黄连、黄柏、党参、当归各三钱，陈子、桂枝、川椒、干姜各二钱，细辛一钱。水煎服。

驱蛔汤一号：适应症同乌梅丸，止痛作用较上方略差（略）。

驱蛔汤二号：适于胆道死蛔虫。

方药：茵陈、牡蛎各五钱，柴胡、栀子、木香、枳壳、郁金各三钱，枯矾一钱。水煎服。便秘加生军(后下)三钱。

驱蛔汤三号：用于驱除肠道蛔虫。

方药：槟榔一两，使君子、苦楝皮根各八钱，雷丸三钱，大黄三钱（后下），川朴、枳壳各四钱，水煎服。

材料来源：天津南开医院。

第二方：

方剂：乌梅五钱，苦楝皮五钱，黄柏三钱，槟榔四钱，木香三钱，川椒二钱，细辛八分，干姜二钱，大黄三钱，使君子五钱。

用法：水煎服。

辅助治疗：腹痛呕吐，针刺内关、足三里、阴陵泉或阿托品穴位注射。

疗效：中西结合以中药为主，治疗1115例，其中并发胆道感染394例，并发胰腺炎4例，败血症及肺炎并发者3例，均治愈。

材料来源：陕西中医学院。

第三方：针刺疗法。

1．针刺与穴位封闭：穴位：鸠尾、中脘、上脘、合谷、阳陵泉、足三里。穴位封闭：用蒸馏水0.5毫升于上述穴位

44

皮内注射。

2．**利胆排虫**："排石汤"加减方。

3．**驱虫**：槟榔、雷丸、使君子、驱蛔灵、氧气等。

根据病情需要，可考虑加用抗菌素、解痉止痛剂，必要时行手术治疗。

疗效：治疗66例，无死亡病例，腹痛在三日以内消失者45例（68.2%）；五日以内消失者60例（90.9%）。

（十二）中西医结合治疗宫外孕

山西医学院附属第一医院和省中医研究所中西医护人员团结合作，⬛⬛⬛⬛⬛⬛⬛⬛⬛⬛⬛在医疗实践中正确认识和处理宫外孕中止血与活血、泻与补、治标与治本、动与静的关系，一九五八年以来，采用中西医结合不开刀的方法，治疗宫外孕五百二十例，初步找出一些治疗规律。打破了异位妊娠历来一律采用手术的治疗常规。

主方：丹参三至五钱，赤芍、桃仁、乳香、没药各二至三钱。

加减：色块型：加三棱一至二钱，莪术一至二钱。孕卵未终绝：加三棱、莪术、牛夕各二钱，蜈蚣一条。有腑实热：寒下用大黄、芒硝；温下用九种止痛丸。休克型：加人参、附子。输血、输液抢救休克作手术准备。不稳定型：用主方。

手术适应症：

1．停经时间较长，孕卵存滞，疑有卵管间质部成畸型子宫妊娠者。

2．严重休克，经抢救未能纠正者。

1949

新 中 国
地方中草药
文 献 研 究

(1949—1979年)

1979

3．合并肠梗阻、肠扭转者。

疗效：治疗500余例，随访253例中，月经恢复249例；色块全消227例；再次妊娠25例。经检查22例中，有 7 例患侧输卵管通畅。

（十三）中西医结合治疗骨折

骨折新疗法简介

1．早期无损伤(或少损伤)的正确整复

（1）**骨折整复时间**：骨折要求尽早整复，越早有利条件越多。早期一次正确整复，可保证在数小时内由骨内外膜所产生的成骨细胞或成软骨细胞，能顺利地无间断地增长，骨痂尽快形成，骨折顺利愈合。但在病人全身及局部情况不允许时，应适当延缓。患肢临时固定，肿胀严重出现水泡

46

者，将水泡在无菌操作下刺破放空，水泡处涂中药地榆膏，肿胀部位敷消肿膏，抬高患肢，密切观察，一旦情况好转，争取尽早整复。

（2）**骨折整复标准**：骨折对位愈好，固定也愈稳定，病人也能及早进行功能锻炼，骨折才能早日获得愈合。因此，对每一个骨折都应该整复到解剖或近解剖学的对位，只有恢复了解剖学的完整性，肢体功能及外形，就有可能恢复到正常。但对有些骨折或病例，不能达到上述对位时，应该根据病人年龄、职业、骨折部位及类型的不同，必须达到功能对位，即骨折整复后力线正常（旋转、成角移位矫正），肢体长短相等（无重迭移位），骨折愈合后，肢体功能可以恢复到满意程度，不影响病人的工作和生活需要。

（3）**整复人员和技术**：整复骨折，须有足够的人员和较熟练的技术，尤其是对一些整复困难，要求较高的骨折。如前臂桡尺骨干双骨折，前臂骨折合并上或下桡、尺关节脱位，踝部骨折等，在人员缺少，技术不熟练时，整复时往往企图使用暴力。这样，不但整复不了骨折，反而加重了局部损伤，搓伤了皮肤，扩大了血肿，磨损了骨折断端，甚至加重了骨折移位。为以后整复增加了困难。

（4）**麻醉的选择**：整复骨折应尽可能不用全身麻醉。因为在全身麻醉病人苏醒期，损伤的肢体常乱蹬乱动，医护人员也很难以控制，而致发生骨折再移位。一般上肢骨折用臂丛阻滞麻醉，下肢用半侧腰椎麻醉，坐骨神经及股神经阻滞麻醉。麻醉时，应估计复位所需时间，选用适当麻醉用药，整复时不痛，骨折整复固定后，麻醉也能随之解除。这样病人意识清楚，肢体痛觉消失，而肌肉又有一定张力，在

47

1949

新 中 国
地 方 中 草 药
文 献 研 究
（1949—1979年）

1979

搬运中骨折即不致发生变位。有些骨折，如肱骨外科颈骨折，桡骨下端骨折，肱骨干骨折可用局麻。对于肌肉张力不大的部位亦可应用针灸麻醉或耳针麻醉。

（5）**合理地应用爱克斯线**：爱克斯线的应用，给治疗骨折创造了有利条件，但过分地依靠爱克斯线反而会降低整复技术，给工作人员带来不应有的损害。因此，骨折应在明视下徒手整复。按照整复计划，依靠手指感觉，骨折断端的骨擦音与牵引助手的协同操作，骨折常可获得一次正确整复。通过多年的临床实践证明对于桡骨下端骨折，肱骨干骨折，肱骨髁上骨折，前臂中、下部双骨折、股骨下端骨折、胫腓骨干双骨折等，在没有爱克斯线的条件下，亦能获得正确的整复，这就更适合于战时及在广大农村推广应用。

（6）**整复方案**：骨折整复是一个集体行动，而且骨折复位往往是在一瞬间完成的。因此，在整复前必须有一个整复方案，就象手术有一个手术操作步骤一样。整复方案应包括整复要求、整复方法、操作步骤及操作中应注意事项，便于大家共同遵循，协同操作。

（7）**整复手法**：

①**手摸心会**：为施行手法前的必要步骤。触摸时先轻后重，由浅及深，从远到近，二头相对，确实了解在病人肢体内骨折断端的方位，把爱克斯线片上所显示的骨折断端移位方向和病人肢体实际情况结合起来。在复位者的脑中，构成一骨折移位的立体形象。达到"知其体相，识其部位，一旦临证，机触于外，巧生于内，手随心转，法从手出"的目的。

②**拔伸牵引**：主要是克服肌肉抗力，矫正重迭移位，恢复肢体长度，是整复中的重要步骤。肢体先保持在原始方

48

位，沿着肢体纵轴由远近骨折端对抗牵引，用力要轻重适宜，持续稳准，引导变位的骨折断端分开。按照"欲合先离，离而复合"的原则，为下一手法作好准备。

③**旋转屈伸**：主要矫正旋转或成角移位，根据骨折部位、类型、结合骨折断端肌肉牵引方向，将下折段连同与之形成一个整体的关节远端肢体，或旋转或屈伸，共同牵向近侧骨折段所指的方向，上下骨折段才能轴线相对，成角畸形也能最后矫正。

④**端提挤按**：重迭、成角及旋转移位矫正后，侧方移位就成为骨折端的主要畸形。对侧移位，可以手指直接用力，作用于骨折断端，迫使断端就位。操作时，手术者一手置于上骨折段，另一手握住下折段，或左右挤按，或上下端提，使"陷者复起，突者复平"，则"断端复续"。

⑤**摇摆触碰**：经过上述手法，一般骨折即可基本复位。但横断或锯齿状骨折的骨折断端间可能仍有裂隙。为了使骨折面紧密接触，手术者可用两手固定骨折部令助手在维持牵引下稍稍摇摆下折段，待骨折端的骨擦音逐渐消失，断端间有一种稳定感后，骨折断端即密切吻合。骨折发生干骺端松坚质骨交界处，在骨折复位后，可用手掌轻轻叩击下骨折段的下端，使骨折断端紧密嵌插，骨折即更行稳定。

⑥**夹挤分骨**：凡二骨并列部位发生骨折，如桡尺骨、胫腓骨、掌骨、跖骨骨折，应由掌背侧夹挤骨间隙，使骨间膜紧张，靠拢的骨折段端分开，上下骨折段相互稳定，并列双骨折能象单骨折一样一起复位。

⑦**折顶回旋**：横断或锯齿型骨折，如患者肌肉发达，单靠牵引力量不能完全矫正重迭移位时，可用折顶手法。术者

49

1949

新 中 国
地 方 中 草 药
文 献 研 究
(1949—1979年)

1979

两手拇指抵压于突出的骨折一端，其他四指重迭环抱于下陷的骨折另一端。两手拇指用力向下挤按突出的骨折端，加大骨折断端间原有成角，依靠拇指感觉，估计骨折远、近断端的皮质骨已经相顶，而后骤然反折。反折时，环抱于骨折远段的四指将下陷的一端猛向上提，而拇指仍然用力将突出的骨折另一端继续向下推，在拇食中间形成一种捻搓力，重迭移位即可较省力的矫正。肌肉肥厚的骨干骨折（股骨、肱骨）当骨折面背对背移位时，二骨折端之间往往夹有软组织，必须参照受伤机制，以骨折移位时的相反方向，施行回旋手法。

⑧**按摩推拿**：主要是调理软组织。沿着肌肉肌腱、血管、神经的行走方向，用推拿按摩手法，顺骨捋筋，达到散瘀舒筋的目的。

2．合理有效的局部外固定

（1）局部外固定的作用机制

治疗骨折时，为了保持骨折在整复后的位置，必须固定，但固定势必限制肢体的活动。而活动又是保持肢体功能，促进血液循环，增强物质代谢，加速骨折愈合的重要因素，但也影响固定。因而，如何解决固定与活动的矛盾，正确处理二者之间对立统一的辩证关系，是治疗骨折的重要关键。

通过临床实践的反复认识，固定和活动在骨折治疗上同样重要，不能强调一方面忽略另一方。在处理固定与活动的关系时；固定必须从肢体能以活动的目标出发；而活动又要以不影响骨折部的固定为限度；有效的固定是肢体能以活动

50

的基础；而合理的功能活动又是加强固定的必要条件。在弄清了这二者的矛盾对立统一的辩证关系和相互依赖的必需条件后，然后按照骨折特点，恰当地解决骨折治疗中"静"（骨折部位的固定）和"动"（伤肢的早期活动）的对立统一关系。把固定和活动的有利方面在最大程度上统一起来，而同时又把它们的不利方面控制到最低限度。这样，就一方面保持了骨折局部的相对固定，又有效地控制了骨折断端间的不利活动；另一方面，又为整个肢体和全身活动创造了条件。使肢体在骨折愈合期间进行适当的功能锻炼，充分发挥活动对骨折愈合的有利作用。骨折就可在最有利的条件下愈合。

中西医结合的局部外固定方法是一种积极能动的固定，可以体现上述要求。因为局部外固定是从生理功能出发，根据肢体运动学的原理，通过：①布带对夹板的约束力；②纸垫对骨折断端防止或矫正成角畸形和侧移位的效应力；③又充分发挥肢体肌肉收缩活动时所产生的动力。使肢体内部动力因骨折所致的不平衡重新恢复到平衡。这是一种动力平衡，适合肢体的生理要求。

骨折整复后再移位，是受二种肢体内在力的影响：①骨折远侧段的肢体重力；②抵止于上下骨折段的肌肉牵拉力。但是，由于骨折部位，骨折类型、骨折部软组织损伤轻重和骨折复位好坏程度的不同，骨折断端再移位的方向和移位的倾向力也各不同。因而，局部外固定的形式亦随之而异，但是局部外固定的原则是相同的。即：①应用力量相等，方向相反的外固定力，来抵消骨折端的移位倾向力；②以外固定装置的杠杆来对应肢体的内部杠杆；③通过外固定装置，将肌肉收缩活动致使骨折移位的消极因素，转变为维持固定，矫

51

1949

新　中　国
地方中草药
文　献　研　究
(1949—1979年)

1979

正残余畸形的积极作用。

（2）**局部外固定形式**：目前最常见的局部外固定形式有七种：

①**夹板局部外固定法**：适用于一般骨干骨折，如肱骨干骨折、桡、尺骨干骨折、桡骨下端骨折及一般胫腓骨干骨折。

②**超关节夹板固定法**：适用于关节面完整的关节内骨折及接近关节的干骺端骨折，如肱骨外科颈骨折、肱骨髁上骨折、股骨粗隆间骨折、踝部骨折等。

③**夹板局部外固定或超关节夹板固定合并骨牵引法**：前者适用于骨折部软组织丰厚，肌肉拉力强大的股骨干骨折，不稳定性的胫腓骨折；后者适用于关节面已遭受破坏的关节内骨折，如肱骨髁间骨折。对于三踝骨折，其后踝的骨折块超过胫骨下端关节面三分之一者，应采用超关节夹板固定合并袜套牵引。

④**活动夹板弹力带抱膝或抱肘固定法**：适用于髌骨及鹰嘴骨折。

⑤**木板分骨垫固定法**：适用于掌、跖骨干骨折。

⑥**小竹片或木片固定法**：适用于指、趾骨骨折。

⑦**木板兜固定法**：适用于骨盆骨折。

（3）**局部外固定用具**：

①**夹板**：是外固定的主要用具，须具有塑形，韧性及弹性三种性能。根据临床使用和力学测定，本着经济，轻便美观，就地取材的原则，在我国北方以柳木为最好，在南方可用杉木或竹子，今后可试用塑料。在目前，还没有统一的机构供应的情况下，使用单位须自己制备，选用顺直无节的年

52

青柳树干，按各部位所用夹板规格锯成薄板，煮熟、阴干、刨光，塑形，内贴毡垫，外包袜套，配合成套，包装备用。掌、跖骨折所用的木板或木片是用单层三合板剪裁而成。

②**纸垫**：用质地柔韧的毛头纸折成，最常用的有下列九型：

1〉**平垫**：适用于肢体平坦的骨干部。

2〉**塔形垫**：适用于关节凹陷处，如肘、踝等。

3〉**梯形垫**：适用于肢体斜坡处，如肘后部，内、外踝部。

4〉**高低垫**：适用于锁骨骨折或复位固定不稳定的桡、尺骨折。

5〉**抱骨垫**：呈半月状，用于髌骨，改用绒毡剪成，比纸垫柔韧。

6〉**葫芦垫**：适用于桡骨小头脱位时。

7〉**横垫**：适用于桡骨下端骨折。

8〉**合骨垫**：适用于桡、尺下关节分离时。

9〉**分骨垫**：适用于并列骨折处，如桡尺、胫腓及掌跖骨折。

③**布带**：宽1.5—2厘米，用双层白布或4—6层绷带折迭后缝成。

（4）**局部外固定应用**：骨折整复前即应根据病人具体情况，选好外固定用具，整复后按次序进行固定。

①**外敷药**：在骨折的上下部敷消肿接骨羔，羔药要摊平，与皮肤密接，不要发生皱折，留有空隙，避免水泡形成。

②**放置纸垫**：将选好的纸垫，准确地放置在肢体适当部

53

1949

新　中　国
地方中草药
文　献　研　究
(1949—1979年)

1979

位。

③**安装夹板**：按各部骨折具体要求，依次安放夹板，放置妥当后，两手扶握固定。

④**捆绑木板**：一般四根布带，在骨折线上下方各捆二条，布带的松紧度，以能来回移动一厘米为宜。

（5）局部外固定的管理：

①在麻醉未消退前，因肌肉无力，病人不能自己控制伤肢，搬运时要留神骨折移位。

②抬高患肢，观察肢端血运。

③每日检查布带松紧度，始终保持能来回移动一厘米为宜。注意夹板及纸垫位置，若有移动，随时加以调整。

④及时地指导病人进行功能锻炼。

⑤将整复效果，固定要求，练功作用，预计固定日期及最后效果告知病人，取得合作，充分调动并发挥病人在治疗过程中的主观能动作用。

3．积极适当的功能锻炼

中西医结合的局部外固定方法，可以将骨折的整复、固定和功能锻炼三个阶段有机的结合在一起，整复中即可固定，固定了还可以继续整复。在固定期间，骨折部的上下关节仍能活动。在活动中，不但能保持骨折断端在整复后的位置，对于骨折断端间的残余移位，轻度成角及侧移位还可持续地得到矫正。功能活动不仅是骨折治疗的目的，而成了治疗骨折的重要措施。因此，每种骨折有一套固定方法，就伴随着一套练功术式。在医护人员的指导下，让病人及时地进

54

行功能锻炼，就可以收到骨折愈合和功能恢复齐头并进的效果。

（1）**练功形式**：目前所采用练功式有二种：自动活动与被动活动。

①**自动活动**：是主要的练功形式，即指导病人在各个不同阶段进行各种术式的练功方法。自动活动时，病人要用力，保持肌肉紧张，利用肌肉的拮抗作用，使骨折断端稳定。以健肢带动患肢，使动作协调、对称、平衡、多面。自动活动的练功形式和运动量的大小，按骨折愈合进度可分为四个阶段：

第一，外伤性炎症恢复期：为伤后1—2周，这个阶段的特点是：1〉局部疼痛；2〉肢端肿胀；3〉骨折端不稳定；4〉并发的软组织损伤需要修复。练功主要形式为肌肉收缩锻炼，在上肢为握拳，下肢为踝关节背伸，股四头肌的收缩锻炼。

第二，骨痂形成期：为伤后3—4周，这个阶段的特点是：1〉疼痛消失；2〉肿胀消退；3〉一般性的软组织损伤已修复；4〉骨折端基本稳定，内外骨痂已初步形成。上肢病人握紧拳头后，可以做一些自动性的关节伸屈活动。先由一个关节开始，而后几个关节（肘、肩）协同锻炼。下肢病人在踝关节背伸，患肢抬高，足不发颤时，也先做一个关节的伸屈活动，而后膝、髋关节一起锻炼。无牵引的病人可以扶拐下地练习步行，有牵引的病人可通过全身的自动活动来带动患肢的关节活动。

第三，骨痂成熟期：为伤后5—7周，其特点为：1〉局部软组织已恢复正常；2〉骨折部已有足够骨痂，骨折断

55

1949

新 中 国
地 方 中 草 药
文 献 研 究
(1949—1979年)

1979

端已相当稳定，在夹板保护下已不怕变位； 3〉肌肉已坚强有力； 4〉除不利于骨折愈合的某一方面的关节活动仍需控制外，其他方面的关节活动，在病人力所能及的范围内，无论活动次数及范围都可加大。有牵引的病人，解除牵引后，扶拐逐渐负重，直到临床愈合。

第四，临床愈合期：为伤后7—10周，骨折已达到临床愈合标准： 1〉局部无压痛，不肿； 2〉局部无纵向叩击痛； 3〉局部无异常活动； 4〉爱克斯线显示骨折线模糊，有连续性骨痂通过骨折线。外固定解除后，除在固定期间，所控制的某一方向关节活动（不利于骨折愈合的活动）有待恢复外，关节的其他功能都已基本恢复。可以鼓励病人做一些轻微工作，在工作中各关节往往不自觉地得到全面锻炼。但在下肢患者，在上下坡，上下楼或出外上街时，最好仍扶拐保护，直至骨性愈合。

②**被动活动**：是在病人肌肉乏力，尚不能自动活动时，在医护人员的帮助下，所进行的辅助性活动，可分二种：

第一，**按摩**：主要用于骨折远端有肿胀的肢体。操作时要： 1〉"轻"，不加重局部损伤； 2〉"柔"，不增加病人痛苦； 3〉"稳"，不使骨折移位。

第二，**骨折部上下关节的被动活动**：主要是帮助病人活动关节。早期为防止关节囊牵缩，肌腱粘连，晚期为松解牵缩及粘连。无论是早期或晚期，操作时，要病人合作，放松肌肉，动作要慢，活动范围逐渐由小到大，一旦自动活动恢复，即可停止被动活动。

总之，功能锻炼除可促进骨折加速愈合外，它是以恢复肢体的主要功能为目标。在上肢的各种运动中，是以增强手

56

的握力为主，锻炼握拳可以带动前臂和上臂的功能。下肢是以增强其负重步行能力为主，锻炼负重和步行可以带动髋、膝、踝的伸屈活动。但练功活动应循序渐进，不能操之过急，不让病人感到疲劳，骨折部不发生肿痛。为了加速骨折愈合，促进患肢功能恢复，在不影响骨折固定的前提下，就必须鼓励病人坚持锻炼。因为多数病人如果没有医务人员的鼓励，往往怕骨折错位，不敢活动。在活动时，应严格控制不利于骨折愈合的活动：肱骨干骨折的前臂左右摇摆活动；外展型肱骨外科颈骨折的外展活动；内收型肱骨外科颈骨折的内收活动；伸直型肱骨髁上骨折的伸直活动和屈曲型肱骨髁上骨折的屈曲活动；前臂骨折的旋转活动；伸直型桡骨下端骨折的腕背伸、桡偏活动；股骨粗隆间和股骨上三分之一骨折的内收活动；胫腓骨干骨折的内外旋转活动；踝部骨折的跖屈活动等。

　　中西医结合疗法提高了骨折疗效，解决了一些中医和西医所不能解决的问题，受到广大工农兵患者的欢迎和赞扬。在毛主席辩证唯物论思想的指导下，重新认识了骨折后病理、生理规律，初步弄清了骨折治疗中的"动与静"、"筋与骨"、"内与外"、"人与物"的辩证关系，形成一套新型骨折疗法。

1949

新 中 国
地 方 中 草 药
文 献 研 究
(1949—1979年)

1979

中 药 外 用 方

①消肿接骨膏

方药：大黄、白芥子、陈皮、生地、黄柏、乌药、熟石灰、血竭、儿茶各二钱，木别子、半夏、白芨、丹参、红花、南星、自然铜、降香、黄芩、香附各三钱，刘寄奴、栀子、当归各五钱。

制法：上药研成细末，用鸡蛋清或消肿膏合剂调成糊状。

用法：摊于纱布上，敷患处。

②消肿膏合剂

方药：白芷二钱，防风、当归、牛夕、没药、乳香、茜草、麻黄各三钱，浮萍、公英、地丁各四钱，木瓜、透骨草各五钱。

制法：上药加水6000毫升，熬成2000毫升，放阴暗处备用。

用法：敷患处。

③地榆膏

方药：生地榆、地榆炭粉各二十四两，黄蜡二斤，香油十斤。

58

制法：将香油熬开，放入生地榆炸透，过滤，放入黄蜡，溶化后，再加地榆炭粉搅匀即可。

用法：外敷患处。

④**洗药**

方药：艾叶、蓁芄、桑枝、赤芍、防风、透骨草各二斤，混合成一百剂。

用法：将药煮沸，熏洗患处，一剂可用三日。

上述方剂作为小夹板固定的辅助疗法。

（十四）草木灰治大骨节病

解放军总医院医疗队第八队，在山西沁水县农村，坚决贯彻毛主席**"把医疗卫生工作的重点放到农村去"**的教导，在当地████████领导下，积极防治大骨节病。他们破除迷信，解放思想，经过反复试验，制出"草木灰浸出液"，治疗大骨节病三百五十四例，据二百七十九例观察，疗效达百分之九十以上。该方简便易行，效果好，原料丰富，花钱少，有利于群防群治。

草木灰浸出液

制法：草木灰（玉米杆、谷杆、麦杆、山草等）三斤，加水十斤，充分搅拌后浸泡24小时，取上清液煮沸。浓缩成二斤。

用法：口服，每日三次，每次30至40毫升，30日为一疗程，连续服几个疗程。

1949

新 中 国
地 方 中 草 药
文 献 研 究
(1949—1979年)

1979

(十五) 创制中西医结合的新药

中国医学科学院药物研究所，近几年来，进行了七十多种南药北种，北**药南植**、野生变家种的研究，和对三十种进口药材的引种工作。闯出了用农田栽种人参的新方法，并使单位面积产量提高了一倍多。

他们用现代科学知识和方法研究中药，只用了三十八天合成"703"（樟柳碱），能治哮喘、偏瘫等多种疾病，并能解磷毒，只有口干、视力模糊等短暂付作用。从黄花夹竹桃的果仁中提制出一种新强心药——"强心灵"，疗效与进口强心药"地高辛"和"毒毛旋花子甙K"相同，生产工艺简单，成本低廉。还从"麻杏石甘汤"中提取有效成分，治疗喘息性慢性支气管炎，疗效较好。

1. 加味麻杏石甘汤

方药： 每片含：麻黄——盐酸麻黄碱20毫克。

杏仁——苦杏仁甙10毫克。

生石膏20毫克。

甘草——甘草次酸50毫克。

百部——百部生物碱30毫克。

用法： 日服二次，每次一片，10天为一疗程。

主治： 喘息性慢性支气管炎，慢性支气管炎。

疗效： 治疗约80例，对慢性支气管炎疗效达89.3%。

60

2．"703"（樟柳碱）

系草药樟柳神中的**一种植物**成分，化学结构类似莨菪碱类，作颈动脉体周围封闭，治疗哮喘，每次3－6毫克，立即生效。用于催眠和治疗早期偏瘫等，可口服、肌注或静脉点滴，3－12毫克/日。

（十六）坚持中西医结合十二年

解放军一五七医院，十二年来，坚持西医学习中医，开展中西医结合的群众运动。全院医护人员都学会了一些中医中药知识，部分军医掌握了本科常见病的中医辨证施治，多数科室都有三至五名中西医结合比较好的卫生人员，培养了一支中西医结合的骨干队伍。他们在长期临床实践中，坚持**"古为今用、洋为中用"**的方针，对中西医批判地继承，批判地吸收，总结出骨折、再生不良性贫血、慢性肾炎、菌痢等五十多种中西医结合防治疾病的经验，取得了较好的疗效。

1．骨　折

治疗方法： x 线下手法整复，小夹板固定（必要时辅以牵引），外敷、内服中草药，配合适当的功能锻炼。

外敷中药

常用消炎散为盐肤木二份，山大颜二份，三桠苦二份，侧柏叶一份，芙蓉叶一份阴干研粉，同时加水或凡士林调成糊状，煮沸后置于纱布上，敷患处。此外亦可用大驳骨、小驳

61

1949

新中国
地方中草药
文献研究
(1949—1979年)

1979

骨、大罗伞、小罗伞、山白芷、九节茶、杨梅树皮、簕榢叶、斑鸠酸，单用或复方，均有较好效果。

内服中药

早期：骨折后两日内常用桃仁承气汤，泽兰汤，失笑散加减。

中期：骨折后二至四周，常用复元活血汤，生化汤，补阳还五汤加减。

后期：骨折四周以后，常用四物汤，八珍汤，补中益气汤加减。

上述处方，用于重症骨折，一般骨折可不服中药，也可在骨折一周后服接骨丹。

疗效：统计长干骨折四百例，平均治愈日数比单用西医治疗缩短三分之一。股骨颈骨折六例，平均治愈日数120天左右。

2. 细菌性痢疾

新针治疗

穴位：第一组：足三里透上巨虚（双）、天枢透大巨（双）。第二组：足三里透上巨虚（双）、大肠俞透小肠俞（双）。

针法：两组穴轮流使用。强刺激，重症者每日可针两次；大便次数每天十次以上者加刺止泻穴；高热加刺合谷、曲池或大椎。五至七天为一疗程。

中草药治疗

方一，方药：白头翁一两，秦皮一两，黄柏、甘草各三钱，黄芩、白芍各五钱，木香二钱。

62

用法：每日服二剂，七天为一疗程。

方二，方药：20％小叶风尾草煎剂。

用法：每日服三次，每次100—150毫升。七天为一疗程。

疗效：新针治疗统计100例。治愈率84％，症状消失平均三天，细菌转为阴性约四天左右。

中药组统计71例。治愈率94.4％。

草药组统计150例。治愈率87.6％。

3. 再生障碍性贫血

中医治疗

方一，方药：黄芪、藕节、生地、双花、旱莲草各五钱，党参、当归各四钱，首乌、白茅根各一两，阿胶(冲)、枸杞子、丹皮各三钱。

用法：水煎服，每日一剂。

主治：气血俱虚挟热（见于脾切除术前及术后不久）。

方二，方药：黄芪、首乌各一两，党参、当归、茯苓、熟地各五钱，锁阳、巴戟天各四钱，白术三钱，甘草一钱半。

用法：水煎服，每日一剂。

主治：脾肾两虚（见于脾切除后）。

西医治疗

根据不同病情，配合少量多次输血、切脾、激素治疗、甲状腺片以及抗感染，维生素B_{12}及丙酸睾丸酮等。

疗效：共治六例，四例临床治愈恢复工作；一例进步；一例死亡。

63

1949

新 中 国
地 方 中 草 药
文 献 研 究
(1949—1979年)

1979

4．慢性肾炎

中医辨证施治

方一，方药：熟地八钱，山萸肉、准山药各四钱，泽泻、丹皮、枸杞子各三钱，茯苓一两，玉米须一两，勾藤五钱，白茅根二两。

用法：水煎服，每日一剂。

主治：肝肾两虚。

方二，方药：党参、白术、桑白皮、陈皮、大腹皮、附子、炙甘草各三钱，黄芪、石斛各四钱，茯苓皮、叶下珠、玉米须各一两，肉桂八分，木贼五钱。

用法：水煎服，每日一剂。

主治：脾肾两虚。

方三，方药：党参、茯苓、熟地、白芍、当归、黄芪各三钱，白术、川芎、肉桂、炙甘草各二钱。

用法：水煎服，每日一剂。

主治：邪衰正虚。

方四，方药：①独参汤；②党参、白术、陈皮、炙甘草各二钱，茯苓、车前子、木贼、泽泻、萆薢、牛夕各五钱，半夏三钱，茅根、黄芪、叶下珠各一两，白花蛇舌草八钱，石斛四钱。

用法：水煎服，每日一剂。

主治：脾肾极虚型（相当于慢性肾炎晚期及尿毒症）。

方五，方药：石斛、竹叶、木贼、牡蛎各五钱，鸡冠花三钱，茅根、车前子、叶下珠各一两。

用法：水煎服，每日一剂。

64

主治：降非蛋白氮。

（十七）中西医团结合作的医院

齐齐哈尔市第三医院，自一九六八年建院以来，狠抓根本，▨▨▨▨▨▨▨▨加强中西医团结合作，大部分科室既有西医又有中医，并注意了老、中、青搭配。中西医结成"一帮一，一对红"，互相学习，共同提高。许多卫生人员已初步掌握了中西医结合的新疗法、新药物，对疾病开始进行辨证施治。他们积极采用和创制了六十多种新疗法和五十多种新药物，突破了骨质增生、癫痫、慢性喉炎等疑难病，使一批长期患病的工农兵重返战斗岗位。

1．增生性脊柱炎

火罐扣针疗法

取穴：腰骶关节为主穴，配合殷门。

操作：侧位穴，下肢屈曲头向前弯，在腰骶关节处以15度角捻转进针，深度1.5—2.0同身寸,然后将火罐扣于针刺部位上，15—20分钟。

殷门穴快速进针4寸深，用刮针法，强刺激后起针。或用5％红花液或5％当归液1—2毫升注入。

疗效：治疗127例,基本治愈17.3％，临床好转66.2％。

2．增生性喉炎

穴位分三组：

①宣传、合谷；②颂扬、照海；③宣东、廉泉。

1949
新 中 国
地 方 中 草 药
文 献 研 究
(1949—1979年)
1979

〔自探穴位，宣传穴：与廉泉穴水平线成30度角之斜线与胸锁乳突肌的前缘交点，与廉泉穴连线的中点即是。颂扬穴：宣传穴和廉泉穴连线中点。宣东穴：环甲膜之中心是穴。〕

操作：三组轮换注射法：

先用①、②组穴，宣传、颂扬两穴针刺得气后，每穴注入5％当归液0.5—1毫升。配用合谷、照海，单纯针刺，针感向喉之方向，不留针，日一次

声带增厚与结节消失后，若有声带闭合不良，可用维生素乙$_{12}$500微克，分注③组之喉部穴位，1—2周。

疗效：共治28例，痊愈18例；基本治愈5例；好转4例。

3．癫痫

取穴：肝俞、神门、哑门。

操作：5％红花液1.0毫升，穴位注入，深一寸，日一次。

（十八）中西医结合治疗淋巴腺结核

中医研究院████医务人员，打破过去对脓肿破溃型淋巴结核，不主张手术和术后不能缝合的消极保守观点，采用中西医结合，彻底清创，尽量缝合，对开放创口应用中药纱条换药等积极措施，使疗效显著提高。

治疗方法

1．局部治疗

66

①**破溃型**：彻底清除溃疡、窦道内的干酪坏死组织及与之相连的淋巴结，修理病变的创缘和疤痕组织。清创后尽量缝合，完全关闭腔道。缝合创口放橡皮条引流，1—2天内拨除。若不能完全关闭腔道者，不应缝合创口，让其开放，术后用红纱条及玉红膏纱条换药，至创口愈合。若病灶复杂手术困难清除不彻底，有残留结核性坏死组织或坚硬的管壁者，亦不能缝合创口，术后酌情用少量红粉1—3次，每天一次，使其脱落后，改用红纱条及玉红膏纱条换药。

②**脓肿型**：病人一般情况较好，脓腔较局限，周围没有急性炎症者，可以一次完成切开脓肿排脓和清创术。能够缝合的，可同时加以缝合，否则让其开放。缝合创口适应症和术后处理与破溃型相同。若患者一般情况欠佳，伴有发烧，脓肿有混合感染，周围炎症尚明显，或脓腔过大而深者，宜先做切开排脓，一周后再行清创手术。

2．全身用药：

①**内服中药**：气血不足体虚者，常用八珍汤、人参养荣丸之类加减。如患者还有他处结节性淋巴结核者，可加服散结丸（本院方），或服活血化痰软坚之药物。清创缝合后，可内服中药或使用抗菌素3—7天。

②**抗痨药**：链霉素可于清创前1—2天开始至术后1—3周，雷米封，术后连服一个月。

③**外用中药**：

红纱条配制法：红粉5克，朱砂10克，生肌玉红膏100克。将红粉研细加朱砂合入玉红膏中调匀，放在纱条上做成油纱条，经高压消毒后备用。

生肌玉红膏配制法：当归二两，白芷五钱，甘草一两二

67

1949
新 中 国
地 方 中 草 药
文 献 研 究
(1949—1979年)
1979

钱，紫草三钱。用麻油一斤加前药浸三天，用文火熬枯去渣，滤清再熬至滴水成珠，加白腊二两烊化，再加血竭、轻粉各四钱拌透和匀，磁器内贮存备用。

疗效： 治疗173例，共计222个淋巴结核脓肿和溃疡、窦道，近期全部治愈。复发9例，复发伴有他处新发者6例，经再次治疗而愈。本组病例总平均治愈天数为25.5天。

68

新 医 疗 法

（一）埋　　线

1．埋线治疗溃疡病

治疗方法：

①取腹部最强压痛点，用缝针将羊肠线埋入。

②于选定的穴位，切开皮下，埋入经维生素B_{12}浸蒸过的羊肠线。常用穴位：中脘、胃俞、足三里。

③取上述穴位，用缝针将羊肠线埋入。

疗效：治疗胃十二指肠溃疡病566例，临床治愈后好转者517例。有效率达93％。

材料来源：北京复兴医院、贵阳医学院、广东省人民医院等单位。

69

1949
新 中 国
地 方 中 草 药
文 献 研 究
(1949—1979年)
1979

2．哮喘新疗法

第一方：埋线

主　　穴	方　　法	疗　　效	单　　位
八花穴	局麻后肠线惯穿埋入皮下组织内	治疗218例治愈率62%	河北保定地区医院
大椎、身柱、外定喘、中定喘、肺俞、心俞、膻中。	同　　上	治疗368例，有效率达63.4%	上海徐汇区广东从化县北京工农兵医　　院
外定喘内定喘	同　　上	59例基本治愈达18.6%；有效率84%。	中医研究院晋南医疗队

第二方：割治与埋坏

主　　穴	方　　法	疗　　效	单　　位
膻中、肺俞、内喘、大椎、痰喘、巨厥俞、咳嗽。	取穴一组，切皮割治。切开皮肤，割治完了置一金属圆环于皮下。	424例，有效率76%。39例全部治愈或好转。	中医研究院遵义医学院甘肃省江西省

70

第三方：穴位注射

药　　物	穴　　　　位	疗　　效	单　　　位
胎盘组织液	膻中、定喘、华盖、中喘、玉堂、肺热。	100例，有效者99例。	湖北武汉第二医院
维生素乙	肺俞、中府膻中、定喘、心俞。	48例中全愈23例；好转23例；无效2例。	上海黄浦区金咬东路地段医院

第四方：肾上线埋藏

方法：用动物肾上腺组织，在"定喘"、膻中、天突、身柱穴位埋藏。

疗效：治疗170例，近期疗效满意。

材料来源：河北省大城县大阜村合作医疗站。

第五方：离子透入

方法：用离子透入机两极各以纱布抹上消喘膏糊剂，过电二十分钟，十次为一疗程。

消喘膏：白芥子、元胡、细辛、甘遂、生姜，研细调糊。

疗效：治疗78例顽固性哮喘，有效率达67.8％。

材料来源：中医研究院。

（二）新　　针

1．治疗大脑发育不全

第一方：

1949

新 中 国
地 方 中 草 药
文 献 研 究
(1949—1979年)

1979

①穴位刺激（电疗）：阳陵泉、大椎、命门。每次15～40分钟。

②下肢肌张力过强或乏力肌群的肌肉深层连续埋人较长的羊肠线。

③配合适当的新针理疗短波。

疗效：治疗187例，基本治愈达30％。

材料来源：吉林医科大学。

第二方：

①新针为主，部分病人配用耳针。

② **新针取穴**：大椎、安眠、内关、足三里等。

③ **耳针取穴**：心、肾、皮质下、脑点等。

材料来源：北京儿童医院。

第三方：

① **针灸治疗**：**耳针**：肾、皮质下、脑干、脑点、枕、内分泌。

赤医针：七穴为主，一穴透四穴为辅。

新针：内关、廉泉、大椎。

②**穴位注射**：6542注射液，脊三穴0.2—0.3毫升。5％人参液，脊三穴0.3—0.5毫升。

材料来源：沈阳医学院、辽宁儿童医院。

2．甲状腺病

治疗方法：

消毒后，用左手固定，右手横刺肿大之腺体，快速进针，深度以不穿透对壁为宜。不提插，不捻转，迅速出针。

另法是退针至皮下后，再向腺体上下，左右连刺四针。

72

针刺甲状腺囊肿时，退针到囊壁后，左手加压，使液体流出。

疗程： 每日一次，7～10次为一疗程。疗程间隔3～7天。

注意事项： 进针时避开血管、气管及胸膜顶。出针后压迫针口3～5分钟。

疗 效 统 计

分　　类	总例数	痊　愈	好　转	无　效
甲状腺机能亢进	43	18	25	——
结节性甲状腺肿	125	36	88	1
甲状腺囊肿	11	8	3	——
地方性甲状腺肿	74	19	50	5
合　　计	253	81	166	6

材料来源： 黑龙江省。

3. 中毒性休克

治疗方法：

（1）**主穴：** 素髎、内关。

　　配穴： 少冲、少泽、中冲、会宗。

　　疗效： 治疗42例，有效31例。

（2）**体穴：** 涌泉、足三里。

　　耳穴： 皮质下、肾上腺、内分泌。

73

1949

新　中　国
地方中草药
文　献　研　究
(1949—1979年)

1979

疗效： 治疗50例，有效48例。

病例： 周××，男，40岁。因服食草药一枝蒿过量中毒引起休克。经用新针配合治疗后痊愈出院。

材料来源： 湖南医学院第二附属医院，中山医学院第二附属医院。

4. 菌　痢

治疗方法：

主穴： 足三里、天枢、上巨虚。

配穴： 里急后重：太冲，长强。

　　　　发　　热：合谷、曲池。

　　　　大便频数：三阴交，内庭。

每次取1～2个主穴及相应配穴。

疗　效　观　察

单　　　　位	例　数	痊　愈	无　效
广州中山医院第一附属医院	46	46	—
湖北中医学院附属医院	176	151	25
江苏新医学院附属医院	226	220	6
上海龙华医院	134	126	8
合　　　计	582	543	39

体温恢复正常平均一天半；腹痛消失平均三天；大便培养阴转平均三天半。

74

5. 驱蛔虫

各地用新针驱蛔，取得了一定的疗效，为探索简便有效的驱蛔方法提供了新的途径。

单　　位	方　　法	例　数	排虫率	备　　注
湖 南 省 韶山医院	四缝穴放血、 针刺大横穴	227	55.5%	针刺后最快者 十分钟排虫。
湖北医学院 第一附属医院	针百虫窝 驱虫刺激点	170	42.3%	
广 东 省 第一新医站	主穴：大横 配穴：足三里 支沟	180	47.2%	据180例观察 虫卵阴转率 25%

6. 胆道蛔虫

治疗方法：取镇蛔穴（胸骨剑突尖部）及手针一号穴（食指远端，指间关节桡侧缘）针刺。止痛后服醋3～4两，一天三次随即进行驱蛔。

疗效：治疗18例，针后立即止痛者11例，三分钟内止痛者7例。

材料来源：青海。

7. 囊性乳腺病

治疗方法：

1949

新 中 国
地 方 中 草 药
文 献 研 究
(1949—1979年)

1979

主穴：乳根。

配用耳穴：内分泌、乳腺。

疗效：观察65例，痊愈44例，好转19例，2例无效。据44例治愈患者的统计，10天内痊愈29例，20天内痊愈10例。

病例：牛××，女，37岁。患慢性纤维性囊性乳腺病。经针治13次，乳腺肿物消失，痊愈。

材料来源：北京医学院。

8. 子宫脱垂

取 穴：（1）维胞、关元、三阴交。

（2）曲骨、关元、阴陵泉。

（3）维胞、曲骨、阴陵泉。

三组交替使用，强刺激手法。

疗 效：

分　　类	总 例 数	痊　　愈	好　　转
1　度	16	14	2
2　〃	32	26	6
3　〃	58	42	16
合　　计	106	82	24

病例：张××，患三度子宫脱垂久治无效，经针治四次即恢复正常，参加了生产。

材料来源：山西雁北军分区医疗宣传队和当地赤脚医生。

76

9. 附件炎

取穴：关元、中极交替使用。

三阴交、足三里，交替使用。

肾俞及中极旁开2～3横指处。

疗效：治疗慢性附件炎210例，症状完全消失或显著减轻者198例，疗效达94.3%。

病例：陈××，患输卵管炎，引起炎性包块，腰部经常胀痛。经针治七天，胀痛消失，两个疗程后包块消失，痊愈。

材料来源：广西梧州工人医院。

10. 鹅口疮

方法：针刺地仓穴留针五分钟，配合外涂紫药水。

疗效：治疗4400例，一般针刺1—2次即愈。

材料来源：北京市口腔医院。

11. 斑 秃

方法：主穴：（1）内关、安眠$_2$。
（2）风池、三阴交。

配穴：百会、四神聪、神庭、上星、头维。

两组交替使用并配合局部点刺。

疗效：观察130例，痊愈63例，好转59例，无效8例。

病例：王××，患斑秃近一年，针刺十八次后痊愈。

12. 疖 肿

方法：取疖肿红、肿、热、痛最明显的部位针刺，深度

77

1949

新 中 国
地 方 中 草 药
文 献 研 究
(1949—1979年)

1979

以恰到疖肿基底为宜，针后勿压患部。

疗效：治疗120例，治愈率90%以上。

材料来源：广东省乐昌县的"赤脚医生"。

13. 近 视 眼

各地医务人员采用新针、耳针、梅花针等方法治疗近视眼，取得了一定的疗效。注：梅花针叩打区见79页附图1。

单 位	治疗数	有效率%	治 疗 方 法
上海东风医院	262	94.2	主穴：承泣 配穴：睛目、球后、见阳、医明、太阳。
北京反帝医院	116	78	鬓角透太阳，留针十分钟。
江苏常州医院	227	71	主穴：忠明、睛目。
广州第三医院	108	90.7	针刺肢体穴臂俞、光明、足三里。
武汉医学院第二附属医院	234	80.3	针耳穴：目$_1$目$_2$眼、肝、肾。
中医研究院	1383	94	梅花针叩打后颈部眼眶（眼眶周围）正光穴

病例：霍××，两眼视力为0.2，配镜后矫正为0.7。经用肢体针治四个疗程后，视力恢复为1.5。

78

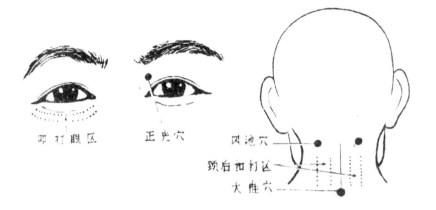

图1 梅花针扣打区

14. 电光性眼炎

取穴： 合谷$_2$，留针15分钟。

疗效： 治疗143例，针后立即见效者17.5%。

材料来源： 上海龙华医院。

（三）新 穴

1. 治疗慢性和过敏性鼻炎

治鼻$_1$： 迎香穴内侧鼻翼旁进针到穿梨状孔入下甲粘膜下。

治鼻$_2$： 鼻镜窥视下，自中鼻道前端向后刺入粘膜下。

治鼻$_3$： 颧骨下缘进针穿颌关节小头间，向翼腭窝蝶腭神经节刺入。

79

1949

新 中 国
地方中草药
文 献 研 究
(1949—1979年)

1979

疗效：治疗103例，有效者100例。
材料来源：北京工农兵医院。

2．肩关节周围炎、麻木，腕关节、上肢疼痛

臂丛穴
臂丛$_1$：腋横纹和动脉交叉处。
臂丛$_2$：臂丛$_1$外侧半寸处。
臂丛$_3$：臂丛$_1$内侧半寸处。
针法：直针0.5—1寸。
材料来源：371医院。

3．急性腰扭伤

闪腰穴：在屈肘平举，曲池和手三里穴连线中点向桡骨外缘旁开一寸处取穴。
针法：直针三寸，得气后大幅度提插捻转，边作腰部动作，直到腰部疼痛缓解后起针。
材料来源：山西。

4．牙　疼

牙疼穴：在三、四掌指关节之间，半握拳取穴。
针法：快速进针，向掌心针刺二寸直达劳宫穴，用强刺激手法，止疼后即出针。
材料来源：河北。

80

5．新穴位简介：

名　称	取　　　穴	进针深度	主　治
镇　蛔	胸骨剑突尖部	3～5分	胆道蛔虫，胃疼。
臂　宁	臂前内侧与液前纹手向外下各一横指处	1.5～2寸	肘臂疼上肢瘫痪
活络通淤	手臂腕横纹前一寸，伸指肌腱两外侧处。	3～5分	扭、挫伤。
扁桃安	下颌角直下0.5分	2.5～3寸	急性扁桃腺炎
伸　腱	指(趾)掌关节后一寸，伸肌腱两旁。		指头炎腱鞘炎
臂　奋	三角肌后缘中点处	2.5～3寸	风湿、麻木。
降　压	大敦与太冲穴之间	1　寸	高　血　压
阳白内一寸	阳白穴内一寸		面N麻痹
老、中、少商	分别于拇、中、小指尺侧指甲旁开5分处。	三棱针放血	感冒急性扁桃腺炎
鼻尖上下	分别于鼻尖上下三分处	2～3分	鼻疖酒渣鼻
定　晕	风池上一寸每侧一穴	1～2寸	眩　晕
止痒1、2	1．肘髎穴上5分 2．血海内侧一寸	1.5～2寸	荨麻疹，皮肤搔痒症。
新肩痛点	肩胛岗下缘中点	0.5～1寸	肩关节炎扭伤
症　灵	廉泉穴与天突穴中点向后胸锁乳突肌与头夹肌之间	5～7分	腮　腺　炎
腹　总	脐上一寸半	1～1.5寸	肾下垂、胃下垂。

81

1949
新　中　国
地方中草药
文　献　研　究
(1949—1979年)
1979

解　垂	髂前上棘内三寸	1～1.5寸	肾　下　垂
阴　舒	阳谷穴下一寸	1～2寸	肾胃下垂
肝　明	日月穴内一寸	0.8寸	肝下垂、肝痛
灵元上	关元上五分	1～1.5寸	子宫脱垂
提　宫	骨盆闭孔耻骨下半寸		〃
落　枕	手背第二、三掌骨间、掌指关节后五分。	5分	腰部扭伤
失　眠	耳后降压沟终点		失　眠
慢性病穴	与横膈相对靠脊椎处		消化系统慢性病
气短穴	耳垂背面正中处		气虚无力

材料来源：青海、内蒙、河南。

6．眼科新穴位

明一：位于睛明外上四分处。
明二：位于明三与一之间中点，紧贴眶缘。
明三：瞳孔直上五分，紧贴眶缘。
明四：位于明三与五之间中点，紧贴眶缘。
明五：在外眦角上缘。
明六：在内眦角上下泪点中间，紧靠鼻侧。

82

新医疗法治疗各种眼病有良效

病　名	地区单位	方　法
视神经缩萎	邢台东方红医院	见阳$_1$、球后、见阳$_2$、睛明
球后视神经萎缩	北京工农兵医院	睛明、球后、太阳、风池、医明
视网膜色素变性	天津眼科医院	见阳$_1$、见阳$_4$、睛明、球后、承泣
中心性视网膜炎	广东地区	见阳$_4$、睛明、球后、（慢进、针感后捻转）
角膜白斑	江苏建湖县医院	（穴位肠线埋植）主穴～睛明、球后。配穴～医明、太阳。
未成熟白内障	广西地区	健明、球后、承泣、健明$_1$、健明$_4$
青光眼	广西柳州市工人医院	睛明、健明$_4$、健明、新穴。

83

1949

新 中 国
地 方 中 草 药
文 献 研 究
(1949—1979年)

1979

（四）耳　针

1. 皮肤病（神经性皮炎、皮肤搔痒症、湿疹、癣）。

疗 效 观 察

治 疗 方 法	例数	痊愈	好转	无效
取穴：双神门、肺、肾上腺皮质下内分泌及相应部位	49	30	18	1
主穴：肺。配穴：内分泌、肾上腺皮质下、枕、神门、配合耳后放血	130	84	37	9

材料来源：江西、湖北等地。

2. 神经衰弱

主穴：神门、心、肾、皮质下。
配穴：枕、额、脑点。
疗效：治疗160例，有效率93％。
材料来源：遵义医学院。

84

3. 止　血

穴　位　和　疗　效

方　法	疾　病	例数	取　　穴	疗　　　效
于选定的耳穴注射维生素 K_3，每穴 0.1ml 每日一次。	子宫功能性出血	2	膈、内分泌、子宫	次日少血，三天痊愈。
	咯　血	59	膈、肾上腺、肺	
	溃疡病出血	28	膈、肾上腺、胃透十二指肠。	均于几分钟至几小时内彻底止血。
	手术后渗血	7	膈、肾上腺、相应部位。	
	泌尿损伤出血	6	膈、肾上腺、膀胱	次日无血尿

材料来源： 福州市第二医院。

（五）鼻　针

穴位：　见86页附图2

主治：治肢、体、胸、腹、腰痛及牙痛。

疗效：治疗72例，有效63例。

病例：刘××，下肢痛疼两周，遇冷及劳累时特别厉害，经治三次痊愈。

材料来源： 陕西中医学院。

1949

新 中 国
地 方 中 草 药
文 献 研 究
(1949—1979年)

1979

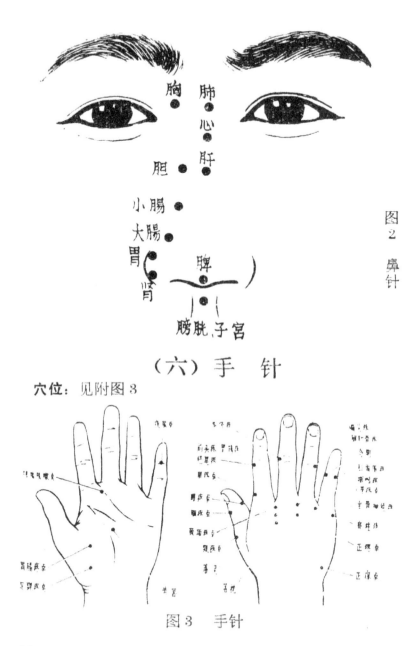

图 2　鼻针

（六）手　针

穴位：见附图3

图3　手针

86

主治：腰肌劳损、肩关节周围炎、肢体挫伤性疾病。

疗效：治疗188例，有效率达87.9%。

材料来源：北京复兴医院。

（七）淋巴结刺激疗法

"0"号疗法：于淋巴结上注射复方氯化钠等药物或针刺电热达到治疗目的。对多种常见病有较好的疗效。

疗 效 统 计

疾 病	例数	痊愈	好转	无效
急 性 阑 尾 炎	182	141	29	12
急性痢疾、肠炎	122	102	3	17
破 伤 风	48	37		11
肺 炎	141	92	29	20

材料来源：陕西省纺织职工医院。

（八）穴位充氧治皮肤病

主治：皮肤病搔痒症，湿疹、荨麻疹等皮肤病188例，痊愈88例，好转86例，无效14例。

治疗方法：

于选定的穴位（取穴原则同新针疗法）用注射器注入氧气1—5毫升。

注意事项：

87

1949
新 中 国
地 方 中 草 药
文 献 研 究
(1949—1979年)
1979

①注射要避免氧气进血管。

②严重出血性疾病、恶性肿瘤、急性传染病及极度衰弱者禁用。

材料来源：陕西省咸阳铁道部基建工程局医院。

（九）磁朱疗法

主治：高血压、神经性头痛、失眠等疾病136例，有效率达86％。

用法：将磁朱子用胶布贴于经穴上，通过磁性和较长时间的全身性刺激，治疗疾病。

材料来源：内蒙古包头矿务局医院。

（十）抗痨药小剂量穴位
注射治肺结核

（1）结核穴、治喘穴、肺俞穴交替使用。一克链霉素稀释至8毫升，每次一穴位注入1毫升，每天一次。

（2）于结核穴注入链霉素0.125克或加维生素B_2 5毫升，一并注入，每日一次，左右交替使用。

（3）取耳穴敏感点及结核穴、肺俞穴。耳穴每次注射链霉素0.02克/0.1毫升。

（4）体穴每次注射链霉素0.2克/1毫升。

疗效：效果显著，又节省药物。

88

空洞、痰菌变化情况

治疗时间	例 数	空 洞 数		痰菌阴性数	
		治疗前	治疗后	治疗前	治疗后
1 月 内	12	13	3	10	3
1—2月	18	23	9	16	8
2—3月	6	7	6	5	5

材料来源：北京、江苏、广东、青海等地。

（十一）推 拿 疗 法

1. 腰椎病临床观察

单 位	治疗数	痊愈	好转	无效	治疗方法
山东青岛工人疗养院	753	602	136	15	拉压复位
江苏常熟县医院	333	227	101	5	全麻推拿复位
北京西城区中医门诊部	93	66	24	3	推拿复位

2. 颈椎病

北京中医院用推拿方法治疗95例,痊愈92例,好转3例。

3. 小儿腹泻

运腹：取中脘、天枢两部用手运转。

89

1949

新 中 国
地 方 中 草 药
文 献 研 究
(1949—1979年)

1979

推拿：用拇指顺推大小鱼际部位。

捏指：捏中指两侧。

揉穴：揉足三里、阴陵泉、解溪、涌泉。

材料来源：上海医学院附属医院、江苏新医学院附属医院。

（十二）挑治疗法

主治：1.乳腺炎；2.痔疮；3.淋巴结核；4.疖肿；5.眼病。

挑治方法：在患者皮肤的一定部位或点，用三棱针挑断皮下白色纤维样物，或挑刺挤压出血。

疗效：

病 例	挑治部位及方法	观察例数	疗 效	单位
早期乳腺炎	于膏肓穴上下找晕点，挑到挤压出血。	50	平均一天半痊愈	山东
痔 疮	①于背部第七颈椎至第五腰椎寻找痔点挑治。②于腰骶部寻找愈点或腰骶部痔疮同侧、脊柱旁开一寸处挑治。	1588	有效率90%以上	江苏贵州广东
淋巴结核	上、次、中、下髎及髎间穴依次分为小组，每次挑一组。	100	痊愈80例	吉林

90

疖肿毛囊炎	手背部脊柱两侧找丘疹或褐色斑点挑治	1032	有效率90%以上	北京湖南
结膜炎、角膜炎、角膜白斑	于第七颈椎至第四胸椎旁开五指处，找浅红色或灰褐色丘疹样反应点，挑治。	289	一般1—2天痊愈	广西

（十三）割治疗法

1. 面神经麻痹

方法：割颊部青筋（充血之静脉）使之出血。

疗效：治疗21例，18例痊愈。

材料来源：黑龙江省富锦县"赤脚医生"刘福。

2. 风湿性、类风湿性关节炎和大骨节病

方法：取阿是穴（或经穴）割1～2寸切口，敷以白降丹。三天一次，八次为一疗程。

白降丹处方：水银二两，皂矾三钱，硼砂一两，白矾三两，火硝三两，食盐三两，朱砂四钱，雄黄四钱。经制焙、温罐、坐胎、上炉、下炉等制作备用。

疗效：治疗12000多例，收到较好的疗效。

材料来源：陕西省华县少华公社。

3. 牛皮癣

方法：1. 于耳背上中部滑割出血。
  2. 于耳轮下角垂直滑割。

91

1949
新 中 国
地 方 中 草 药
文 献 研 究
(1949—1979年)
1979

3．于耳轮的横线滑割出血少许，然后用紫皮蒜，白胡椒捣碎做成豆粒大小药丸敷在切口上。

疗效：治疗181例，有效率达82.3％。

张××，患牛皮癣，久治不愈，经割治八次痊愈，观察二年未复发。

材料来源：内蒙古集宁市郊、安徽亳县、天津中医学院。

（十四）八针一罐疗法

穴位：见附图4。

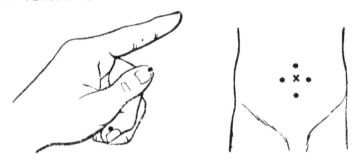

图4　八针一罐疗法

主治：1．食物中毒；2．胃肠炎；3．消化不良。

治疗方法：用三棱针点刺手四穴和腹四穴，然后用火罐拔腹四穴5～7分钟，危重病人加足二里半。

疗效：据治疗63例食物中毒统计，一天内痊愈者61例。

材料来源：辽宁省。

（十五）"爆灯火"治腮腺炎

方法：用灯心草蘸植物油点燃，迅速按压于角孙穴，可

92

见爆灯火现象，并有清亮响声。

疗效：治疗830例，90%以上患者治疗两次后即可痊愈。

材料来源：河北、山西、湖北。

（十六）"五人齐刺法"治疗精神病

穴位：人中、定神、合谷、虎边、丰隆、足三里、内关、太冲透涌泉、三阴交透绝骨。

用法手法：五穴同时进针，强刺激大幅度捻转提插。每次五穴，上下各两穴，头面部一穴。

主治：狂躁性精神病。

材料来源：上海、广东、河北、湖南、广西、北京。

（十七）按压穴位治疗胆道蛔虫

医生立于病人背后侧，令患者蹩住气，先以右拇指按压东风穴，逐渐加大力量，上下左右滑动，持续3—5分钟，为加强效果可同时用左拇指按压输胆穴。

东风穴：位于右肩胛岗下2公分，中外三分之一交界处。

输胆穴：位于右第十肋间与骶棘肌外缘相交，穴位在此点偏内侧。

疗效：治疗64例，疗效达95%。多数病人经按压一次症状缓解。

材料来源：河北保定地区第一医院。

1949
新 中 国
地 方 中 草 药
文 献 研 究
(1949—1979年)
1979

（十八）水针疗法

1. 腰腿病

取穴：痛点。

用药：5—10%葡萄糖，生理盐水、维生素B_1 B_2等。

疗效：治疗腰肌劳损、肥大性脊椎炎、椎间盘脱出等慢性腰腿病844例，有效率达92.2%。

病例：刘××患肥大性脊椎炎三年，经常穿戴石膏颈胸柱和腰围，经水针治疗四个月，恢复了健康。

于××，因髂骶关节劳损，数月来患部疼痛不能弯腰，经水针治疗后，腰部活动自如。

材料来源：广州部队第二门诊部、广东省第一新医站、上海第一医院、遵义医学院。

2. 风湿痛

方法：于痛点注射10—15%酒精5—10毫升。

疗效：治疗325例，有效率达99.1%。

材料来源：武汉市郊九名"赤脚医生"。

3. 溃疡病

治疗方法：于背部压痛点局麻后注入无水酒精1—2毫升。

疗效：治疗胃、十二指肠溃疡100例，有效率达95%。

病例：张××，男、58岁。患十二指肠球部溃疡，经治疗

94

后，自觉症状消失，三个月后复查，病灶已愈合。

材料来源：吉林省合江卫生所。

4．呼吸道感染

取穴：（1）命门、肺热。（2）耳部肺反应区，左右交替。

用药：（1）青霉素成人每次五万单位，儿童2－3万单位（皮试）。（2）链霉素每次每穴5毫克，平均每天注射1－3次。

疗效：

疾 病	取穴	用药	例数	痊愈	好转	无效
肺 炎	（1）	（1）（2）	112	9 4	12	6
支气管	（2）	（1）	20	6	13	1
合 计			132	100	25	7

材料来源：广州市第四、五医院、唐山工人医院。

5．催产

主穴：合谷、三阴交。

备穴：关元。

用法：于100毫升0.5％普鲁卡因内加入催产素10单位，每次注射一毫升。

疗效：治疗34例宫缩乏力的产妇，有效者31例，其中14例于注射后10分钟到一小时内分娩。

材料来源：福建省妇幼保健院。

95

1949
新 中 国
地 方 中 草 药
文 献 研 究
(1949—1979年)
1979

（十九） 经络疗法

1.经穴注射药液治风湿症、肺炎、慢性肝炎

治疗方法：在触诊获得的阳性穴位上，注射当归液、红花液等药物。

疗 效 观 察：

病 名	治 疗 方 法	例数	痊愈	显效	好转
风 湿 症	反应点注射%5当归液0.5—1毫升	101	50	51	
肺 炎	中脘穴注射%5当归液0.5—1毫升	50	38	11	1
慢性肝炎	同 上	95	56	32	7

材料来源：河北、陕西、安徽、北京、山西。

2、经络现象的探讨

通过临床实践观针感传导以某些皮肤病的分布，与古代经络走向基本一致。根据这一现象，循经取穴治疗皮肤病，取得了初步成功。

周××，患线状神经性皮炎，十年久治不愈，根据皮炎与肾经一致，取肾俞穴，氧气注射三次后，全身止痒，皮损显著消退。

通过22条"经络"现象的临床观查和166个经、奇穴性能

96

的分析，认为"经络"是相对的敏感带，"经穴"是相对的敏感区，穴区存在于穴带内。

初步划分全身34条穴区带，它们是体内相关疾病的反应区，带内穴区是特定的反应点，有过敏现象（以疼痛形式最常见）出现。于过敏穴区进行针刺、按摩或药物注射，可消除过敏现象、达到治疗目的。

材料来源：山西医学院第一附属医院、北京第六医院。

3、经络实质的探讨

经络学说是祖国医学的重要组成部分，目前正从神经体液经络学说等方面研究探讨。

████████████████我们从临床中发现有些线状皮肤病的走向，用神经、血管的解剖关系解释不通。此现象冶与经络走向一致，联想到经络可能在皮肤上有它独特的表现，据此想法，便试用循经治疗收到了预想的效果，经过治疗实践，反过来为证实经络的存在，提供了初步依据，这是毛泽东思想的又一伟大胜利。

毛主席教导我们：**"从感性认识而能动地发展到理性认识，又从理性认识而能动地指导革命实践，改造主观世界和客观世界。"**我们通过六种线状及皮肤病见到与心包络经、心经、肺经、大肠经、肾经路线一致的表现。

此外还见到与脾经、肝经、小肠经和督脉一致的表现，共30余例，为了说明经络的体表现象，除我们自己的病例之外选用了部分皮肤病学中之皮肤照片。

① 线状神经性皮炎与心包经络一致。

② 线状扁平苔癣与心包络经一致。

97

1949

新 中 国
地方中草药
文 献 研 究
(1949—1979年)

1979

③ 线状汗管角化症与心包经一致。

④ 线状湿疹与心经一致。

⑤ 线状扁平苔癣与肺经一致。

⑥ 线状硬皮病与大肠经一致。

⑦ 线状癣同时与肺经大肠经一致。

⑧ 线状包癣与肾经一致。

⑨ 线状硬皮症与肾经一致。

理论的基础是实践又转过来为实践服务，应用循经治疗进一步探讨经络的存在。

病例介绍：

① 周××，工人，男，54岁。病历号（70844六院）

患线状神经性皮炎，十年来经各大医院治疗无效，后来发展全身搔痒，见其皮损与肾经一致，取肾俞穴氧气注射，三次全身痒感消失六次线状皮炎痒减轻，25次皮损显著消退。

② 廖××，工人，男，26岁，病例号（38258皮研所）。

患线状神经性皮炎两个月，病理切片附合诊断，皮损与肺经一致。

先用梅花针治疗四次，尺泽以上皮炎渐退，改用平流电，沿肺经刺激，配其表经曲池、合谷，一次止痒，七次痊愈。

③ 梁××，工人，男，29岁，病例号（226215六院）。

左腿患线状湿疹一年，皮损与肝经一致，针刺肝经五里、阴廉、膝关、太冲，配血海、三阴交，针刺三次，湿疹渐退，但仍痒，双侧针2次痊愈。

98

传 染 病

（一）痢 疾

第一方：防治菌痢。

方药：鄂羊蹄甲根（切片）一至二两。

用法：水煎服，每天一剂，分二次服。

疗效：治疗432例，痊愈406例，好转24例，无效2例，平均1～2天治愈。某生产大队1969年7月菌痢流行，即以上药切片煮水，全村服大锅汤药三天，即控制流行，并同时治愈了全部病人。

病例：冯××，女，29岁。因吃桃子后腹痛腹泻，里急后重，每天二十多次，脓血便，用西药治疗无效，改用上药一两半，水煎服，二天痊愈。

材料来源：江西省寻邬县。

注：鄂羊蹄甲为豆科植物 Bauhinia huPehana Craib.

第二方：防治急性菌痢。

方药：凤尾草、辣蓼、地榆、海金沙藤、黄柏、六月雪、仙鹤草、鱼腥草、老虎脷各三至五两。

用法：每天一剂，水煎，分三次服。

疗效：1969年8月，××大队菌痢流行，用本方治疗患者90例，均于10天内痊愈。并给1600名群众（其中密切接触者500名）服本方2～4天，及时控制了疫情，无一人发病。

材料来源：广东省乐昌县卫生工作站。

1949

新 中 国
地 方 中 草 药
文 献 研 究
(1949—1979年)

1979

注：老虎脷为蓼科植物杠板归（贯叶蓼）Polygonum Perfoliatum L.

第三方：治痢疾。

方药：铁苋菜（鲜）半斤（或干品2两）。

用法：1．煎剂：水煎，分三次服。

2．散剂：干粉每次一钱，每天三次。

疗效：治疗2300例，疗效达96％。

材料来源：广西玉林专区桂平县南木公社。

注：1．铁苋菜为大戟科植物Acalypha australis L.

2．上海市某医疗单位治菌痢，用铁苋菜（当地称血见愁）二两水煎服，同时用二两浓煎灌肠，观察14例，其中11例，粪检在4天内转阴，3例于6～7天开始转阴。一般情况，在灌肠后1～2天内，大便次数显著减少。

3．江西省黎川县德胜关垦殖场职工医院用铁苋菜二两，水煎分二次服（忌食鱼腥酸辣），七天为一疗程，治疗阿米巴痢110例，有显效。

第四方：治菌痢。

方药：铁苋菜50％、地榆15％、马齿苋20％、仙鹤草15％。

制法：前二药共研细末，后二药煎取适当药液，共搅拌，再以药液洒制成丸，如绿豆大。

用法：每次服二钱半，每日3～4次，小儿酌减。

疗效：治疗菌痢46例，均痊愈。

材料来源：江西省铜鼓县医药卫生处。

第五方：治菌痢。

方药：铁苋菜、地锦草、凤尾草各一两。

100

用法：水煎服，每天一剂。

疗效：治疗43例，治愈39例。

病例：余××，男，21岁。自诉畏寒、发烧、腹痛、腹泻、脓血便，每天10～20次，伴有里急后重、食欲差。体检：体温38.7°C，有轻度脱水，左下腹明显压痛。粪检：脓球(卅)，白细胞(卅)，红细胞(卄)，巨噬细胞(十)。诊断为急性菌痢。经用上方治疗，适当补液。第二天体温降至38°C，腹痛缓解，腹泻次数明显减少。经治四天，症状消失。粪复检(－)，痊愈出院。

材料来源：江西省。

注：1．地锦草为大戟科植物 Euphorbia humifusa Willd.

2．凤尾草为凤尾蕨科植物 Pteris multifida Poir.

第六方：治痢疾。

方药：叶上珍珠（地锦草）、叶下珍珠、海蚌含珠（铁苋菜）鲜品各五钱（干用各一钱）。

用法：水煎服，每天二次，每次一剂。

疗效：观察一百余例，90%以上有效。

病例：俞××，70年4月突然起病，恶寒，体温40°C，全身酸痛，腹痛、腹泻、里急后重。入院后用中西药治疗，病情未见减轻，大便粘液及血液反有增加，每天便20～30次，后改用本方治疗，当晚仅便一次，照上法再服此方一天，痊愈。

材料来源：湖南省平江县加义公社卫生院。

注：叶下珍珠为大戟科植物叶下珠 Phyllanthus urinaria L.

1949

新 中 国
地 方 中 草 药
文 献 研 究
(1949—1979年)

1979

第七方：治急性菌痢。

方药：飞扬草（鲜）一斤。

用法：水煎至250毫升，每次服50毫升，每天四次。

疗效：治疗8例，全治愈。

病例：×××，半夜突然腹胀腹痛，随后腹泻，解三次脓血便，伴有里急后重感及轻度发烧，次日大便十余次，即住院治疗。大便外观呈粘液脓血便，镜检红细胞15～18个，白细胞3～6个，用上法治疗，第二天，体温正常，大便次数恢复正常，镜检呈阴性，经八天治愈出院。

材料来源：湖北省武汉市第四医院传染科。

注：1飞扬草，别名奶母草、奶浆草、奶汁草。为大戟科植物斑地锦 Euphorbia maculata L.

2．广西桂林市工人医院用飞扬草治急性菌痢45例，均愈。治急性肠炎47例，痊愈45例。

3．×××医院用飞扬草治菌痢采取如下两种用法：

（1）大剂量法：鲜全草四至五两，水煎，分三次服。

（2）小剂量法：鲜全草一至三两，水煎，分三次服。

该院治疗177例，治愈率96.5%

第八方：治菌痢。

方药：鲜杨梅树皮、叶共一两，鲜南天竹五钱，桔子皮一钱半。

制法：将上药切碎，共放入砂锅内加水400毫升，煎至200毫升，滤取药液，在药渣中再加水300毫升，煎至100毫升，合并两次滤液为一日量。

用法：每次服100毫升，每天服三次。为便利服用起见，亦可将一日量浓缩为60毫升，每次服20毫升，每天服

102

三次。

疗效： 治疗116例，全治愈。

病例： 邢××，男，32岁。两年前患慢性菌痢，长期不愈。曾大便检出福氏痢疾杆菌，经常腹痛下坠，大便脓血，每日达5～6次，曾服各种抗菌素数百片均无效。1970年1月16日入院，经用上方治疗，大便恢复正常，大便培养阴性，七天痊愈出院，随访未复发。

材料来源： 江西省。

注： 1．杨梅为杨梅科植物 Myrica rubra S. et Z.

2．南天竹为小檗科植物Nandina domestica Thunb.

第九方： 治痢疾。

方药： 火炭母（鲜）、凤尾草（鲜）、番石榴叶（鲜）、猪骨粉各一斤。

制法： 前三味药加水十斤煎成一斤。过滤后加入猪骨粉烘干备用。

用法： 每次二分，每天三次。

疗效： 观察200例，疗效显著192例，占96%。

材料来源： 广西南宁宾阳县六和大队医疗站。

注： 1．火炭母为蓼科植物 Polygonum chinense L.

2．凤尾草为凤尾蕨科植物 Pteris multifida Poir.

3．番石榴为桃金娘科植物 Psidium guajava L.

第十方： 治痢疾。

方药： 炒苍术三钱，制大黄、制草乌、炒杏仁、川羌活各一钱。

用法： 上药共研细末，每次服5分，每天服二次。儿童酌减。

103

1949

新 中 国
地 方 中 草 药
文 献 研 究
(1949—1979年)

1979

疗效： 治疗96例，痊愈62例。

病例： 张××，男，1岁。每天大便三次，脓血样，发烧，腹痛，苔白，脉数。大便镜检红细胞3～5，脓细胞30～40，巨噬细胞0～2。服药四包（每包5分），二日后症状消失，大便化验正常。

材料来源： 天津市王串场中医院。

第十一方： 治痢疾。

方药： 水橄榄根（地榆）。

制法： 取根洗净，切片晒干，研粉备用。

用法： 成人每次服3～6分，每天服三次，儿童减半。

疗效： 有效率95％。

病例： 陈××，女，26岁。起病二日，腹泻初为水样，以后呈粘液血便，伴腹痛及里急后重感，诊断为急性菌痢。经用此方治疗，服药二次后，当晚腹痛缓解，腹泻减少，服药二日后大便成形而愈。

材料来源： 云南省红河县向阳公社医院。

第十二方： 治痢疾。

方药： 白头翁、秦皮各二钱，黄柏三钱。

用法： 上药加水400毫升，煎至200～300毫升，每次服100～150毫升，每天二次。

疗效： 治疗40例，多在1～2天内痊愈。少数病例在3～4天痊愈。

材料来源： 辽宁省沈阳医学院。

注： 1. 白头翁为毛茛科植物白头翁 Pulsatilla chin-ensis（Bge.）Rgl. 的根部。

2. 秦皮为木犀科植物大叶白蜡树（大叶梣，花曲柳）

104

Fraxinus rhynchophylla Hance 的树皮。

3．黄柏为芸香科植物黄柏 Phellodendron amurense Rupr. 的树皮。

第十三方：治痢疾。

方药：马鞭草二两、土牛膝五钱。

用法：将两药洗净，水煎服，每天一剂，一般服 2～5 剂。孕妇慎用。

疗效：治数百例均愈。

病例：张××，女，成人。1968年夏天，腹痛腹泻三天，大便带红、白冻子，经当地卫生所诊断为痢疾。用上药治疗，服两剂症状大减，又连服两剂痊愈。

材料来源：湖北省建始县。

注：1．马鞭草为马鞭草科植物 Verbena officinalis L. 的全草。

2．土牛膝为苋科植物牛膝 Achyranthes bidentata L. 的野生品。

第十四方：治急性痢疾。

方药：金花果（薯莨）五钱至一两。

用法：1．水煎服。每次一剂，每天二次。

2．肌肉注射：将本品制成 5% 注射液，每次注射 2 毫升，每天二次。

疗效：治疗 5 例急性痢疾，3 例小儿消化不良，平均六天治愈。

病例：李××，男，11岁。腹痛、腹泻二日，每天大便十多次，均为脓血便，诊断为急性菌痢。入院后服金花果煎剂，每日两次，每次五钱，二天后大便减至四次，三天后大便

105

1949

新中国
地方中草药
文献研究
(1949—1979年)

1979

正常，痊愈出院。

　　材料来源：云南省。

　　注：金花果为薯蓣科植物薯莨 Dioscorea cirrhosa Lour. 的块根。

　　第十五方：治急性菌痢。

　　方药：苦参。

　　制法：1．煎剂：取上药一两至一两五钱，水煎，浓缩至60～90毫升。

　　2．注射剂：用20％～30％酒精液浸泡苦参，经16～24小时去渣，回收酒精，加活性炭，脱色过滤，浓缩至50％浸液，经高压灭菌即成原液。使用时，将原液用蒸馏水稀释成10～25％，再过滤，高压灭菌，即可供穴位、肌肉、静脉注射用。

　　用法：以口服为主。佐以注射剂。

　　1．煎剂：每次服20～30毫升，每天三次。

　　2．注射剂：

　　（1）肌肉注射：2～4毫升，早晚各一次。

　　（2）静脉注射：4～8毫升，加10％葡萄糖稀释，静脉点滴。

　　3．穴位注射：用法与新针疗法同。

　　疗效：治疗126例，全部治愈。

　　材料来源：黑龙江省齐市付区传染病防治院。

　　第十六方：治菌痢。

　　方药：苦荬全草一两。

　　用法：水煎服，每天二次，连服1～4天。

　　疗效：治疗100例，有效率95％。

106

材料来源：浙江省嘉兴王店公社。

注：苦蘵为茄科植物 Physalis pubescens L.

第十七方：治菌痢。

方药：野玫瑰（刺木果）根。

制法：取根1斤2两洗净切碎，加水4000毫升，煎成1000毫升。

用法：加糖适量服用，每天2～3次，每次50～100毫升。

疗效：治疗26例，1～3天治愈11例，4～6天治愈15例。

病例：黄××，女，31岁。腹痛、腹泻三天，伴有脓血便，每天十余次，里急后重，全身无力，治疗前未服任何药。体检：体温38°C，下腹部压痛，肠鸣音亢进。粪检：脓细胞(卄)。服本煎剂100毫升，每天二次，第二天大便次数正常，第三天腹痛及脓血便消失。

材料来源：吉林化工医院铁东分院。

第十八方：治菌痢。

方药：弓腰老（草血竭）三至五钱。

用法：取根茎水煎服，每天一剂，煎服二次。

疗效：治疗221例，效果良好。

病例：王××，男，49岁。畏寒，发烧，腹泻一日，初为水样便，以后呈粘液血便，日十余次，伴腹痛及里急后重感。体温38°C，左下腹压痛。大便镜检：脓球(卄)，红细胞（＋）。诊断：急性菌痢。用本煎剂治疗，次日体温退至正常，腹痛缓解，大便减为日4次。服药三剂后，症状消失，大便正常，带药二剂出院，继服治愈。

材料来源：云南省临沧专区双江县红卫公社卫生所。

107

1949

新 中 国
地 方 中 草 药
文 献 研 究
(1949—1979年)

1979

×××部队，昆明医学院附一院。

注：弓腰老为蓼科植物草血竭（球穗蓼）Polygonum sphaerostachyum Meisn.

第十九方：治小儿菌痢。

方药：夏枯草，半枝莲。

用法：1．一岁以下：夏枯草一两，半枝莲五钱，水煎服；2．二至六岁：夏枯草、半枝莲各一两，水煎服；3．六至十二岁：夏枯草、半枝莲各一两半，水煎服。

疗效：治疗10例，平均治愈日数为5．1天。

材料来源：上海市。

第二十方：治菌痢、肠炎。

方药：地锦草。

制法：1．煎剂：鲜草五两，加水1000毫升，煎至500毫升。

2．酊剂：本品一斤，加入30％酒精1000毫升，浸泡24小时。

3．片剂：本品煎汁，浓缩，制成颗粒，压片。每片相当于地锦草2.5克。

用法：1．煎剂：每次50毫升，每天三次。儿童酌减。

2．酊剂：成人每次15～20毫升，每天三次。

3．片剂：每次4片，每天三次。儿童酌减。

疗效：江西×××医院用本煎剂、酊剂治疗急慢性菌痢268例，治愈率95％；江苏海安县用鲜地锦草二两作煎剂，治疗菌痢862例，治愈率96％，治疗肠炎1675例，治愈率98％。浙江省绍兴县应用片剂临床观察177例，有效率达96.3％。

108

病例：沈××，男，29岁。因肠炎住绍兴传染病院。入院前在××医院检查大便，红细胞(卅)，白细胞(卅)。腹泻每天十次左右，里急后重，怕冷发热，用地锦片治疗，七天痊愈出院。

材料来源： 江西、江苏、浙江（综合）。

注： 1.据江苏新医学院二附院报导，服地锦草煎剂后，腹内有搅翻不适之感，肠鸣加强，漉漉作响。

2．地锦草为大戟科植物 Euphorbia humifusa Willd．

第二十一方： 治菌痢、肠炎。

方药： 紫参（拳参）一两。

用法： 用本品根茎一两，水煎服，每天 1～2 次。小儿酌减，用三至五钱。

疗效： 治疗 130 例，有显效。

材料来源： 山东省莱阳县磊山后大队。

注： 山东紫参为蓼科植物拳参 Polygonum bistorta L. 的根茎。

第二十二方： 治菌痢、肠炎。

方药： 金花草。

用法： 1．鲜金花草叶二钱，嚼碎吞服，每天二次。

2．50％金花草煎剂10～20毫升，每天三次。

3．金花草粉剂六分，每天三次。

疗效： 治疗各种肠炎103例，98例有效。

病例： 李××，男，成人。1969 年 12 月某日晨起开始腹泻，稀水样便，连续四次，伴有腹痛，诊断为急性肠炎。当日自采金花草二钱嚼服后痊愈。

1949

新 中 国
地 方 中 草 药
文 献 研 究

(1949—1979年)

1979

材料来源：湖南省湘潭县。

注：金花草为林蕨科植物乌韭 Stenoloma chusaua (L.) Ching。

第二十三方：治菌痢、肠炎。

方药：水杨梅全株或花果序。

用法：1．煎剂：

(1)全株一两，水煎，当茶饮。

(2)花果序五钱，水煎（或滚开水冲泡一刻钟，去渣，）每天三次。

2．片剂：每次1．5克，每天三至四次，饭后服。小儿酌减。

3．灌肠：对急、慢性菌痢、肠炎，可于口服的同时，以加倍的口服量溶于200毫升温水中保留灌肠，每天1～2次。

4．注射剂：肌肉注射。

疗效：1964～1968年治疗666例，治愈率89.2%，有效率98.9%。

材料来源：湖南省中医药研究所。

注：水杨梅为茜草科植物 Adina rubella Hance。

第二十四方：治菌痢、肠炎。

方药：水菖蒲。

制法：取鲜根茎切片晒干，研成细末，装入胶囊，每粒装0.3克。

用法：每次三粒(小儿减半)，每天三次，温开水送服。（煎服有恶心呕吐反应，粉末装入胶囊内服无反应）。

疗效：治疗420余例，效果显著。

110

病例： 殷××，男，28岁。患细菌性痢疾，日泻十余次。用本胶囊治疗，连服二天即愈。

材料来源： 江苏省射阳县合兴公社解放大队。

注： 水菖蒲为天南星科植物白菖蒲 Acorus calamus L.。

第二十五方： 治急性菌痢、急性肠炎。

方药： 榕树叶。

用法： 先做成100％榕树叶煎剂500～1000毫升，分二次服用。

疗效： 治疗菌痢19例，治愈17例，好转2例。治疗急性肠炎7例，经服上药一天，痊愈。

病例： 蒙××，68岁。因高热腹痛，排脓血便二天，诊断为急性菌痢，入院时精神萎靡，重病容，体温40°C，粪检脓球（卌），培养有宋氏痢疾杆菌生长。服上方后，第二天体温正常，大便次数减少，四天后大便培养阴性，痊愈出院。

材料来源： 广西桂林市人民医院。

注： 榕树叶为桑科植物细叶榕 Ficus microcarpa L. 的叶子。

第二十六方： 治菌痢，急性胃肠炎。

方药： 辣蓼（水红辣蓼）。

用法： 取辣蓼一斤洗净。加水1000毫升，煎至500毫升即成。每次服30毫升，每天服三次（每日相当辣蓼约三两）。

疗效： 治疗54例，其中成人组32例全部痊愈；小儿组22例，有18例痊愈，4例显效。基本情况：一般平均三天退热、大便恢复正常，3～5天临床症状消失，5～7天粪检转阴，疗程7～10天。

病例： 王××，男，32岁。腹泻日达40余次。腹痛、发

1949
新 中 国
地 方 中 草 药
文 献 研 究
(1949—1979年)
1979

烧、入院诊断为急性菌痢，服上药40小时后，体温降至正常，第六天痊愈出院。

材料来源：湖北省武汉市二医院。

注：辣蓼（水红辣蓼）为蓼科植物丛枝蓼 Polygonum caespitosum Blume。

第二十七方：治菌痢，急性肠炎。

方药：老枣树皮。

制法：将老枣树皮去除泥垢，研成细粉。

用法：每次冲服细粉三分，每天三次。儿童酌减。

疗效：大部分患者服药三天后症状减轻，大便次数减少，腹痛消失，2～6天基本痊愈。

材料来源：天津医学院附属医院。

第二十八方：治急性菌痢，急性肠炎（慢性肠胃炎也有效）。

方药：黄莲花一至二两（鲜品加倍）。

用法：水煎服，每天1～2次，连服2～3天。（慢性肠胃炎可与麦芽、神曲配方，水煎服。）

疗效：追访菌痢15例，急性肠炎11例，慢性肠炎4例，除1例慢性肠炎无效外，其余都治愈。

病例：1．张××，女，11个月。因腹泻粘液便十余天，每天4～6次，发烧三天，住院诊断为菌痢。当日下午水煎服黄莲花半两，第二天大便一次，体温下降，又服黄莲花半两，第三天体温正常，大便化验阴性。

2．孙××，男，46岁。1970年6月下旬发病，腹痛，大便稀，无脓血，半日5～6次，诊断为急性肠炎。给黄莲花一两，水煎服，第二天痊愈。

112

材料来源：河北省新乐县。

注：黄蓬花为菊科植物。

第二十九方：治急性菌痢，肠炎。

方药：刺黄连根6斤，杨梅根8斤，七叶莲2斤。

制法：上药切碎，加水8000毫升，煎至4500毫升，过滤，去渣分装备用。

用法：每次30毫升，每天服三次，儿童酌减。

疗效：临床应用700余例，有效率达80％以上，其中50例住院患者疗效分析如下：急性菌痢40例，治愈35例，好转4例，无效1例；急性肠炎10例，全部痊愈。

病例：潘××，男，24岁。因发热腹泻入院，大便带脓血，每天20～30次，伴腹痛及里急后重感。检查体温38.5°C，左下腹压痛，大便呈粘液血便，红细胞(卄)，脓细胞(卅)，培养为福氏痢疾杆菌，诊断为急性菌痢，用本方治疗，服药三天体温下降至正常，大便减为日三次，腹痛消失，两次大便培养阴性，五天治愈。

材料来源：云南省一院。

第三十方：治菌痢、肠炎。

方药：白头翁十斤，地榆、诃子肉各二十斤，公丁香三斤。

制法：将上药研末混合，装入胶囊或压片，每粒装0.3克。每次服二粒，每天四次。

疗效：治疗1000多例，治愈率85％。

病例：1．钱××，女，54岁。因腹泻十余次，惊厥两次，嗜睡，半昏迷急诊入院。大便化验：红细胞(卄)，白细胞(卅)，巨噬细胞(＋)，大便培养有福氏痢疾杆菌。使用本

1949

新 中 国
地 方 中 草 药
文 献 研 究
(1949—1979年)

1979

胶囊治疗，首次加倍服用，三天后症状完全控制。

2．吴××，25岁。发热、腹痛，腹泻一天入院。大便呈红白粘冻，里急后重明显，一天十余次。诊断为菌痢，服胶囊每日四次，每次三粒。两天后症状即明显消失，大便成形，化验正常，身热亦退，五天后痊愈出院。

材料来源： 江苏省苏州市延安人民医院。

第三十一方： 治痢疾、肠炎。

方药： 四方蒿（线纹香茶菜）叶。

用法： 鲜叶洗净，捣汁内服。每天一次，每次5毫升。儿童2～3毫升。

疗效： 治疗50余例，疗效显著。

材料来源： 云南省陇川县向阳公社五七大队合作医疗室。

注： 四方蒿为唇形科植物线纹香茶菜 Plectranthus Striatus Benth。

第三十二方： 治痢疾、肠炎。

方药： 痢止草一至二钱。

用法： 水煎服，每天一剂。

疗效： 观察急性肠炎患者90例，其中服一剂痊愈者53例；二剂痊愈者28例；三剂痊愈者2例。观察痢疾患者10例，其中服一剂痊愈者3例；二剂痊愈者4例；三剂痊愈者2例；四剂痊愈者1例。

病例： 某肠炎患者，70年6月7日就诊。6月5日开始腹痛、腹泻、肠鸣、口苦、呕吐、食欲不振、大便水样、便后带粘液。粪检：稀便，粘液(卅)，白细胞1～2个，用痢止草2钱，分二次水煎服。服药一次后腹泻停，痊愈。

114

材料来源：河北省国棉三厂卫生所。

注：痢止草为萝藦科植物徐长卿 Pycnostelma panicu-latum（Bge.）K.Schum.

第三十三方：治痢疾、肠炎。

方药：仙鹤草鲜根三两、鲜茎、叶一两半，白头翁鲜根一两半。

制法：加水浸过药，煎至三分之一药液，备用。

用法：每次服60毫升，每天三次。

疗效：治疗数十例，疗效显著。

病例：1．金××，男，40岁。体温38.7℃，赤痢，每天大便20余次，已三天，腹痛不能参加劳动，服本方一日量200毫升即愈。

2．张××，男，48岁。体温38.5℃。白痢，半日便20余次，卧床不起，服本方一日量200毫升即愈。

3．姜××，男。得病上吐下泻，不进食，全身无力，诊断为急性肠炎。服药两次止吐，便次减至每日2～3次，服药六次（两天量400毫升）痊愈。

材料来源：沈阳医学院。

第三十四方：治痢疾、肠炎。

方药：仙鹤草、鱼鳅串、刺梨根。

制法：各取上药等量，水煎浓度为100%（即各取1斤，加水4500毫升，煎至1500毫升便是）。

用法：成人每次服50～100毫升(小儿酌减)，每日服二次。

疗效：治疗80例，痊愈68例，好转7例无效5例。

病例：彭××，女，1岁。

三天前发烧，腹泻，黄色水样便，无脓血，一日5～6次，

115

1949
新 中 国
地 方 中 草 药
文 献 研 究
(1949—1979年)
1979

体温39.5°C，轻度脱水。诊断为急性肠炎。给上药20毫升，日服二次。两天后随访不发热，大便干，便次正常而治愈。

材料来源：贵州省遵义医学院。

注：1．鱼鳅串为菊科植物，下列二种均同供药用：

（1）马兰Aster indicus L.〔Kalimeris indica(L.)Schulz.-BiP.〕

（2）羽叶马兰 Aster Pinnatifidus Makino

2．刺梨为蔷薇科植物 Rosa roxburghii Tratt f.normalis R.etW。

第三十五方：治急慢性菌痢、急性肠炎。

方药：治痢片：黄柏五钱，黄芩、白芍、厚朴、槟榔各三钱。

制法：上方厚朴与黄柏用60%酒精浸泡一天。并浸出液与另三味药的浓煎液(比重1：1)混合。喷雾干燥为结晶状粉，加赋形剂淀粉少许，压成片，外包糖衣。

用法：每次6片，每天服3～4次。

疗效：治疗109例，痊愈94例，占86.2%；进步14例，占12.7%；无效1例，占0.9%。

材料来源：湖北省中医学院附属医院。

第三十六方：治急性菌痢、急性肠炎。

方药：番石榴叶、辣蓼、鬼针草、土黄连各一两，甘草一钱。

制法：上药加水1000毫升，煎成500毫升，每天服二次，每次50毫升。

疗效：治疗68例，效果较好。

病例：王××，女，成人。每日腹泻5～6次，水样便伴

116

腹痛，诊断为急性肠炎，经服上药一天，症状缓解，三天痊愈。

材料来源：福建省福州市。

第三十七方：治痢疾、肠炎。

方药：柞树皮、黄柏、小蘗各三两。

制法：将上药切细，放入铝锅内，加水约1500毫升（以浸过药为宜），煎30分钟左右，过滤，在滤液中加水约1000毫升，再煎30分钟左右，再过滤，合并两次滤出的药液，浓缩至1500毫升，备用。

用法：每次30～50毫升，每天两次，小儿酌减。

疗效：治疗数十例，效果显著。

病例：1．董××，男，46岁。突然发烧，头昏，全身不适，腹痛，脓血便，每天十余次。经服本方一剂而愈。

2．李××，男，15岁。突然发病，高烧40.5°C，头痛、腹痛、全身不适，脓血便，每日4～5次。经服本方二剂痊愈。

材料来源：沈阳医学院。

注：1．方中药物以秦皮代柞树皮也有类似的效果。

2．柞树皮为山毛榉科植物柞栎（蒙栎）Quercus mongolica Fisch. 的树皮。

3．小蘗为小蘗科植物东北小蘗(狗奶根)Berberisamurensis RuPr. 以根与 茎入药。

第三十八方：治痢疾、肠炎。

方药：红花地桃花根、黄花地桃花根各二两，凤尾草一两。

制法：将以上三药鲜品切碎，加水约500毫升，煎熬

117

1949

新 中 国
地 方 中 草 药
文 献 研 究
(1949—1979年)

1979

2～3小时后，过滤，取60毫升备用。

用法： 每次20毫升，每天三次。儿童减半。

疗效： 治疗各种急慢性痢疾、肠炎186例，疗效显著。

病例： 郑××，男，56岁。因反复腹痛，粘液血便三十多年，曾在山东、贵阳确诊为慢性阿米巴痢疾，并用过土霉素、金霉素、卡巴肿、依米丁治疗效果不佳，且常复发。1970年5月初又复发，大便一日5～8次，为粘液血便，予土霉素三天未见效。即改用本方，服药一天后腹痛、腹胀减轻，大便次数逐渐减少，第三天粘液脓血便消失，第五天痊愈。

材料来源： 贵州省望谟县人民医院。

注： 1。红花地桃花根为锦葵科植物肖梵天花Urena lobata L。的根部。

2．黄花地桃花根为锦葵科植物白背黄花稔Sida rhombifolia L。或小叶黄花稔 Sida retusa L。的根部。

第三十九方： 治急、慢性菌痢和肠炎。

方药： 芦青株（苍耳草）二两。

制法： 取全草（以立秋至白露期间采集的为佳）二两，加水800～1000毫升，煎至500～600毫升备用。

用法： 将上述煎液一天分三次服完。可加少量糖同服。

疗效： 观察40例，一般服药后2～3天临床症状消失，化验基本正常。其中慢性菌痢尚需巩固治疗4天，经三个月追踪观察未见复发。

材料来源： 上海市。

第四十方： 治菌痢、急性肠炎、慢性结肠炎。

方药： 绒线草（鲜品）五两（或干品三两）。

118

用法： 将全草加红、白糖适量制成煎剂后，每天服二次，分三天服完。三天为一疗程，可连续使用至3个疗程。

疗效： 共治150多例，在已随访的病例中全部有效，而对急性肠炎均能治愈。服药后病人反映腹部舒服，胃纳增加，无副作用。

病例： 王××，男。患慢性菌痢三年，每日大便5～7次，有粘液及血，几年来服氯霉素、合霉素、痢特灵等多种药物，效果不好，反复发作。70年6月17日又因腹痛，大便脓血，用抗菌素等西药后症状不见改善，后改服绒线草，第二天大便成形，每日一次，第五天大便血及粘液消失。

材料来源： 上海市。

第四十一方： 治菌痢，肠炎及消化不良性腹泻。

方药： 谷树叶（楮树叶）。

制法： 将鲜叶晒干或炒至半焦，研粉备用。

用法： 每四小时服一次，每次一小匙（约一钱）。

疗效： 观察21例，其中菌痢2例，其余为肠炎及消化不良性腹泻，其中除1例经过2天治疗无效外，其余20例症状都在半天至2天内好转或痊愈，仅2例在第三天痊愈。

材料来源： 上海市。

第四十二方： 治痢疾、急性胃肠炎。

方药： 朝天罐根。

用法： 鲜根洗净，切段，晒干。取2～4两，加水500毫升，文火煎熬至100毫升，一次服或分二次服。

疗效： 治疗100余例，有效率达94.4%。其中服一剂而止泻的占40%。三天内止泻的占49%。

病例： 刘××，男，28岁。水泻一天达七、八次已两

119

1949

新 中 国
地 方 中 草 药
文 献 研 究
(1949—1979年)

1979

日，腹痛、腹胀，大便化验有多量粘液、红细胞及脓细胞。脉滑数，舌苔白腻，脐周围压痛，治疗后，次日即止泻。

材料来源：贵州省。

注：朝天罐为野牡丹科植物Osbeckia crinata Benth.

第四十三方：治痢疾、肠炎。

方药：桃金娘根三斤、算盘子根、车前草、龙牙草（仙鹤草）、大田基黄各一斤。

用法：上药加水20斤煎熬，浓缩至5斤。每次服15毫升，每天三次。

疗效：治疗1000余例，疗效达95％。通常服药24～48小时止泻。

病例：唐××，腹痛腹泻，每天5～8次，便中含红色粘液，里急后重。服药一天后，上述症状减轻，服药二天痊愈。

材料来源：广西桂林专区兴安县溶江公社卫生院。

注：大田基黄为报春花科植物星宿菜 Lysimachia fortunei Maxim.

第四十四方：治菌痢，急、慢性胃肠炎，消化不良。

方药：1．土黄连、番石榴叶各五钱，桃金娘根一两。

2．土黄连、凤尾草各五钱，桃金娘根一两。

用法：用方1或方2，水煎服，每天一剂。

疗效：治疗120例，效果显著。

病例：苏××，男，52岁。腹泻，一天十余次，稀水样便，无脓血，剧烈腹痛，诊断为急性胃肠炎。用方1治疗，五小时后腹痛消失，一天后大便恢复正常。

材料来源：广西柳州铁路管理局。

120

注：土黄连为小檗科植物阔叶十大功劳Mahonia bea-lei（Fort.）Carr. 以根与茎入药。

第四十五方：治痢疾、消化不良。

方药：地桃花根一两，火炭母、桃金娘根、凤尾草各五钱（部分病例加古羊藤三钱）。

用法：水煎服，煎药时间要长，约一小时左右。每日一剂，连服2～4天。

疗效：共治疗85例，经服上药一般1～2剂大便正常，再服1～2剂痊愈。如有中等以上脱水者同时补液。

病例：孔×，女，六个月。四天来每日大便4～6次，均为脓血便，服上药二剂，大便即恢复正常。

材料来源：广西壮族自治区妇幼保健院。

注：1.地桃花根为锦葵科植物肖梵天花 Urena lobata L. 的根部。

2.桃金娘根为桃金娘科植物 Rhodomyrtus tomentosa（Ait.）Hassk. 的根部。

3.古羊藤为萝藦科植物 Stroptocaulon griffthii Hook. f.

第四十六方：治痢疾，肠炎，消化不良。

方药：火炭母、地桃花根各五钱，爆牙郎五钱至一两，人苋（铁苋菜）三至五钱。

用法：每日一剂，水煎日服二至三次。

疗效：治肠炎12例，痢疾8例，消化不良10例，均显效。大便大都于二日内明显减少，全身中毒症状多在1～2天内消除，其中25例三天内治愈，3例五天内治愈，2例无效。

1949

新 中 国
地 方 中 草 药
文 献 研 究
(1949—1979年)

1979

材料来源：广西南宁医专附院。

注：爆牙郎原单位未送检标本，根据文献记载，广西的爆牙郎为野牡丹科植物野牡丹 Melastoma candidum D. Don 或其同属植物。志此以供参考。

第四十七方：治阿米巴痢疾。

方药：鸦胆子仁。

用法：成人每次10～15粒（去壳），每日三次，连服7～10天。

疗效：共治17例，一般服药二天见效，3～5天症状消失，7～14天基本痊愈（个别人有恶心、呕吐等副作用）。

病例：黄××，男，老年。患阿米巴痢疾三年，反复发作，用中西药治疗，症状减轻，但不久又发作，此次发病两天，大便每日十多次，服上药二天，症状减轻，五天后症状消失，出院继续服药九天，随访半年未见复发。

材料来源：广东省。

第四十八方：治阿米巴痢疾。

方药：枥树皮。

制法：枥树皮1斤，加水3000毫升，煎成1500毫升，备用。

用法：每天三次，每次30～50毫升，连服七天。

疗效：治疗600例，疗效达85％，服药1～2天见效，3～4天痊愈。

病例：周××，男，23岁。因发热、腹痛、解果酱色大便已六天而入院。当时体温38.8°C，精神萎靡，食欲不振，脱水征明显。大便一天十几次，伴有里急后重，粪检找到阿米巴滋养体。经西药治疗无效。改服枥树皮煎剂后，第一天

122

腹痛减轻，大便次数减少；第二天体温正常，食欲好转；第三、四天解黄色稀便，每天 2～3 次，第五天大便正常，又巩固二天痊愈出院。

材料来源： 江西省。

注： 栎树皮为山毛榉科植物麻栎 Quercus acutissima Carr. 的树皮。

第四十九方： 治肠炎。

方药： 涩巴蔓（茜草）一两至一两半。

用法： 煎水洗脚，一天三次。

疗效： 治120例，110人痊愈，10人好转。

病例： 郝××，男，45岁，患肠炎，用上法治疗，一天痊愈。

材料来源： 河北省正定县赵村大队合作医疗站。

第五十方： 治肠炎。

方药： 蝴蝶草。

用法： 将全草用凉水洗净，加水500毫升煮沸 5～10分钟，放温洗脚。成人10～15株，小儿5～10株，每日一次，连洗 2～3 天（此药液用后可再加温再洗，洗后无副作用）。

疗效： 观察50余例，效果良好。

病例： 马××，男，一岁。70年7月患腹泻，每日十余次，诊断为肠炎，第三天用此草6株，煎水洗脚两次，第四天痊愈。

材料来源： 河北省抚宁县卫生组。

注： 蝴蝶草为苦苣苔科植物牛耳草 Boea hygrometrica (Bge.) R. Br.

第五十一方： 治肠炎。

123

1949

新　中　国
地 方 中 草 药
文　献　研　究
（1949—1979年）

1979

方药：小飞扬。

用法：鲜草水煎服，每次三至五钱，或晒干、研粉制片。

疗效：治疗肠炎、菌痢，疗效显著。

病例：李××，男，49岁。于1970年5月28日因腹痛，腹泻，里急后重，脓血便，日达40多次，曾用氯霉素治疗无效。6月3日入院，体温38.5°C，粪检有脓细胞，红细胞，诊断为急性菌痢。单纯使用小飞扬煎剂，每次服20毫升，日服三次，当天大便减少至五次，继续服药，大便次数日减，三天后转为正常，症状消失，住院五天治愈出院。

材料来源：云南省蒙自县医院。

第五十二方：治腹泻。

方药：算盘子叶，捻子叶（桃金娘叶）各等量。

制法：将上药晒干，共研细粉。

用法：每次服三分，每天三次。

疗效：治500例以上，疗效显著。

材料来源：广西河池专区宜山县石别公社北山大队。

第五十三方：治急性肠炎，小儿中毒性消化不良。

方药：鱼腥草40%，水杨梅25%，黄荆叶20%，车前草15%。

制法：按上述比例，将上药切碎，加水三倍煎，过滤去渣，加防腐剂备用。

用法：成人每次服100～150毫升，每天二次，小儿用量酌减。

疗效：治疗急性肠炎及小儿中毒性消化不良100余例，效果良好。

材料来源：湖南省黔阳人民医院。

124

注：1. 鱼腥草为三白草科植物蕺菜 Houttuynia cordata Thunb. 以全草入药。

2. 水杨梅为茜草科植物 Adina rubella Hance 以全株入药。

3. 黄荆为马鞭草科植物 Vitex negundo L. 以叶入药。

第五十四方：治急性肠炎、中毒性消化不良。

方药：野南瓜（算盘子）二斤，鸡内金半斤，地茄子（地菍）二斤，黄荆子一斤，大皮风（紫珠）一斤半。

制法：取上药加水 2000 毫升，煎成 1000 毫升，再加适量的糖与防腐剂后备用。

用法：1. 中毒性消化不良：1 岁以内 3～5 毫升，每天 3～4 次；1～5 岁，每次 5～10 毫升，每天 3～4 次。

2. 急性肠炎：成人每次 20～30 毫升，每天 3～4 次；儿童每次 10～15 毫升，每天 3～4 次。

疗效：1. 中毒性消化不良，观察 30 例，28 例均痊愈，2 例无效。住院时间最短两天，最长五天。

2. 急性肠炎：观察 60 例，全部治愈。住院时间最长者为六天，最短者为两天。

病例：1. 陈××，男，5 个半月。因发热腹泻伴呕吐四天入院，大便蛋花汤样，每天 10 余次，口干，尿少，入院前曾不规则服用氯霉素无效，入院时体温 39.4°C，中度脱水，烦躁不安。大便镜检：白细胞 2—5 个/低倍视野；二氧化碳结合量 21.1 容积%，诊断为中毒性消化不良。即输液，补钾，用本汤剂 4 毫升，每日三次，患儿于住院第二天体温降至正常，大便转成每日 2～3 次，糊状，第三天大便一次，住院四天痊愈。

125

1949
新中国
地方中草药
文献研究
(1949—1979年)
1979

2．李××，女，4岁。因腹痛腹泻二天入院。病前有食不清洁枇杷史，大便每天十余次，稀如水样，伴有呕吐和食欲不振，精神萎靡，急病容，皮肤弹性差，肠鸣音强，大便镜检阴性，诊断为急性肠炎，入院每次口服本汤剂20毫升，每天三次，住院次日大便恢复正常，呕吐腹痛消失，食欲好转，两天治愈。

材料来源： 湖南省郴州兴无矿职工医院。

注： 1．野南瓜为大戟科植物算盘子Glochidion puberum (L.) Hutch．根与叶均入药。

2．地茄子为野牡丹科植物地菍 Melastoma dodecandrum Lour．以全株入药。

（二）肝　炎

第一方： 治急、慢性肝炎。

方药： 芒垂子根、抓梨子（野梨子）根、野柑子树（野桔子树）根各五钱，黄栀子根、山查根各三钱。

制法： 共研细末。

用法： 每次服二至三钱，每天三次。

疗效： 在治疗急、慢性肝炎32例中，治愈30例。一般3～7天黄疸、腹胀、食欲差、肝区痛等症状基本消失。

材料来源： 湖南省湘潭地区郊县水口地区医院。

注： 1芒垂子为蔷薇科植物毛叶石楠Photinia Villosa DC．

2．山查为蔷薇科植物野山查 Crataegus cuneata S. et Z．

126

第二方：治急、慢性传染性肝炎。

方药：1．急性黄疸期：土茵陈、白毛藤（白英）、栀子根、猫草、黄花草各适量。

2．黄疸消退期：黄花草、土淮山、刀豆壳、乌韭、批地化，各适量。

3．无黄疸及慢性型：土白芍、土杜仲、土黄精、熟地、首乌各适量。

用法：水煎服，每天一剂。

疗效：治疗急、慢性传染性肝炎50例。痊愈者36例，进步者13例，无效者1例。

病例：×××，男，30岁。1965年发现肝炎。经不规则治疗5年，先后复发四次，转为慢性，谷丙转氨酶多在160～300单位，八天前，又因劳累后发热、厌食、肝肿大入院。谷丙转氨酶340单位。入院后单用中草药治疗，服药一月，自觉症状和肝肿消失，继续服药至第66天，谷丙转氨酶复常，痊愈出院。

材料来源：福建省福安专区人民卫生防治院。

第三方：治重症黄疸型传染性肝炎。

方药："6912"注射液：茵陈500克，黄芩、黄柏、山栀子各125克，黄连、大黄各75克。

制法：将上药煎煮，浓缩，加酒精去蛋白，再加热挥发去酒精，加生理盐水2100毫升，及"吐温80"适量，过滤，分装消毒，制成50%"6912"注射液。

用法：注射液用葡萄糖溶液稀释成4～8%浓度，每日总量一般为50%"6912"注射液40～80毫升，必要时可加至160毫升，一日分1～2次静脉点滴。

127

1949
新 中 国
地方中草药
文 献 研 究
(1949—1979年)
1979

疗效：治疗重症黄疸型传染性肝炎（血总胆红素在10毫克以上)10例，退黄除1例合并肠伤寒无效外,其余9例疗效显著。

病例：郑××，男，35岁。1969年12月入院。入院第二天血总胆红质12毫克%，以后连续上升，波动于22～26毫克%之间，持续51天不下。2月27日胆红素24.35毫克%，28日开始用"6912"注射液，黄疸随即下降，用药55天。

材料来源：中国人民解放军302医院、卫生部中医研究院。

注：使用本品时，同时服用"消黄汤"（茵陈二两，黄芩五钱，黄连三钱，黄柏五钱，枳实四钱，山栀五钱，大黄三钱，半夏四钱，全瓜蒌一两。）效果更佳。

第四方：治重症肝炎。

方药：大生地四钱，甘草二钱。

用法：水煎服，每日一剂。14日为一疗程，一般不超过二个疗程。

疗效：治疗10例，全部有效。

材料来源：上海市传染病分院。

第五方：治黄疸型传染性肝炎。

方药：金钱草二两，婆婆针草二两五钱。

用法：每天一剂，两次煎服。

疗效：据治疗50例，对急性、亚急性肝坏死、肝昏迷前期有一定效果。

材料来源：上海市传染病总院，虹桥医院。

注：1．上海金钱草多为唇形科植物连钱草 Glechoma

128

longituba (Nakai) Kurz.

2．婆婆针草为菊科植物Bidens bipinnata L.

第六方：治肝性昏迷。

方药：虎杖、射干各五钱，猪胆三个，酿酒四两。

用法：前二药水煎，取药液加猪胆汁，用酿酒冲匀，每天一剂，分四次服。

疗效：治疗4例肝昏迷均痊愈。

病例：马××，入院时烦躁，半昏迷，闻肝臭，全身皮肤发黄，有出血点，肝大肋下3厘米。用本方抢救，第二天神志清醒，三天后黄疸消退，能进食下床，经治21天，痊愈出院。

材料来源：广西百色专区那坡县。

第七方：治小儿急性传染性肝炎。

方药：1．肝炎一号：茵陈八钱，栀子三钱，熟军一钱，神曲、麦芽、山查各三钱，炒谷芽四钱，甘草二钱。

2．茵陈一号：茵陈八钱，栀子二钱，甘草三钱，大枣四枚。

用法：服肝炎一号或茵陈一号每天一剂。

疗效：共治疗2197例，其中病例完整者874例。在874例中，黄疸型849例，无黄疸型25例，肝功能多在30～40天内恢复正常，临床症状多在3～6天内消失。

材料来源：北京市朝阳医院。

第八方：治小儿急性传染性肝炎。

方药：胆郁通：茵陈五两，郁金二两半，甘草五钱。

制法：上药共研细末，炼蜜为丸，每丸重五分。

用法：一岁以内每天一丸；二岁二丸；三岁三丸；四至

129

1949

新 中 国
地 方 中 草 药
文 献 研 究
(1949—1979年)

1979

六岁四丸；六至九岁六丸；九至十二岁九丸，分二至三次服。

疗效： 共观察30例。一周内黄疸消失，症状消退，肝大平均于23日内恢复正常，30日内肝功恢复正常。

材料来源： 天津市儿童医院。

第九方： 治急性肝炎。

方药： 鲜下田菊三至四两（或干品一至二两）。

用法： 水煎服，每天一剂。黄疸已退，小便清利时加猪瘦肉一两。

禁忌： 酒、狗肉。

疗效： 治疗180例，疗效显著。

病例： 袁××，男，37岁。1969年11月中发热，巩膜及皮肤发黄，体检：肝大肋下三指，压痛。肝功能检查异常，诊断为肝炎。服药三天，黄疸消失，肝大回缩正常，半年未复发。

材料来源： 江西省。

注： 下田菊为菊科植物 Adenostemma lavenia(L.) O. Ktze。

第十方： 治急性传染性肝炎。

方药： 酢浆草、夏枯草、车前草各二两，茵陈五钱至一两（以上均鲜品一日量）。

用法： 1. 水煎服，每天一剂，二至三次煎服。

2. 将上药晒干后共研粉，制成茶块。每次二块，每天三次，冲服。

疗效： 治疗急性传染性肝炎120例，痊愈82例，进步38例。

一般黄疸型患者服药后 2～3 天，尿量增多。一周左右

130

黄疸明显消退，饮食增加，腹胀减轻。15～20天肝功能均明显进步。

病例：谭××，男，32岁。1969年4月患重症黄疸型肝炎。检查肝功能：黄疸指数110单位，麝浊12单位，锌浊20单位，脑絮（卅）。用抗菌素、葡萄糖、激素等治疗四天无效。继之出现腹水。改服中药一周，症状明显好转，服药58天症状基本消失，肝功能正常。住院70天痊愈。

材料来源：江西省。

注：酢浆草为酢浆草科植物 Oxalis corniculata L. 的全草。

第十一方：治急性黄疸型传染性肝炎。

方药：十大功劳三至五钱，黄花草五钱。

用法：每天一剂，三次煎服。

疗效：治疗100例。7～10天退黄，14～21天痊愈。

材料来源：广西百色专区田阳县防治院。

注：黄花草为锦葵科植物赛葵 Malvastrum coromandelianum (L.) Garcke

第十二方：治急性黄疸型传染性肝炎。

方药：岗稔根一两。

用法：水煎服，每天一剂。黄疸重者，加田基黄、茵陈、白花蛇舌草各五钱，鸡骨草一两；肝脾大者，加白花蛇舌草、田基黄、半边莲各五钱，白背叶根一两；肝区疼痛者，加白背叶根一两五钱，鹰不泊根、老鼠勒各一两。

疗效：治疗98例，治愈88例，明显好转8例。

病例：区××，女，32岁。1969年12月8日入院。体检：肝大肋下1厘米，谷丙转氨酶1000单位以上，锌浊17单

131

1949
新 中 国
地方中草药
文 献 研 究
（1949—1979年）
1979

位，脑絮（卅），黄疸指数15单位。用药6天，黄疸基本消退，20天肝功能正常，痊愈。

材料来源：广东省广州市第四人民医院。

注：1．岗稔为桃金娘科植物桃金娘 Rhodomyrtus tomentosa（Ait.）Hassk。岗稔根对治疗无黄疸型肝炎也有效。

2．田基黄为金丝桃科植物地耳草 Hypericum japonicum Thunb。

3．白花蛇舌草为茜草科植物二叶葎 Oldenlandia diffusa（Willd.）Roxb。

4．鸡骨草为豆科植物广州相思子藤 Abrus cantoniensis Hance

5．半边莲为桔梗科植物 Lobelia radicans Thunb。

6．白背叶为大戟科植物Mallotus apelta（Lour.）Muell.-Arg.

7．鹰不泊根为芸香科植物簕党 Zanthoxylum avicennae（Lam.）DC。

8．老鼠簕为爵床科植物 Acanthus ilicifolius L。

第十三方：治急性黄疸型传染性肝炎。

方药：野葡萄根。

用法：野葡萄根二两，黄酒一匙（约15毫升），瘦肉二两，水四两。煎服。每天一剂，上午煎一次喝汤，下午再煎一次汤肉并食。两周为一疗程。

疗效：治疗95例，治愈94例。其中服药1～2疗程治愈者93人。用3个疗程治愈者1人。

132

材料来源： 福建省福州市传染病院。

注： 野葡萄为葡萄科植物蘡薁 Vitis thunbergii S. et Z.

第十五方： 治急性黄疸型传染性肝炎。

方药： 1．黄花棉、三叉枪全草，干品各一两（或鲜品各二两）。

2．黄花草五钱，山栀子一钱，铁锈钉二枚。按病情可加三叉枪适量。

3．白背木根一两。

用法： 上述三方，用法相同，均加水800毫升，煎成300毫升。每天一剂，两次煎服。

疗效： 治疗71例，主要采用黄花棉或黄花草加三叉枪。另有13名患者（病情与中药治疗组基本相同），用西药治疗，主要采用葡萄糖、维生素丙静脉点滴10～15天，维生素 B_{12} 肌注一个月，内服肝泰乐。两组疗效如下：

1．自觉症状好转与消失：草药组71例均在一周内。西药组13例均在2～3周内。

2．黄疸消退：草药组71例，黄疸指数20～100单位，于三周内退黄者52例，西药组12例于三周内退黄者4例。

3．谷丙转氨酶三周内恢复正常：草药组64例中，由250单位以上恢复正常者22例。西药组8例中，仅占一例。

4．脑磷脂胆固醇絮状试验三周内恢复正常：草药组11例，由卄～卅恢复正常者7例，西药组10例中，占2例。

5．麝香草酚浊度试验三周内恢复正常：草药组14例中占5例，西药组11例中占1例。

根据用药经验，黄花草、黄花棉退黄效果好，三叉枪、

1949

新 中 国
地 方 中 草 药
文 献 研 究
(1949—1979年)

1979

白背木用于恢复肝功能。

病例：×××，男，22岁。因乏力，胃纳不佳，肝区痛，黄疸六天入院。体检：肝大肋下0.5厘米。化验：黄疸指数70单位，脑磷脂胆固醇絮状试验（卅），谷丙转氨酶1000单位。服方1。7天后食欲正常，肝大缩小，16天后黄疸消失，肝功能正常。

材料来源：广西医学院。

注：1．黄花棉为锦葵科植物赛葵 Malvastrum coromandelianum (L.) Garcke

2．三叉枪为菊科植物三叶鬼针草 Bidens PilosaL.

3．黄花草为菊科植物少毛豨莶 Siegesbeckia glabrescens Makino

4．白背木为大戟科植物白背叶 Mallotus apelta (Lour.) Muell.-Arg.

第十七方：治急性黄疸型传染性肝炎。

方药：虎杖一两，三叶人字草二两。

用法：每天一剂，两次煎服。连服2～15天。

疗效：治疗40例，平均12天治愈。

病例：仇××，成年，经××医院检查，诊断为黄疸型肝炎。服药8剂，症状消失，肝功能恢复正常。

材料来源：广西河池专区。

注：1．虎杖为蓼科植物 Polygonum cuspidatum S.et Z.

2．三叶人字草为豆科植物鸡眼草 Kummerowia striata (Thunb.) Schindl.

第十八方：治急性黄疸型传染性肝炎。

134

方药：茵陈十斤，金钱草（鲜）二十斤，板蓝根五斤，制成糖浆。

制法：将上药洗净加水5万毫升，熬2小时，过滤浓缩至1万毫升。另将糖七斤半溶于5千毫升水中，煮沸过滤制成单糖浆。然后，将药液与单糖浆混合煮沸，冷后加尼泊金3克即成。

用法：每次服20～30毫升，每天三次。

疗效：治疗30余例，疗效显著。

病例：徐××，女，35岁。1970年5月入院。右上腹疼痛，厌油，腹泻，乏力。肝大，黄疸指数12单位，尿胆元阳性，诊断为黄疸型肝炎。服上述糖浆10日，黄疸指数降至7单位，尿胆元阴性，症状基本消失。

材料来源：四川省大竹县人民卫生防治院。

注：金钱草为报春花科植物过路黄Lysimachia christinae Hance

第十九方：治肝炎。

方药：佛手参、黄精、粉苞苣各适量。

用法：将上药制成糖浆，每次服10～15毫升，每天三次。小儿酌减。

疗效：治疗20例，患者自觉症状明显好转，食欲增加，肝大缩小，肝功能好转。

病例：边×，男，4岁，藏族。入院时消瘦，腹胀，肝大肋下2厘米，质中等硬度，有触痛。6月7日检查肝功能：谷丙转氨酶550单位。6月16日开始服用本糖浆，每天三次，每次4毫升。服药后食欲、体重增加，无腹胀，肝大1.5厘米，质较柔软。7月12日检查肝功能正常。

135

1949

新 中 国
地 方 中 草 药
文 献 研 究
(1949—1979年)

1979

材料来源： 西藏拉萨市藏医院。

注： 粉苞苣为菊科野苦苣属（lxeris）植物。

第二十方： 治急性黄疸型传染性肝炎。

方药： 木贼草（干）一两。

用法： 上药加水500毫升，煎至200～300毫升。每天一剂，两次煎服。

疗效： 治疗20例，疗效显著。

病例： 唐××，男，22岁。因皮肤、巩膜黄染8天于1969年12月入院。起病时发烧、全身痛，曾按感冒治疗无效。食欲减退，腹胀，恶心，右上腹痛。体检：肝大3厘米。化验：黄疸指数100单位，脑絮（卅），麝絮（卅）。诊断：急性黄疸型传染性肝炎。用本方治疗10天，黄疸消失，精神食欲好转，肝大0.5厘米，肝功能正常，住院20天出院。

材料来源： 湖南省祁阳卫生服务站。

注： 木贼草为木贼科纤弱木贼 Equisetum debile Roxb。

第二十一方： 治急性黄疸型传染性肝炎。

方药： 威灵仙根（干）。

用法： 取上药烘干研成细粉，每次三钱与鸡蛋一个拌匀。用菜油或麻油煎后服用，每天三次，连服三天。

禁忌： 牛肉、猪肉及酸辣。

疗效： 治疗15例，治愈14例。

病例： 夏××，女，53岁。1967年9月全身发黄，食欲减退，腹胀。经××卫生院诊断为急性黄疸型肝炎。服用上药后，腹胀缓解，小便增多，食欲亦见增加，数天后黄疸逐

136

渐消失。

材料来源：湖北省英山县。

第二十二方：治急性黄疸型传染性肝炎。

方药：山栀子根、田基黄、土茵陈、积雪草各一两，大蓟三两，茅根二两，甘草二钱。

用法：每天一剂，两次煎服。

疗效：治疗12例，治愈10例。

材料来源：福建省福州市。

注：1.田基黄为金丝桃科植物地耳草 Hypericulnjaponicum Thunb.

2.积雪草为伞形科植物 Centella asiatica（L.）Urban.

第二十三方：治急、慢性肝炎。

方药：退骨王七钱，交剪王、鼻子王各五钱，大力王、鸡骨王各一两。

用法：水煎冲白糖服，每天一剂。急性期加马鞭草五钱，车前草、败酱草各七钱。慢性期加地桃花七钱，羌王三钱。同瘦肉煮服，可提高疗效。

疗效：用本方治急、慢性肝炎238例，痊愈189例，好转43例，疗效不显6例。

材料来源：广西陆川县卫生防治院。

注：1.大力王为蓼科植物虎杖 Polygonum cusPidatumS. et Z.

2.交剪王为鸢尾科植物射干Belamcanda chinensis（L.）DC.

3.鸡骨王为豆科植物毛相思子藤Abrus mollis Ha-

137

1949

新　中　国
地 方 中 草 药
文　献　研　究
(1949—1979年)

1979

nce

第二十四方：治急、慢性肝炎，肝硬化。

方药：柴胡七根散：青柴胡、梨萝根（长叶冻绿）、四月泡、栀子根、五月泡根、十月泡根（乌龙摆尾）、半枝莲、蛇泡根、九灵根（千里光）各一两，鹅婆根五钱，臭瓜葫芦根、五爪虎各八钱。

用法：每天一剂，两次煎服。

疗效：治疗200余例，其中肝硬化30例，有效率达90％。

病例：1．胡××，男，26岁。1967年7月因食欲不振，肝区痛，经湘潭某医院诊断为急性黄疸型肝炎。住院用西药效果不显著，服上方14剂，症状消失，肝功正常。

2．杨××，男，1967年3月经重庆某医院诊断为肝硬化。1968年9月出现腹水，病情恶化。1968年10月服上方七剂，腹水消失，坚持工作，未发。

材料来源：湖南湘潭地区革委会卫生组。

注：1．梨萝根为鼠李科植物长叶冻绿 Rhamnus Crenata S. et Z. 的根部。

2．四月泡为蔷薇科植物山莓 Rubus corchorifolius L. f.

3．五月泡为蔷薇科植物茅莓 Rubus parvifolius L.

4．蛇泡草为蔷薇科植物蛇莓 Duchesnea indica (Andr.) Focke

5．五爪虎为蔷薇科植物蛇含 Potentilla kleiniana Wight et Arn.

6．鹅婆根为马兜铃科植物绵毛马兜铃 Aristolochia

138

mollissima Hance 的根。

第二十五方：治急、慢性肝炎。

方药：青鱼胆三至五钱。

用法：每天一剂，三次煎服。

疗效：治疗75例。急性患者50例，治愈44例；慢性患者25例，治愈14例。大部患者在服药3～4天后小便次数增多，肝区疼痛减轻，食欲增加。一般服药10～15天后，黄疸全部消退。

病例：李××，男，31岁。1969年12月感右季肋疼痛，食欲差，腹胀，腹泻，皮肤巩膜发黄。肝大二横指，有叩击痛，诊断为急性黄疸型传染性肝炎。用青鱼胆四钱（日量），服药后第三天黄疸消退，半月后症状消失，一月后肝脏触及不到。

材料来源：云南省。

注：青鱼胆为龙胆科植物云南獐牙菜 Swertia yunnan-ensis Burk. 的全草。

第二十六方：治急性黄疸型、无黄疸型肝炎及慢性肝炎。

方药：黑矾20克，穿山甲10克。

制法：将穿山甲用粗砂加热，焙黄，研碎。取面粉100克，用水和好。将研碎的穿山甲与黑矾包裹做成饼状，于锅内烤熟。再将"面饼"用炭火烧至内外部成碳，冷却后研碎筛取细末，备用。也可装入胶囊使用。

用法：粉末可用红糖或蜂蜜，调拌内服。每次1克，每天2次。

禁忌：酒、辣椒、无鳞鱼、瓜类。

疗效：治疗90余例，疗效明显。尤对急性黄疸型肝炎疗

139

1949

新 中 国
地 方 中 草 药
文 献 研 究
(1949—1979年)

1979

效显著，一般用药一周，自觉症状好转。二周左右症状基本消失，20天肝功能恢复正常。

病例：万××，男，27岁。因右上腹痛，恶心呕吐，巩膜及皮肤黄染，尿黄一周入院。体检：肝区压痛明显，肝肋下2厘米，剑下3厘米。谷丙转氨酶400单位，诊断为急性黄疸型肝炎。服药后五天，食欲增加，体力恢复。十天后，肝区触痛消失，肝肋下未触及，剑下1厘米。第十五天，自觉症状全部消失。肝功能正常。

材料来源：四川省渡口市。

第二十七方：治迁延性肝炎。

方药：佛甲草一两，当归三钱，红枣十个。

用法：水煎服，每日一剂。

疗效：共治疗51例，其中45例有效。

材料来源：上海市传染病总院。

第二十八方：治慢性肝炎。

方药：茵陈一两，制川军（制大黄）三钱半，秦皮、土茯苓、蒲公英各五钱。

用法：水煎服，每天一剂。

疗效：治疗207例，有效率为66.18％。

材料来源：上海市龙华医院。

第二十九方：治肝炎转氨酶升高。

方药：健肝汤：柴胡二钱，白芍、瓜蒌、焦山查各四钱，甘草、山栀各一钱半，红花一钱。

用法：水煎服，每天一剂。也可配成丸剂服用。

疗效：共治疗肝炎转氨酶升高病人103例，除因合并其

140

他感染无效者外，使转氨酶恢复正常者达93％。服药剂数，最少5剂，最多40余剂，平均为25.5剂。

病例： 王××，男，18岁。患急性无黄疸型肝炎，转氨酶264单位，经服健肝汤38剂，转氨酶恢复正常。

材料来源： 山西省中医研究所。

第三十方： 治慢性肝炎、脂肪肝、中毒性肝损害和早期肝硬化。

方药： 当归、白芍、丹参、郁金、黄芪、黄精、党参、山药、生地、泽泻、秦艽、板蓝根、神曲、山楂、茵陈、甘草各适量。

用法： 水煎服，每天一剂。

病例： 张××，男，37岁。1967年1月，因全身无力、食欲不振、腹胀而就诊，诊断为急性无黄疸型肝炎。经治疗三年无效。1969年10月检查：肝在锁骨中线肋下1.5厘米，谷丙转氨酶180单位。连服上方30剂，肝功恢复正常，自觉症状明显好转。

材料来源： 山西省。

注： 上方经动物试验和病理检查，证明有明显的抗脂肪肝及保护肝细胞的作用。

（三）感冒、流行性感冒

第一方： 预防流行性感冒。

方药： 野菊花秧子一把，鱼腥草、银花藤各一两。

用法： 加水500毫升，煎至200毫升，日服3次，每次20～40毫升。

1949
新中国
地方中草药
文献研究
(1949—1979年)
1979

效果：在流行期使用本方，使发病率由86％降至2％，3天控制了流行。

材料来源：湖北省370医院，保康医院。

第二方：防治流行性感冒。

方药：阔叶十大功劳五钱，山泽兰、山葫芦各一两。（均干品）

用法：每天一剂，水煎三次分服，连服五剂；流行期间，可隔3～5天服一疗程。

效果：广西都安县用上方防治流感，及时控制了流行。其中观察某大队服药期间发病率下降79％。

材料来源：广西都安县防治院，广西壮族自治区防疫站。

第三方：防治流行性感冒。

方药：天将壳、紫苏梗（或茄子梗）、枇杷叶各一两，蒲公英、桑叶各五钱。

效果：上海市南汇县老港公社牛肚大队1970年1月流行性感冒流行，全大队有150人发高烧39°C以上，头痛、鼻塞、咳嗽。经用此方治疗1～2天后痊愈。此方并可作预防流感用。

材料来源：上海市。

注：天将壳，原单位未送检标本，据《上海常用中草药》第282页记载，天将壳为萝藦科植物萝藦 MetaPlexis jaPonica (Thunb.) Mak. 以果壳入药。

第四方：治感冒。

方药及制法：感冒茶：青蛇仔、五指柑叶、岗梅叶各四斤，崩大碗、香薷、青蒿、甘草各三斤。

142

将上药晒干碾碎，混合分装，每包六克。

用法：成人每天1～3包，小儿酌减，冲开水三次分服或顿服；预防可每包冲开水500毫升当茶饮。

疗效：治8万人次，其中统计100例，发热病人占98％服后退热快，出汗少，头痛减轻。

材料来源：广东省韶关市人民医院。

注：1．青蛇仔为爵床科植物狗肝菜 Dicliptera chinensis (VahI) Nees.以全草入药。

2．五指柑叶为马鞭草科植物牡荆 Vitex cannabifoliaSieb. et Zucc.的叶。

3．岗梅叶为冬青科植物梅叶冬青 llex asprella ChamP.的叶子。

4．崩大碗为伞形科植物积雪草 Centella asiatica (L.) Urban.以全草入药。

第五方：治感冒。

方药：岗梅、地胆头、山芝麻、救必应、山薄荷各一两五钱，金盏银盘五两，五指柑、夏枯草、狗肝菜、野菊花、甘草各一两。

用法：上药加水5000毫升，煎至1250毫升，成人每次15～30毫升，日服三次。小儿酌减。

疗效：从1969年11月至1970年5月的半年时间中，用上方共治疗普遍感冒及重感冒4210例，实际观察3894例，有效率达80.4％。

病例：丘××，男，34岁。患重感冒，体温40°C，服上方一天体温降至正常，头痛减轻，服药二天痊愈。

材料来源：广东省乐昌县人民医院。

143

1949

新 中 国
地 方 中 草 药
文 献 研 究
(1949—1979年)

1979

注：1．岗梅为冬青科植物梅叶冬青 llex asPrella ChamP．以根入药。

2．地胆头为菊科植物地胆草 ElePhantoPus scaber L．以全草入药。

3．山芝麻为梧桐科植物 Helicteres angustifolia L．以根入药。

4．救必应为冬青科植物铁冬青llex rotunda Thunb．以树皮入药。

5．山薄荷为马鞭草科植物蕕 CaryoPteris incana Miq．以全株入药。

6．金盏银盘为菊科植物鬼针草（三叶鬼针草）Bidens Pilosa L．以全草入药。

7．五指柑为马鞭草科植物牡荆 Vitex cannabifolia Sieb．et Zucc．以叶入药。

8．狗肝菜为爵床科植物 DicliPtera chinensis（Vahl）Nees 以全草入药。

第六方：治感冒。

方药：一枝黄花、白英各一两。

用法：水煎服。每天一剂。

疗效：治疗132人，疗效显著。

材料来源：浙江省兰溪县中草药推广小组。

注：白英为茄科植物 Solanum lyratum Thunb．

第七方：治感冒。

方药：藏木香（根），藏悬钩子（全株），苦参，红景天（根），水柏枝，翼首草，块根糖苏（根），高山龙胆（花）。

144

制法及用法：将草药熬膏后，制成丸剂，每丸四分重。成人每天三次，每次五丸，开水送服。小儿酌减。

材料来源：西藏拉萨市劳动人民医院。

注：1．藏木香为菊科植物土木香 lnula helenium L.

2．藏悬钩子为蔷薇科植物 Rubus aurantiacus Focke 以全株入药。

3．红景天为景天科植物 Sedum roSeum ScoP. 别名亚参。以根入药。

4．水柏枝为柽柳科植物藏水柏枝 Myricaria hedinii O.Sonbsen. 以枝叶入药。

5．翼首草为川续断科植物 PterocePhalus sP.

6．块根糙苏为唇形科植物 Phlomis tuberosa L. 以根入药。

7．高山龙胆为龙胆科植物 Gentiana sP。以花入药。

第八方：治感冒，咳嗽，支气管哮喘。

方药：净棉子仁五斤，麻黄一斤半，杏仁二斤。

用法：棉子炒熟去壳炒香，杏仁去皮炒熟，同麻黄共研细末，炼蜜为丸，每丸重二钱，每日三次，每次一丸。干咳无痰，心脏病性哮喘者禁用。

疗效：共治疗867例，感冒咳嗽742例均治愈。慢性支气管哮喘125例，53例痊愈，40例治愈后受凉复发，32例无效。

材料来源：湖北省光化县。

第九方：治小儿流感，感冒。

方药：感冒散：藿香、连翘、菊花、板蓝根、白薇、地骨皮各三钱，荆芥穗二钱，青黛一钱，生石膏、生地各四钱。

145

1949

新 中 国
地 方 中 草 药
文 献 研 究
(1949—1979年)

1979

制法：以上各药共重三两（合96克），经提炼制成"颗粒散"后重44克。每包内装8克，另加阿斯匹林0.3克。

用法：每日一包，用开水半杯一次冲化，搅匀分服。1～6月，分4～6次服；6⁺月～1岁分4次服；2～4岁分3次服；5～7岁每日一包半，分3次服；8～10岁，每日二包分3次服；10岁以上，每次一包，日服3次。

疗效：治疗300例（普通感冒148例，流感152例），其中病程在1～2天的88例，药后24小时内退烧占77％；病程在3～4天的110例，药后24小时内退烧占81％。每包仅6分钱，服用方便。

材料来源：北京市儿童医院。

第十方：治感冒，流行性感冒。

方药：生藤三钱，龙爪叶、白虎草各一钱。

用法：可单独使用生藤或配方使用。每天一剂，三次煎服。生藤在云南思茅专区已制成片剂，每片含生药0.3克，成人每次服四至六片，儿童酌减。

疗效：治疗100余例，疗效显著。

材料来源：云南省思茅专区防治院。

注：1．生藤为萝藦科植物须药藤 Stelmatocrypton khasianum (Kurz) H．Baill．

2．龙爪叶为五加科植物鹅掌柴 Schefflera octophyllaHarms

3．白虎草为芸香科松风草属植物石椒草 Boenninghausenia sessilicarPa Levl．

第十一方：治感冒，流感，上呼吸道感染。

方药：金银藤6克，野菊花3克，射干1克，阿斯匹林

146

0.3克,朴尔敏10毫克,维生素丙50毫克。（压片，以上为5片含量）

用法：每日服三次，每次4～5片。儿童酌减。

疗效：治疗流感、感冒共154例，有效率98.7%。

病例：洪××，男，25岁。发烧39℃，全身酸痛，头痛，咽痛,诊断为流感。发病第一天服上药后体温降至38℃，第二天退烧，全身症状消失而愈。

材料来源：北京制药厂。

第十二方：治流行性感冒。

方药：铁柴树根、时田菠根、臭桐根、金银花藤、紫苏叶各三至五钱，老姜三至五片。

用法：水煎服，每天一剂。

高烧者，加竹叶聂根；咳嗽甚者，加叶下白。

疗效：治疗180例，服上方1～2天后退热者占60%，一周内恢复健康与劳动力者占93.3%。

材料来源：福建省政和县。

注：1. 铁柴树根为金缕梅科植物檵木 LoroPetalum chinensis (R.Rr.) Oliv. 的根。

2. 时田菠根为蔷薇科植物茅莓 Rubus parvifolius L. 的根。

3. 臭桐根为马鞭草科植物大青 Clerodendron cyrtophyllum Turcz. 的根。

4. 竹叶聂根为禾本科植物淡竹叶 Lophatherum gracile Brongn. 的根。

5. 叶下白为菊科植物细叶鼠曲草 Gnaphalium jaPonicum Thunb.

147

1949

新 中 国
地 方 中 草 药
文 献 研 究
(1949—1979年)

1979

第十三方：治上呼吸道感染，流行性感冒，感冒等。

方药：上感片：桑叶、杏仁、牛蒡子、枳壳、玄参、黄芩各18.12斤，前胡、桔梗、薄荷、芥穗各12.8斤，连翘25斤，芦根、竹叶各31.4斤。制成片剂，每片重0.35克。

制法：1．原料加工、提取：

（1）芥穗、连翘、枳壳提取挥发油，提油器中余液和以下药材水煮液合并处理。

（2）芦根、竹叶、玄参用水煮法提取，水煮液减压浓缩呈稀膏状，用酒精转溶，静置沉淀，滤取滤液，减压浓缩成膏。

（3）桑叶、前胡、牛蒡子，用60%酒精，渗漉提取浸膏。

（4）黄芩用水煮两次，合并煮液，加盐酸调节至$_t$H 2～3，静置，滤取沉淀，用水洗至中性，备用。

（5）杏仁用85%以上酒精热回流提取浸膏，浸膏用95%酒精洗两次，滤取沉淀即得。

（6）薄荷按中药厂生产常规，每斤薄荷折2.5克薄荷冰加入。

（7）桔梗碎成细粉，作赋形剂。

2．制片：将醇浸膏、水煮膏、杏仁提取物加入桔梗细粉搅匀成团块状，置70°C左右的干燥箱中干燥成大颗粒。然后将大颗粒粉碎成小颗粒，过18目筛，加入挥发油和薄荷冰混匀，密闭放置4小时，加入0.5%量的硬脂酸镁，混匀，压凸面片，包糖衣即得。

用法：每天服二至三次，成人每次服四至六片，小儿酌减，温开水送服。

148

疗效：治疗感冒118例,服药 1 ～ 2 天,痊愈率达72.8％,无不良反应。（服药 3 天,疗效增至82.1％）

材料来源：天津医学院附属医院,天津市中药制药厂。

第十四方：治上呼吸道感染。

方药：杠板归、一枝黄花、大蓟、赤地利各一两,桔梗六钱。

用法：加水200毫升, 文火煎至100毫升。每次50毫升,早晚各服一次, 小儿酌减。

疗效：治疗57例, 2 天内治愈率为68％; 4 天内治愈率为93％。

材料来源：福建省福州铁路医院。

注： 1 . 杠板归为蓼科植物贯叶蓼 Polygonum Perifoliatum L. 以全草入药。

2 . 一枝黄花为菊科植物 Solidago virgo-aurea L.

3 . 赤地利为蓼科植物火炭母 Polygonum chinense L.

第十五方：治上呼吸道感染及慢性支气管炎。

方药：浙贝母花。

制法及用法：制成片剂。口服,每天三次,每次四片。

疗效：治疗上呼吸道感染184例, 痊愈45例,好转96例,无效43例, 有效率76.5％。慢性支气管炎53例, 痊愈 4 例,好转34例, 无效15例, 有效率68.2％。

材料来源：浙江省绍兴县中药厂,浙江省人民卫生实验院。

注：浙贝母栽培过程中, 必须摘花,以往用 花 作 猪 饲料。现在发现花可代替浙贝母镇咳。这对综合利用中草药资源, 有一定启发。

149

1949

新 中 国
地 方 中 草 药
文 献 研 究
(1949—1979年)

1979

第十六方：治病毒性上感，病毒性肺炎，流行性腮腺炎，带状疱疹，水痘。

方药：大青叶、板蓝根、紫草根、草河车各五钱，山豆根、百部、贯众、茵陈各三钱，桔梗、甘草各二钱。

用法：将上药加水500毫升，煎至160毫升（每毫升药液含复方生药二钱）。每4～6小时服一次，每次量：1岁以下10毫升，1～5岁15毫升，5～15岁20毫升，成年25毫升。

疗效：

病　　种	病 例 数	治愈例数	无效例效
病毒性上感	45	40	5
病毒性肺炎	10	9	1
流行性腮腺炎	42	40	2
带状疱疹	3	3	
水痘	3	3	
总　　计	103	95	8

材料来源：内蒙古包头市第一医院。

第十七方：治腺病毒所致的咽结合膜热。

方药：木贼草、夏枯草、决明草、生甘草各二钱。

用法：水煎服。

疗效：治疗26例皆在3天内体温下降。

病例：陈××，男，1岁9个月。发烧五天，体温39～40°C，流涕，微咳，打嚏，不思食。曾注射青霉素四天，服土霉素三天，体温不降。查体：结膜发红，咽极度充血，肺部少许罗音。白细胞5400，中性58%，淋巴42%。诊断为咽

150

结合膜热。停用抗菌素，单服上药，两剂后体温下降，食欲转佳，第三天完全恢复，后未复发。

材料来源： 四川省成都市第三人民医院。

（四） 白 喉

第一方： 防治白喉。

方药及用法： 一、预防：1．卤地菊鲜全草五钱至一两，水煎服，连服三天。 2．卤地菊鲜全草捣烂绞汁，加相当于药液四分之一量的醋。喷咽或嗽口，每天一到两次，连用三天。

二、治疗：卤地菊鲜全草二两，甘草二钱，通草五分。水浓煎服。每天一至四剂。另用卤地菊鲜全草捣烂绞汁，加相当于药量一半的醋，用棉签蘸药液涂抹伪膜，每天二至三次。

效果： 治疗443例，治愈439例，病死 4 例（0.9%），比历年来其他疗法的 8 ～25% 病死率大为降低。

材料来源： 福建省福州市传染病院。

注： 卤地菊为菊科植物蟛蜞菊 Wedelia chinensis (Osb.) Merr. 以全草入药。

第二方： 治白喉。

方药： 三皮风（三皮草、蛇泡草）。

制法： 上药鲜草用冷水洗净，捣碎成泥状。加 2 倍重量的冷开水浸泡 4 ～ 6 小时，过滤即成50%浸剂，可加入白糖调味。

151

1949
新 中 国
地 方 中 草 药
文 献 研 究
(1949—1979年)
1979

用法： 每天四次。服法如下：

剂量 ＼ 年龄	3岁以下	3～5岁	6～10岁	10岁以上
首 次 量	50毫升	80毫升	100毫升	150毫升
每 次 量	20～30毫升	40～50毫升	60毫升	100毫升

疗效： 治疗471例，治愈率85％。

材料来源： 四川省泸州医专。

注： 三皮风为蔷薇科植物蛇莓 Duchesnea indica (Andr.) Focke，以全草入药。

第三方： 治局限性咽白喉，轻度中毒型白喉，急性咽峡炎，急性扁桃腺炎。

方药： 鲜生地一两，黄芩、连翘各六钱，麦冬三钱，玄参五钱。（制成合剂与冲散）

制法及用法： 1．抗白喉合剂：根据生产量的大小，按处方配料，混合进行粉碎，然后用56％（$^V/_v$）的酒精(比重为0.92)按渗漉法进行渗漉，渗漉速度按每6斤药料每分钟渗出1毫升为度，渗漉液共收集投料量的5倍，混合进行减压浓缩至每剂相当于100毫升时，加水50％，煮沸30分钟，静置24～48小时，过滤，滤液减压浓缩至每剂相当于70毫升左右，再放置24～48小时，过滤，煮沸消毒20分钟，过滤，进行包装（每剂相当于65毫升）。

每天一剂，65毫升，分四次服。第一次20毫升，以后每次10～15毫升。小儿酌减，以温开水冲服，小儿可酌加糖。

2．抗白喉冲散：将抗白喉合剂用喷雾干燥法制成冲

152

164

散，塑料袋包装。每袋含抗白喉冲散 8 克，每次服一袋，每天服四次。用沸开水小半杯（约30毫升）冲化，搅匀，放温后服用，小儿酌减，可加糖矫味。

疗效： 248例咽白喉单用上方治疗，大多数病例在四天内退烧，伪膜消失，咽痛好转。抗白喉合剂与抗毒血清、抗菌素比较其优缺点如下：

	中 药	西 药
疗 效	良好	良好
用 法	口服、简便	注射、须医务人员使用
副 作 用	无	偶有血清反应过敏
价 格	便宜	为中药价格的2～4倍
贮存运输	方便、常温贮存 4 年疗效不变、适合农村及备战	血清必须冰箱保存
细菌转阴	4 天内63％	4 天内93％

对急性咽峡炎、急性扁桃腺炎 3 天内治愈率94.1％。

病例： 张××，男，7 岁。发病 7 日入院。诊断为咽白喉，服用抗白喉合剂 1 天退烧，5 天伪膜脱净，心电图始终正常。

材料来源： 天津市传染病院，武汉中联制药厂，卫生部中医研究院。

第四方： 治白喉。

方药： 土牛膝根三两，山大颜根二两，木患子根一两。

制法： 上药切片，加水2500毫升，煎至1000毫升，加糖适量。

153

1949

新 中 国
地 方 中 草 药
文 献 研 究
(1949—1979年)

1979

用法： 每天量： 1～2岁服200毫升， 3～6岁服250毫升， 7～12岁服400～600毫升。成年人服1000毫升。每天分4～5次服。重症患者可加倍药量服。

疗效： 治疗196例，全部治愈。退烧时间一般24小时，假膜多在12小时开始脱落， 3天内可全部剥离。扁桃体充血、颈淋巴结肿大和其他中毒症状逐渐消失，平均住院时间2～3天。治疗初期曾有88例配合青霉素，经实践证实，无合并症的单用上方治疗收到同样疗效。

病例： 谭××，女， 7岁。急诊入院，体温38.9°C，脉搏142次/分，口唇青紫，声音嘶哑，犬吠声咳嗽。两侧扁桃体充血，披灰白色厚膜，诊断为白喉。用上方150毫升，每六小时一次。第二天体温下降，假膜剥离三分之一，第三天体温正常，假膜全部剥离，各种症状消失，第四天痊愈出院。

材料来源： 广东省紫金县。

注： 1.土牛膝为菊科植物华泽兰Eupatorium chinensis L. 以根入药。

2.山大颜为茜草科植物九节Psychotria rubra（Lour.）Poir. 以根入药。

3. 木患子为无患子科植物无患子SaPindus mukorossi Gaertn. 以根入药。

第五方： 治白喉。

方药： 巴豆、朱砂各0.3克。

制法及用法： 将巴豆去壳，研成粉末。取巴豆粉和朱砂粉各0.3克置于膏药中心,然后贴于患者两眉之间，历时 8 小时即可除去。膏药去除后，局部皮肤即出现红紫色，伴有小

154

泡，越日而成大泡，将泡刺破放出泡中液体，涂以 1％龙胆紫，不日即干枯自愈。

疗效：治疗咽白喉223 例全部配合青霉素治愈率 98.2％（安徽）。144例痊愈（郑州）。90％的病例于用药24小时左右咽部假膜范围有不同程度的缩小，2～4 天伪膜消失。体温多在用药后24小时降为正常。症状迅速减轻。

材料来源：安徽省蚌埠市传染病院，河南省郑州传染病院。

第六方：治白喉。

方药：火炭母鲜叶五两，蜂蜜 5 毫升。

制法：取鲜叶捣烂，取汁30毫升，加蜂蜜兑服。

用法：每天分六次服。病重者少量多次灌服。

禁忌：煎炒，火毒。

疗效：治疗63例，全部治愈，疗程一般 2～4 天。

病例：胡××，男，10个月。因发热咳嗽 3 天，气憋 1 天入院。患儿初起畏寒发热，随即咳嗽声嘶，扁桃腺肿大，上有白色假膜。有三凹征。经服火炭母叶一剂后，体温正常，呼吸平稳，左侧扁桃腺假膜减少。连服三剂痊愈出院。

材料来源：江西省信丰县医院。

注：火炭母为蓼科植物Polygonum chinense L. 以全草入药。

第七方：治白喉。

方药：瘦风轮（九层塔、野薄荷、田螺菜、蒙锄草）。

制法：取鲜全草用冷开水洗净，捣烂纱布滤汁备用。鲜汁未加防腐剂，应贮放阴凉处，贮存期不超过两天，冬天可贮存四天，逾期药汁变质者禁用。

1949

新 中 国
地 方 中 草 药
文 献 研 究
(1949—1979年)

1979

用法：药量酌情而定，一次量5～30毫升。服药次数亦根据阻塞症状轻重，每隔1～4小时服一次，直至痊愈。用时应将药汁搅匀。注意避免药汁灌入气管，防止发生阻塞和窒息现象。

疗效：治疗34例，20例痊愈出院，10例病情好转，由于其他原因而提前出院。4例有严重气管阻塞而又拒绝气管切开者死亡。全部病例治疗后均在3～5天内细菌转阴性。服药3天后伪膜消失。

材料来源：福建省平潭县医院。

注：瘦风轮为唇形科植物Calamintha chinensis Benth.var.umbrosa (Benth.) Sun

第八方：治白喉。

方药：急性期处方：鲜生地一两，金银花、连翘、黄芩、山栀、元参、麦冬各五钱，丹皮、锦灯笼、射干各三钱。

如有牛颈症状，加用：夏枯草一两，板蓝根、山豆根各五钱。

中毒情况严重，加用：犀角粉（或广角粉）一至二分。

恢复期处方：鲜生地一两，麦冬、元参、鲜石斛、金银花、黄芩各五钱。

如有心肌炎，面色苍白，血压下降，脉搏细弱，心律紊乱时，用：人参二至三钱，菖蒲二钱，鲜生地一两，元参、麦冬各五钱，黑附子、五味子各一至二钱，杭萸肉三钱。

白喉散处方：Ⅰ号：牛黄二分，珍珠、梅片、琥珀、硇砂各三分，血竭、象皮、龙骨、儿茶、乳香、没药各一钱，五倍子一两。共为细末。

Ⅱ号：五倍子一两，梅片三钱。共为细末。

156

用法： 每天服汤药一剂，水煎服。在急性期加用白喉散喷喉。部分病例加用青霉素每天肌注40万～80万单位。

疗效： 125例全部治愈。并发心肌炎的 6 例。假膜在 3 天内消失者86例。在111例发烧病人中96例于用药后 3 天内体温恢复正常。在125例患者中用药后24小时内咽部培养转为阴性者共101例。

病例： 穆××，男，8 岁。因发烧，咽痛 3 天，咽部有白膜而入院。白喉杆菌培养阳性。体温38.7°C，血压 140/100 毫米汞柱，咽后壁及两侧扁桃体均有灰白色假膜，右侧Ⅰ度牛颈，诊断Ⅰ度中毒型咽白喉。服用中药及用Ⅱ号白喉散喷咽。用药后第三天恢复正常，假膜消失，牛颈症状 5 天消失，血压第二天为95/60毫米汞柱，精神食欲逐渐好转，细菌培养从第二天起连续 3 次阴性。住院14天出院。

材料来源： 天津市传染病院。

第九方： 治白喉。

方药及用法： 1．抗白喉散：黄连、樟脑各三分，铁脚威灵仙根、尖贝、牛膝、射干、山豆根各五分，白矾、胆矾、麝香各二分。共研细末，吹入喉中，每隔20分钟一次，严重者可15分钟吹一次。

2．内服中药方：土牛膝、银花、尖贝、山豆根、杏仁各一钱。水煎服，每日一剂。

疗效： 治疗62例，全部治愈。其中 3 天治愈33例，4 天治愈21例，5 天治愈 8 例，总疗程平均为3.5天。一般在 1 天内白膜脱落随涎沫吐出。

病例： 罗××，男，2 岁。入院前 3 天开始发热、咳嗽、气促，渐感吞咽困难，声音嘶哑，咳嗽呈犬吠声。体温

1949
新 中 国
地 方 中 草 药
文 献 研 究
(1949—1979年)
1979

39°C，发绀，两侧扁桃体及整个喉部布满白膜，刮之出血。两颌下淋巴结肿大，诊断为咽白喉。入院后用抗白喉散吹喉治疗，并内服中药。患儿于1天内白膜脱落，呼吸困难解除，咳嗽减轻。次日体温降至正常，继续服药2天后痊愈。

材料来源： 湖南省宜章县城南公社医院。

注： 1.山豆根为紫金牛科植物朱砂根 Ardisia crenata Sims以根入药。

2．土牛膝为苋科植物 Achyranthes aspera L。

第十方： 治白喉。

方药： 万年青鲜根茎40克。

制法： 将上药洗净切细，加醋100毫升，浸2天后去渣过滤，再加冷开水100毫升，使每毫升浸液含原生药200毫克。

用法： 1岁以下1毫升，1～2岁2毫升，3～4岁3毫升，5～6岁4毫升，7～9岁5毫升，10～12岁6毫升，13～15岁7.5毫升，16岁以上10～15毫升。以上全日量分6次口服，每4小时一次，首次倍量，调糖浆少许送服。

疗效： 治疗40例，临床治愈36例，死亡4例。服药后体温平均3天恢复正常，咽痛4天内消失。细菌培养5天转阴性。

材料来源： 福建省中医研究所，福清县医院。

注： 1．江西省景德镇市人民卫生院亦有类似用法。并取万年青根茎三钱，捣烂取汁内服。

2．万年青为百合科植物 Rohdea japonica Roth.et Kunth.以根茎入药。

第十一方： 治白喉。

158

方药：地虱婆6个，三两金、人指甲各一钱，开喉箭三钱，冰片五分。

制法：将前四味药焙干，加入冰片，共研细末。

用法：将药末吹喉。每天四至六次。

疗效：治疗19例全部治愈。

病例：周××，男，6岁。突发高热，咳嗽，声嘶，呼吸困难，发绀。喉部有不易脱落之白膜，擦之出血。诊断为白喉。用药5次后，呼吸改善，病情好转，继续治疗3日痊愈。

材料来源：湖南省邵阳地区隆回县小山江青山公社卫生院。

注：1. 地虱婆为鼠妇科动物鼠妇虫(平甲虫) Armadillidium Vulgare (Latreille)，以全虫入药。

2. 三两金为紫金牛科植物朱砂根 Ardisia crenata Sims 以根入药。

3. 开喉箭为百合科植物万年青 Rohdea jaPonica Roth.et Kunth. 以根茎入药。

第十二方：治白喉，急性喉炎，咽炎，扁桃体炎等。

方药：九龙胆，山苦瓜，七叶一枝花。

制法：取上药的根洗净，切片，晒干或烘干。共研细末，按九龙胆一份，山苦瓜一份和七叶一枝花根茎三份的比例混匀，加适量冰片及青黛粉即成。

用法：喷喉，每天三至六次。

疗效：共治白喉4例，咽喉炎3例，扁桃体炎3例。全部治愈。

病例：杨××，男，2岁。因咳嗽，呼吸困难入院。患

1949

新　中　国
地 方 中 草 药
文　献　研　究
(1949—1979年)

1979

儿于 4 天前发热，咳嗽，并逐渐出现声嘶，呼吸困难，咳嗽声似犬吠，呼吸时喉头有蝉鸣音。体温38°C，有明显三凹征，扁桃腺稍大，上有伪膜，用咽拭子未能擦去。诊断为咽白喉。用上药喷喉每天四次，用药两天伪膜消失，症状明显改善，住院 3 天痊愈出院。

材料来源： 湖南省常德专区人民医院。

注： 1．九龙胆为防巳科植物青牛胆 TinosPora sagittata (ÓliV.) GagneP.以块根入药。

2．山苦瓜为葫芦科植物王瓜 Trichosanthes cucumeroides (Ser.) Maxim.以根入药。

3．七叶一枝花为百合科植物 Paris PolyPhylla Sm.以根茎入药。

（五）　百　日　咳

第一方： 防治百日咳。

方药及用法： 1．预防：银花藤、黄花冬菊各三斤，钩藤一斤半，鱼腥草根半斤，鸡凉茶一斤。加水50斤，煎至30斤，为150人一次量。每日一次，五日为一疗程，隔一天服第二疗程。

2．治疗：黄花冬菊六钱，钩藤、鱼腥草根、鸡凉茶各二钱，银花藤三钱（浮肿加茯苓皮二钱，发热加一枝黄花三钱，呕吐加竹茹一钱、气喘加葶苈一钱半，鼻衄加山栀炭一钱、茅根二钱），水煎服，连服 3～5 天。

疗效： 百日咳流行季节，某生产队136名儿童，有95名发病，服治疗方后全部治愈，41名未发病儿童服预防方后未

160

发病。

材料来源：广西容县卫生防治院。

注：1．黄花冬菊为菊科植物卤地菊(蟛蜞菊) Wedel-iachinensis （Osb.）Merr.以全草入药。

2．鸡凉茶为茜草科植物玉叶金花 Mussaenda Pu-bescensAit.f.以全株入药。

第二方：治百日咳。

方药：灯台树一钱半至三钱。

用法：每日一剂，水煎分三次服。干糖浆，日服三次，每次 2～4 克。

疗效：治疗4000余例，一般 3～6 天即能控制症状，疗效良好。

病例：肖××，女，七岁半。咳嗽１９天逐渐加剧，阵发性，连声咳如鸡啼声。诊断为百日咳。经服上药，每日三钱，4天后症状明显控制，一周后治愈。

材料来源：云南省思茅专区孟连县文卫组。

注：1．灯台树为夹竹桃科植物鸭脚树 Alstonia schol-aria （L.）R.Br.

2．上方也可制成干糖浆，制法：取灯台树叶及嫩枝切碎，加水（相当于生药重量的 5～7 倍），煎煮至药液颜色变淡时，过滤去渣，将滤液浓缩至半糊状，然后以 1：4 量与糖粉混合均匀，制成颗粒，在60°C下干燥即可。1克干糖浆相当于生药0.25克。

第三方：治百日咳。

方药：土牛膝、鹅不食草、泥鳅草根各一把，用米酒汁（酒酿）共煮。

161

1949

新　中　国
地　方　中　草　药
文　献　研　究
(1949—1979年)

1979

用法： 每日服三次。服时可加糖。

疗效： 治疗48例，其中44例均在痉咳期服药1～2天症状减轻，3～7天痊愈。其余4例疗效不明。服药后均无任何副作用。

材料来源： 湖南省黔阳县安江工农兵卫生站。

注： 泥鳅草为菊科植物马兰 Aster trinevius Roxb.

第四方： 治百日咳。

方药： 兰香草。

用法： 1～3岁，一两；3～5岁，一两半；5岁以上递增。水煎服，每天一剂。

疗效： 用上药治330例，均愈。

病例： 刘××，男，5岁。因阵发性剧烈咳嗽一月余而入院。体温38°C，两肺闻及干性罗音，经他法治疗无效，改服上药。服一剂后，咳嗽减轻，服三剂后，临床症状消失，肺部听诊无异常。

材料来源： 江西省井冈山莲花地区，0484部队医院。

注： 兰香草为马鞭草科植物蕕 Caryopteris incana (Thunb.) Miq.

第五方： 治百日咳。

方药： 鲜鱼腥草、鲜鹅不食草各三斤，鲜一匹绸二斤半，百部一斤半。

制法： 上药加水15斤，煮两次，浓缩成10斤，加糖5斤，加0.3%苯甲酸钠适量防腐。

用法： 每日服三次，1～2岁每次5毫升，2岁以上，每次10毫升。

疗效： 治疗180例，158例于10～20天治愈，14例好转，

162

8例无效。

　　材料来源：广西博白县卫生组。

　　注：1．鱼腥草为三白草科植物蕺菜 Houttuynia cordata Thunb．

　　2．一匹绸为旋花科植物白鹤藤 Argyreia acuta Lour．

　　第六方：治百日咳。

　　方药：一箭球（鲜）二两。

　　用法：上药加水二碗煎至半碗。每日一剂，分两次用白糖或黄糖冲服。

　　疗效：治疗150例，均7～10天痊愈。

　　病例：陆××，男，5岁。连声咳嗽，食欲减退，眼皮稍肿。服上药6天症状消失，痊愈。

　　材料来源：广西来宾县石陵公社三山大队合作医疗站。

　　注：一箭球为莎草科植物 Kyllinga monocephala Rottb．以全草入药。

　　第七方：治百日咳。

　　方药：菜子七根五钱至一两。

　　用法：用鲜（或干）菜子七根，水煎，每日一剂，分三次服。或晒干研粉用蜂蜜拌服。成人每日五钱至一两，小儿减半，分三次服。

　　疗效：治疗100余例，一般三天均能治愈（服药后略有食欲下降）。

　　材料来源：湖北省长阳县。

　　注：菜子七为十字花科植物 Cardamine leucantha (Tausch．) O．E．Schulz．

1949

新 中 国
地 方 中 草 药
文 献 研 究
(1949—1979年)

1979

（六）流行性腮腺炎

第一方：防治流行性腮腺炎。

方药：板蓝根二至四两（小儿一至二两）。

用法：每日一剂，水煎服。又可将板蓝根配成30％溶液，外擦患处。

效果：用于预防11295人次，有效控制了本病的流行。并治疗本病387例，治愈377例，好转、无效各5例。

病例：白××，男，40岁。因发烧、腮腺肿大、两侧睾丸肿大2天入院。诊断：腮腺炎合并副睾炎。即用板蓝根二两，每日一剂，连服4天，症状、体征消失。

材料来源：广西壮族自治区人民医院。

注：1．板蓝根为爵床科植物马蓝 Baphicacanthes cusia Bremek．的根与根茎。

2．江苏省江阴县长泾公社用鲜马蓝根三两（或干品二两），每日一剂，浓煎三次分服（或制成冲剂口服），治疗流行性腮腺炎、流感共2000余例，效果良好，伴有并发症者效果不明显。

第二方：治流行性腮腺炎。

方药：千粒老鼠屎（肺经草）。

用法：取鲜根五钱至一两，水煎分二次服。小儿用根煮鸡蛋，只吃鸡蛋即可。

疗效：治疗500余例，均2～3天痊愈。

材料来源：湖北省广济县余川区荆竹公社。

注：千粒老鼠屎为百合科植物肺经草（粉条儿菜）

164

Aletris spicata Franch。以全草人药。

第三方：治流行性腮腺炎。

方药：青木香根，青山虎根（去粗皮）各适量。

用法：上药加白酒六钱磨成浆状。先内服一次，每日服二钱。后外涂患处，干后再涂，连续涂一小时。

疗效：治疗320例，均在1～3天内痊愈。

材料来源：湖南省郴县郴州镇人民卫生防治站。

第四方：治流行性腮腺炎。

方药：标杆花（又名唐菖蒲、黄地瓜、红射干）球茎。

用法：取标杆花球茎在瓦上加水磨擦，以药液外擦患处。

疗效：治疗250例，效果满意。

材料来源：云南省曲靖专区会泽县金钟公社东关大队合作医疗站。

注：标杆花为鸢尾科植物唐菖蒲Gladiolus gandavensisVan.Houtte，以球茎人药。

第五方：治流行性腮腺炎。

方药：黄蜀葵一支（手指粗一寸长），藤黄一钱半。

用法：将上两味均研成糊状，投入95％酒精500毫升内备用。外涂敷患处，每日二次（有毒，禁内服）。

疗效：治疗137例，全部治愈。其中涂敷二次痊愈的70％，4～7天痊愈的30％。

材料来源：江西省景德镇西湖卫生所。

注：黄蜀葵为锦葵科植物Abelmoschus manihot L.以根人药。

第六方：治流行性腮腺炎。

165

1949

新 中 国
地 方 中 草 药
文 献 研 究
(1949—1979年)

1979

方药及用法：1．内服方：大青叶五钱，元参、柳叶白前（水杨柳）各三钱，薄荷、生甘草各一钱。每日一剂，水煎服。2．外敷方：羊蹄一两，大青树根或叶五钱，薄荷叶末二钱。共研末，凡士林调匀敷患处，日换一次。

疗效：治疗116例，全部治愈。其中二天痊愈的75例，三天痊愈的32例。

材料来源：江西省都昌县。

注：大青树为马鞭草科植物大青 Clerodendron cyrtophyllum Turcz.

第七方：治流行性腮腺炎。

方药及用法：海金沙草一两，水煎服，每日一次。另用木鳖子碾粉，浓茶汁调成糊涂患处，保持湿润。

疗效：治疗20例，均在2～3天痊愈。

材料来源：上海第一医学院儿科医院。

注：海金沙草为海金沙科植物海金沙 Lygodium japonicum (Thunb.) SW.的全草。

（七）流行性脑脊髓膜炎

第一方：预防流行性脑脊髓膜炎。

方药：黄藤（藤黄连）一斤。

用法：加水五斤，煮沸半小时即可。每次服一至三匙，日服二次。也可滴鼻喷喉。

效果：流行期间观察761人，经服本药后发病率下降97％，带菌者阴转率下降95％。1/640抑菌效果良好。

材料来源：广西壮族自治区卫生防疫站。

166

注：黄藤为防己科植物藤黄连Fibraurea tinctoria Lour.以根与茎入药。

第二方：治流行性脑脊髓膜炎。

方药：流脑静脉注射液：银花一两五钱，连翘、生石膏、贯众、板蓝根各一两，知母、黄连、钩藤、龙胆草各五钱，甘草三钱。

制法：1．水煎：上药分别加水8、5、3倍，煎煮3次，每次煮沸30分钟，合并3次煎液，冷后用布过滤，在水浴上浓缩至1：1浓度（即每毫升药液含生药总量为1克）。

2．酒精沉淀：

①第一次酒精沉淀：以上浓缩液加95%酒精使成含85%的酒精药液，充分搅拌，放置4小时以上。过滤，滤液常压回收酒精，并赶尽酒精至无酒味，加水溶解做成1：5浓度。

②第二次酒精沉淀：以上1：5浓度药液再加95%酒精使成87%的酒精药液，过滤，滤液常压回收酒精并最后赶至无酒味。

3．药用炭处理：以上药物加蒸溜水至1：1浓度，加0.5%药用炭（每100毫升药液加药用炭0.5克），于70～80°C加热搅拌30分钟，冷却后用滤纸过滤。

4．调pH：于上液中加10%氢氧化钠调至pH6.8～7.8。

5．将上液加于10%葡萄糖溶液中，使葡萄糖溶液含原生药20%，先用滤纸过滤2次，再用4号垂熔玻璃漏斗过滤1次，灌封500毫升盐水瓶中，高压蒸气（105°C）灭菌1小时。

6．作澄明度检查与热源试验，合格后即可供临床应用。

167

1949

新　中　国
地 方 中 草 药
文　献　研　究
(1949—1979年)

1979

使用范围：

轻型、普通型（按武汉地区流脑分型）：可单用流脑注射液治疗。

重型、败血症型：单用流脑注射液治疗。

脑膜炎型：适当选用一种抗菌素联合治疗。

暴发型：中西医结合抢救治疗。

重型年龄小于2岁及成年患者适当加抗菌素。

用量： 第一个24小时：9～24克/公斤体重。

第二个24小时：6～12克/公斤体重。

第三个24小时：3～6克/公斤体重。

第四至第五个24小时：同上。

用法： 1．首次量按1.5～3克/公斤肌肉注射。

2．第一个24小时内以静脉给药为主，全日量中的3～6克/公斤体重由肌肉注射给药，余量由静脉同时给药，全日量的2/3应在第一个12小时内用完。早期足量药物注入达到体内最大有效浓度是治疗成功的关键。

3．病情稳定后，以肌肉注射给药为主，每日总量分4次，每6小时给药一次。总疗程3～5天，后2天可分两次肌肉给药。

4．本药剂量范围较大，病情重者剂量大，脑膜炎型应大于败血症型，疗程亦应稍长。每日药量递减应比败血症型为小。

初步意见：全疗程中最大量每日不超过30克/公斤体重，最小量每日不小于3克/公斤体重。根据病型病情灵活掌握。治疗中遇有酸中毒、颅内高压、心衰、失水、血容量不足、休克、电解质紊乱、高烧、严重中毒症状……等按西医常规

168

即时处理。

流脑注射液与青霉素、氢化可的松、正肾上腺素、氯化钾、氯化钠、西地兰、洛贝林配伍静脉滴注，与其他药物能否配伍，尚有待观察。

副作用：少数病人出现斑疹、药物热、关节疼痛、肢端水肿等，均可不作处理，停药后自行消失。

疗效：治疗流脑共68例，其中普通型43例，重型18例，轻型4例，暴发型3例，除暴发型3例加用西药治疗外，其余均用流脑注射液治疗，有效率达95.5%。

材料来源：湖北中医学院附属医院，湖北省中医研究所。

第三方：治流行性脑脊髓膜炎。

方药：生石膏二两，银花、连翘、黄芩、栀子、龙胆草、板蓝根、地丁各五钱，元参八钱，生地六钱，知母、麦冬各四钱。提取制成"清热解毒注射液"及片剂。注射液每支2毫升相当于3克原生药，作肌注用。

用法：每次肌注量：1～6岁2～4毫升，7～12岁4～6毫升，12岁以上4～8毫升。每6小时1次，首次量加倍。1～3天后改为片剂口服：每次7岁以下2～4片，8岁以上4～8片，每6小时1次，一般疗程3～4天。

同时加强西医支持疗法，病重者给输液，高热39.5°C以上者加用50%安乃近灌鼻降温，一般不并用抗菌药物。

疗效：治疗36例，平均2.2天体温正常、1.6天症状消失、3.6天治愈。比用抗菌药物治疗组疗程缩短一半左右。

材料来源：河南中医学院，河南医学院，郑州市制药厂。

169

1949

新 中 国
地 方 中 草 药
文 献 研 究
(1949—1979年)

1979

（八） 流行性乙型脑炎

第一方：预防流行性乙型脑炎。

方药：牛筋草（蟋蟀草、鼠尾粟）一两。

用法：水煎当茶饮，连服3天，隔10天再连服3天。

效果：流行期间可控制继续发病。预先服用可明显降低发病率。厦门市43万人次服用此药预防，仅5人发病。少数人服后可有轻微腹痛。

材料来源：福建省厦门市防疫站。

注：牛筋草为禾本科植物蟋蟀草 Eleusine indi-ca (L.) Gaertn.

第二方：治流行性乙型脑炎。

方药：脑Ⅰ：银花、连翘、菊花、荷叶各三钱，石膏八钱，薄荷、竹叶各二钱，六一散四钱。

脑Ⅱ：脑Ⅰ去菊花、薄荷，加知母、佩兰各三钱，芦根一两。

脑Ⅲ：脑Ⅱ去六一散，改益元散四钱，加菖蒲、郁金、栀子各三钱，茅根一两。

常加药：大青叶、板蓝根、钩藤、僵蚕、生地、元参各三钱。

恢复期：Ⅰ号：忍冬藤、扁豆衣、丝瓜络、荷叶各三钱，竹叶二钱，西瓜翠衣一两。

Ⅱ号：脑Ⅲ加元参、生地各三钱。

用法：根据病情轻重不同用药，均水煎服。

轻中型：用脑Ⅰ或脑Ⅱ，3～7天，7岁以内，每剂一

170

天四次，每次50毫升左右。7岁以上，每剂煎200毫升，分三至四次服。以后可予以恢复期Ⅰ号。

重型：用脑Ⅱ或脑Ⅲ，疗程为7～10天，用量及服法同上。

（分型标准：1．重型：有昏迷者，多有高热稽留，频抽，呼吸衰竭等，可留后遗症；2．中型：高热持续5天以上者，可有短暂的昏迷、抽风；3．轻型：神志清或嗜睡，高热不超过5天，可有一、二次抽风，不影响神志者。）

疗效：十年来用上方治疗乙型脑炎患者911例，其中轻中型651例，重型260例，1965年以来，总治愈率为95.3%，重型病人治愈率为88.5%。

材料来源：北京市儿童医院。

第三方：治流行性乙型脑炎。

方药：大青叶一两，生石膏四两，元明粉二钱（冲），黄芩四钱，黑山栀、丹皮、紫草各三钱，鲜生地二两，黄连一钱。

用法：上药浓煎60～100毫升为一剂，小儿每日服一至二剂，成人每日服一至三剂（口服或鼻饲）。

疗效：治155例，死亡15例，留后遗症6列。

材料来源：上海市传染病总院。

第四方：治流行性乙型脑炎。

方药：方一：生石膏、板蓝根各四两，大青叶二两，生地、连翘、紫草根各一两，黄芩六钱。方二：板蓝根一两，南沙参、天花粉、莱菔子、川郁金各三钱，建曲二钱，谷芽、麦芽各五钱。

用法：水煎服。成人每天一剂，小儿酌减。昏迷患者可

171

1949
新　中　国
地方中草药
文　献　研　究
(1949—1979年)
1979

鼻饲。急性期用方一，恢复期用方二。

疗效：治疗118例轻、中、重和极重型病人，痊愈106例，死亡12例。

材料来源：安徽省人民医院。

第五方：治流行性乙型脑炎。

方药：鲜九里香叶三至五钱，鲜金盏银盘全草适量。

用法：上药加水浸没药面，煎至半杯，鼻饲，每天给药1～2次至体温恢复正常。一般症状好转即停服。

疗效：用上药结合西药治疗75例，对高热、抽搐、呼吸衰竭改善都能收到明显效果。

病例：曾××，女，3岁。经诊断为乙型脑炎。入院后给予激素、高渗葡萄糖，静脉点滴，脱水剂静注，同时对症治疗，三天，仍高烧，深度昏迷。呼吸衰竭且合并肺炎。当即用九里香煎剂行胃管灌服，服药后1～2小时抽搐停止。以后稍加大九里香剂量，体温迅速控制在39°C以下，痰鸣音渐消失，呼吸明显改善，经七天九里香配合治疗，患儿转危为安。住院14天痊愈出院，出院时四肢活动不灵，经半年新针治疗，完全恢复健康。

材料来源：广东省宝安县。

注：1．九里香为芸香料植物 Murraya paniculata (L.) Jack或其变种小叶九里香var.exotica Huang

2．金盏银盘为菊科植物鬼针草（三叶鬼针草）Biden spiIosaL.

第六方：治流行性乙型脑炎。

方药：板蓝根。

用法：每天量：12岁以下二两，13岁以上二至四两。加

172

水500毫升煎至100毫升，一次服或两次分服，连服2～3周。昏迷期鼻饲。

高热抽搐者行快速针刺,可暂时止痉及降温(0.5～1°C)，西药常规治疗，如脱水剂、抗菌素、及支持疗法。后遗症治疗以新针为主。每天1～2次,连续数天可间歇二天再治疗,直至痊愈。重症病人采用群针法（即数人同时针数个穴位）。取穴：选用哑门、耳门、大椎、肩三针、肾俞、肾脊、曲池、内关、合谷、鱼际、环跳、承扶、三阴交、阿是等穴。

疗效：治疗61例，45例痊愈无后遗症，14例因入院较晚有后遗症，经新针治疗后亦痊愈出院，死亡2例。

病例：吴××，8岁。入院前38天发病，诊断为乙脑，曾转诊三个医院，入院时已垂危，经抢救体温始终不降，神志不清，两眼斜视,稍有刺激即角弓反张,四肢阵发性痉挛。经上述方案治疗，56天痊愈。

材料来源：广西壮族自治区人民医院。

注：板蓝根为爵床科植物马蓝 Baphicacanthes cusia Bremek.的根与根茎。

第七方：治流行性乙型脑炎。

方药及用法：1．七叶一枝花（干根茎）15克，用冷开水磨汁每天服3～4次，三日为一疗程。

2．七叶一枝花（干根茎）15克，干路边荆75克，鲜竹叶兰400克，加水2000毫升，煎至1000毫升。每隔3小时给药，每次服125毫升，3～4天为一疗程。

3．外用药：莶草（鲜）200～400克，水煎沸，放温擦洗患儿，可煎洗数次直至热退。

疗效：用方1、2内服,方3外用治疗77例，痊愈72例。

1949

新 中 国
地 方 中 草 药
文 献 研 究
(1949—1979年)

1979

材料来源： 湖南省澧县人民卫生防治站。

注： 1．七叶一枝花为百合科植物 Paris Polypnylla Sm．以根茎入药。

2．路边荆为茜草科植物白马骨 Serissa foetida Comm．或其同属植物六月雪 Serissa serissoides (DC．) Druce 以全株入药。

3．荭草为蓼科植物 Polygonum orientale L．以全草入药。

4．竹叶兰为鸭跖草科植物鸭跖草 Commelina communis L．以全草入药。

第八方： 治流行性乙型脑炎。

方药： 穿心莲，狗肝菜。

用法： 2～4岁，穿心莲、狗肝菜各 二 钱。5～10岁，穿心莲四钱，狗肝菜五钱。水煎加白糖服，每天一剂，服至退热和诸症好转，一般为五天。个别病例酌情用止痉药、维生素等西药对症治疗。

疗效： 治疗普通型及轻型16例，均治愈，无后遗症。平均住院5.5天。

材料来源： 广东省罗定县人民医院。

注： 1．穿心莲为爵床科植物 Andrographis Paniculata Nees，以全草入药。

2．狗肝菜为爵床科 植 物 Dicliptera chinensis (Vahl) Nees 以全草入药。

第九方： 治流行性乙型脑炎。

方药： 地胆头、雷公根、三桠苦各一斤, 狗肝菜、钩藤、车前子各五两，地龙三两。

174

制法：加水浸没药面，煎1～1.5小时，过滤，浓缩至3000毫升，加防腐剂。

用法：每次服30毫升，每天三次，小儿减半。

疗效：治疗14例，均痊愈出院。

材料来源：广东省海南自治州医院。

注：1.地胆头为菊科植物地胆草Elephantopus scaber L.

2.雷公根为伞形科植物积雪草Centella asiatica(L.) Urban.

3.狗肝菜为爵床科植物Dicliptera chinensis (Vahl) Nees.

4.三桠苦为芸香科植物Evodia lepta(Spreng) Merr.

第十方：治流行性乙型脑炎。

方药：大青叶，或与等量石膏同用。

用法：大青叶剂量，2岁以下一至二钱，2～6岁二至五钱，7～14岁五至十钱，15岁以上一至二两。水煎服，如与石膏同用，宜先煎生石膏，后煎大青叶。一般患者均4～6小时一次，危重病例可3小时一次。并配合冬眠疗法、激素、输液，用抗菌素预防感染。

疗效：共治疗21例，均治愈。

材料来源：河北省南宫县垂阳医院。

（九）小儿麻痹症

第一方：治小儿麻痹症。

方药及用法：1．膏药：将当归、生地各一两，白芷五

1949

新　中　国
地 方 中 草 药
文　献　研　究

(1949—1979年)

1979

钱，乌头三钱，以桐油一斤，煎至滴水成珠时，去渣，加入广丹三两，熬成黑膏药，离火至无烟时，放冷，加鹅不食草干粉一两，肉桂、血竭各五钱，田七三钱，摊成膏药贴穴位（上肢贴肩髃，天宗。下肢贴环跳），每贴用半月。

2．药酒：鹅不食草二两，用白酒一斤密封浸泡两小时即可用，用时以药酒揉擦患部15～30分钟，每日3～5次。

疗效：治疗患儿321例，治愈185例，好转122例，有效率96%。

病例：资××，女，1岁。高烧后瘫痪，肌肉萎缩，4月11日就诊，给以膏药六张，药酒适量。4月25日第二次就诊，能站立和步行，继用上方，5月14日第三次就诊，食欲正常，走跑自如。

材料来源：湖南省澧县涔南公社卫生院。

第二方：治小儿麻痹症。

方药：凤尾草、臭菖蒲、稀莶草、爬山虎、苍耳草、艾叶、苏叶、醒头草、金银花、马鞭草、绒麻草、辣蓼草、野菊花、臭母猪梢各适量（计约鲜草一斤，干草半斤）。

用法：取上药加水煎沸几分钟，过滤，滤液倾于盆内加醋一两，将患儿衣服脱光，安坐或卧于盆上，以棉物覆盖熏蒸，待药水至温热时，即为患儿洗澡，浴后静卧休息。

根据病情：如午后起病者，则重用陈墙灰，陈墙锈（墙上青苔）；如高烧者，则重用常年青、冬桑叶、金银花、菊花；如患肢酸胀麻木者，则重用绒麻根和醋；如抽筋或足内外翻者，则重用钩藤、无根草。病情严重者，配合内服药；如烦渴者，则用车前草、过江草煎服；如抽筋不止者，则用桑枝、钩藤、蒲公英、金银花、菊花煎服；如腹胀者，则用

176

陈皮、麦芽煎服。药量酌情用三至五钱。

病初起或病轻者，一天只需一次，一般 1～7 次即愈。如病程较长或病情重者，则需一天 2～3 次，20天以上方可奏效。治疗时须护理患儿，以防跌伤、烫伤或受凉。熏洗后，应喝盐开水，防止出汗过多引起虚脱。

疗效： 治疗100余例，效果良好。经调查11例，其中9例痊愈，并无后遗症，2例明显好转。

病例： 黄××，男，9岁。1966年10月高烧二日后左下肢瘫痪，诊断为小儿麻痹症，各种治疗无效。用本法治疗15天即愈。

材料来源： 湖北省汉川县。

注： 1．臭菖蒲为天南星科植物白菖蒲 Acorus caLamus L．

2．爬山虎为卫矛科植物爬行卫矛 Euonymus fortunei Hand.-Mazz.Var.radicans (Miq.) Sieb.

3．艾叶为菊科植物阿及艾 Artemisia argyI Levl. et Vant.的叶。

4．苏叶为唇形科植物鸡冠紫苏 PeriLLa frutescens (L.) Britt.Var.crispa Decne.

5．醒头草为唇形科植物石荠苧 MoSLa Punctata (Thunb.) Maxim.

6．臭母猪梢为菊科植物天名精 CarPesium abrotanoides L．

7．绒麻草为荨麻科植物苎麻 Boehmeria nivea (L.) Gaud.

第三方： 治小儿麻痹症。

177

1949

新 中 国
地 方 中 草 药
文 献 研 究
(1949—1979年)

1979

方药及用法： 1．外用：老鸦花藤、吸风草、芦子叶、五除叶、粗糠炭各适量，胡椒引。混合研细，用适量酒拌匀。将上药装入纱布小袋内，包敷环跳穴，重者可包敷患肢关节，两天换药一次。

2．内服：五筋草五钱，当归二钱，金木通、毛木通、芦子藤、牛膝各一钱半，通血香三钱。水煎服，每日一剂，三次分服。也可用上药泡酒外搽患部或内服。

疗效： 治疗10余例，有效。特别是对早期患者效果更好。

病例： 李××，女，9岁。突然高烧几天，续之右下肢瘫痪，肌肉逐渐萎缩，用上法治疗后，约一个月左右即能行走自如。

材料来源： 云南省澜沧县立新公社立新大队。

注： 1．吸风草为忍冬科植物陆英 Sambucus jaVanica ReinW．

2．五筋草为美人蕉科植物 Canna sP．

3．金木通为毛茛科植物 CLematis Loureirana DC．var.subpeLtata（WaLL.）H.-M.

4．毛木通为毛茛科植物 Clematis Paniculata Thunb．

5．通血香为番荔枝科植物多花瓜馥木 Fissistigma Polyanathum（WaLL.）Merr．

第四方： 治小儿麻痹后遗症。

方药： 小儿麻痹丸：马钱子（砂炒）、川草薢、牛膝、木瓜、乌蛇肉、续断、蜈蚣、淫羊藿（炙）、当归、苁蓉、金毛狗脊、乌贼骨各一两，菟丝子（炒）一两半，僵蚕二两。

制法： 1．提取：取淫羊藿加15倍量水浸半小时后煎煮

178

一小时，过滤。残渣加十倍量的水煎煮两次，每次半小时，过滤，合并三次滤液浓缩至原药量的1/3即得。

2．粉碎：将马钱子单独粉碎，过筛（筛眼内径0.15毫米）备用。取其余12味药混合粉碎，过筛（筛眼内径同上）备用。

3．制丸：（1）起母：取马钱子粉少许用淫羊藿煎出液作粘合剂，按制水丸的方法起母，母粒形成后，分取筛眼内径1～1.5毫米之间的母粒即得。（每斤药料需起母一两。）（2）成型：将丸母置糖衣锅中，用淫羊藿煎液作粘合剂，用混合药粉加大成型，制成直径4～5毫米的丸粒。取20粒干燥后秤重，应为4分3厘（误差范围±2厘）即可。

4．干燥：自然干燥或低温（50°C以下）烘干。

用法：每日三次，温开水送下。每次用量：1～4岁，10丸；4～8岁，20丸；8岁以上，30丸；成人40丸。

疗效：治疗89例，服药半年至一年治愈5例，显著好转20例，好转51例，无效13例。本药对增强麻痹肌群的肌力，恢复关节活动有较好效果，但对畸形的矫正作用不大。

材料来源：卫生部中医研究院，河北省行唐卫生院。

（十）疟　疾

第一方：防治疟疾。

药物：牛筋果根。

制法：将鲜根切片，取二斤加水三斤，煎至700毫升，滤出药液，药渣再加水一斤二两煎至300毫升，滤出药液。将两次药液合并浓缩至600毫升左右时，加入蔗糖7两，再

179

1949

新 中 国
地 方 中 草 药
文 献 研 究
(1949—1979年)

1979

用文火浓缩至500毫升，使成糖浆。

用法： 1．治疗时每次服糖浆15毫升，每天一次，连服三天，小儿酌减。用于预防时，每次25毫升，每天一次，连服七天，小儿酌减。

2．用鲜根皮一两水煎服，或用牛箣果寄生五钱，水煮服，效果更佳。治疗量每天一剂，连服两剂，预防量每天一次，连服7天。

效果： 用上方治疗疟疾患者115例，治愈107例。其中一天内症状消失者8例，二天内症状消失者70例，其余均在3～4天内消失。治愈者追踪半年，均未复发。

预防效果：1970年在500多人中，255人服牛箣果糖浆（按预防用药方法），263人服氯喹啉加伯氨喹啉8天单疗程。两组均喷射223粉剂。在255人中7天后作血片检查，服药前带原虫者22人，服药7天后，其中21人转阴性。在带原虫的22人中，每月服草药2天，观察3个月无复发。

两组（服药后）发病观察

发病人数 月别 组别	4 月	5 月	6 月	合 计
225 人 组	3	4	5	12
263 人 组	3	2	6	11

180

两 组 服 药 反 应 观 察

反应症状 反应人数 组别	溶 血	紫 绀	头 晕	腹 痛	合 计
225人组	无	无	无	无	无
263人组	2	1	25	8	36

材料来源：广东省乐东县。

第二方：治疟疾。

方药：川芎、白芷、桂枝、苍术各等分。

制法：将上药共研细末。

用法：取药末三分，用棉花或纱布卷成条状，于疟疾发作前 2 小时，纳入一侧鼻孔，4 小时后取出。小儿则将药末撒于膏药上，于疟疾发作前 4 小时贴肚脐处。

疗效：治疗4000余例，有显效。此散兼有预防疟疾作用。

病例：散××，男，36岁。1970年 6 月10日，患疟疾用上法塞鼻 1 次痊愈。

材料来源：湖北省襄阳县。

第三方：治疟疾。

方药：稀莶草（干品）一两。

用法：每天一剂，两次煎服，连服三天。

疗效：共治3500多例，治愈率达95％以上。

病例：陈××，男，40岁。寒战，发热，出汗，隔天发

1949

新 中 国
地 方 中 草 药
文 献 研 究
(1949—1979年)

1979

作已数次，曾服西药，治疗无效。第三次发作，来院治疗时，诊断为间日疟，采用上药治疗，连服三天痊愈，半年后随访未复发。

材料来源：江西省波阳县。

注：稀莶草为菊科植物稀莶 Siegesbeckia orientalis L.

第四方：治疟疾。

方药：破铜钱草（全草）适量。

用法：揉搓如蚕豆大，于疟疾发作前 4～5 小时，塞入一侧外耳道即可。

疗效：治疗115例，有效率达80%。

病例：郑××，男，39岁。1970年 6 月突发冷发烧，经验血确诊为疟疾，用上药一次见效。

材料来源：湖北省枣阳县。

注：破铜钱草为苹科植物苹 Marsilea quadrifolia L. 又名田字草，十字草，以全草入药。

第五方：治疟疾。

方药：巴豆四粒，普通黑膏药二张。

用法：巴豆去壳捣烂，置黑膏药中，用白纸将巴豆盖上，钻孔，当疟疾发作前贴大椎穴及双内关穴。

注意：不能口服。

疗效：治疗近400例。观察65例，其中一次治愈的有35例，二次治愈的有29例，无效 1 例。

病例：李××，男，38岁。寒颤、高烧、头痛，汗出而解，隔天 1 次，共发作10次。经上方治疗一次痊愈，至今未发。

182

材料来源：湖北省嘉鱼县。

第六方：疟疾。

方药：马鞭草一至二两。

用法：水煎服，发作前后一至二小时各服一次。

疗效：共治237例。治愈216例。

病例：潘××，男，31岁。患者畏寒、发热、出汗，隔天发作已二次入院。经验血，查出疟原虫。服上方一剂，即停止发作，随访7个月未复发。

材料来源：江西省上饶专区。

注：马鞭草为马鞭草科植物Verbena officinalis L。

第七方：治疟疾。

方药：鲜地骨皮一两，茶叶一钱（鲜品用一两）。

用法：水煎后于发作前2～3小时一次服完。

疗效：治疗150例，治愈145例。访问15例，服本方一剂治愈。

材料来源：江苏省淮阴县卫生组。

注：地骨皮为茄科植物枸杞Lycium chinense Mill.的根皮。

第八方：治疟疾。

方药：藜芦（七厘丹）三根（一寸长），鸡蛋一个。

用法：将藜芦三根插入鸡蛋内烧熟，去药吃蛋，在发病前1～2小时服。

禁忌：1．鱼腥；2．孕妇及溃疡病患者忌服。

疗效：治疗发作期病人120例，痊愈100例，好转15例，无效5例；休止期36例，痊愈33例，无效3例。

材料来源：江西省。

183

1949

新 中 国
地 方 中 草 药
文 献 研 究
(1949—1979年)

1979

注：藜芦为百合科植物Veratrum schindleri Loes．f．

（十一） 布鲁氏菌病

第一方：治布鲁氏菌病。

方药：柳枝、大枣、桑枝、羊角秧、小麦、牛筋草、黑豆各一两，五加皮、地黄各三钱，丝瓜络、红花各二钱，枸杞子、槐枝各五钱。

用法：加水3000毫升，煎至1000毫升，早、晚分服。

疗效：治愈35例亚急性布鲁氏菌病，观察一年多均未复发。

病例：王×，男，14岁。患亚急性布鲁氏菌病，全身关节疼痛，卧床不起，服药4天后关节疼痛减轻，第8天能起床，第15天关节基本正常，活动自如。

材料来源：河南省封丘县应举公社卫生院。

注：1．羊角秧为萝藦科植物中国牛皮消 Cynanchum chinense R．Br．

2．牛筋草为禾本科植物蟋蟀草Eleusine indica Gaertn．

第二方：治布鲁氏菌病。

方药：苍术、甘草、五味子各四钱，桂枝三钱，干地黄、浮小麦、棉花根各一两，大枣四枚。

用法：每天一剂，水煎服。10天为一疗程。

疗效：治疗22例，治愈19例，显效1例，有效2例。

病例：冯××，女，63岁。1968年3月以来反复发冷发烧，无力，多汗，全身关节游走性疼痛，心跳气短，行动困

184

难。诊断为布鲁氏菌病慢性期，服本方5天后症状显著减轻，10天后症状完全消失，第12天出院。两个多月后随访，疗效稳定。

材料来源：卫生部中医研究院。

第三方：治布鲁氏菌病后遗症。

方药：雄黄一两，大蒜六十瓣。

制法：将雄黄研成细末，大蒜捣烂，配制成60丸。

用法：每次一丸，一日三次，连服20天为一疗程。

疗效：治疗亚急性布鲁氏菌病后遗症5例，治愈4例，无效1例，治疗慢性布鲁氏菌病后遗症10例，治愈8例，好转2例。

病例：阎××，男，60岁。1968年患布鲁氏菌病，治愈后，遗留腰、髋、膝等关节痛，卧床不起。后服上丸15天，完全不痛，近一年未复发。

材料来源：河南省原阳县路寨卫生院。

（十二）钩端螺旋体病

第一方：预防钩端螺旋体病。

方药：金银花一两（或忍冬藤二两），连翘一两，白茅根二两，黄芩六钱，藿香四钱。

用法：在接触疫水期内，每日一剂，三次煎服。

效果：在流行地区流行期间，曾调查500名与疫水接触的劳动者，其中大部分是驾牛耕水田的社员，皆每日服药，未见一人发病。

材料来源：成都中医学院附属医院。

1949

新 中 国
地 方 中 草 药
文 献 研 究
(1949—1979年)

1979

第二方：预防钩端螺旋体病。

方药：滑石六钱，甘草一钱，银花、连翘、贯众各五钱。

用法：上药加水1000毫升煎成400毫升。每日一剂，早晚饭前各服200毫升。

效果：1967年曾在本病流行区进行预防观察。由13～55岁的健康男女社员100名，服用上方。从5月16日社员进入稻田的第一天起，连服三日，一周后再服一剂。从5月中旬至10月上旬，每日观察，发现3人于8月下旬至10月上旬发病。

同年该区，另有100名13～55岁的健康男女社员于4月27日，每人注射钩端螺旋体菌苗1毫升，于5月4日作第二次注射，每人注射2毫升。与服中药组同时观察，发现有13人发病。

材料来源：陕西省中医研究所，汉中专区防疫站，城固汉江卫生院。

第三方：治钩端螺旋体病。

方药及用法：按祖国医学温病学说辨证论治。

1．伏暑症：病在卫分，用银翘散加减，轻症用银翘解毒丸。气分症见，用白虎增液汤。营血症见，用清营汤，重症用清温败毒饮。

2．湿温症：用三仁汤。

3．温燥症：用清燥救肺汤。

4．温黄症：用茵陈蒿汤或茵陈五苓散。

5．暑痉症：用清营汤，配服至宝丹、紫雪丹、安宫牛黄丸，或菖蒲郁金汤，配服苏合香丸等，随症加减治疗，愈后调养用竹叶石膏汤。

186

疗效：根据1963～1965三年总结的病例388例，治愈率99.74％。平均退热时间2.24日，约80％病例在4～6日痊愈。1966～1968年先后总结病例163例、106例，治愈率分别为96.33％、98.12％。

材料来源：陕西省中医研究所，西安医学院等。

第四方：治钩端螺旋体病。

方药：银花、连翘、芦根、白茅根各一两，黄芩六钱，栀子五钱，淡竹叶（或竹叶心）、藿香（或佩兰）各四钱，通草三钱。

制法：每剂加水500毫升，煎沸半小时，取煎液；药渣加水200毫升，煎沸半小时。药渣煎两次，合并三次煎液，加冷开水至600毫升。在疾病流行期间，病人可集中治疗。

用法：在发烧期间，每隔4小时服一次，成人每次100毫升。退烧后，可每隔6小时一次，每次服150毫升，连服3～5天以巩固疗效。

疗效：治疗310例，全部治愈。根据其中110例住院治疗的资料，与216例同时发病用青霉素治愈的资料比较，临床症状消失较快，后发热和复发的现象亦不多见。

病例：汤××，男，18岁。因骤起恶寒发烧，头昏头痛，双下肢痛，及周身酸痛4天，咳痰带血，及尿黄一天而入院。体检：体温38.8°C，脉搏120次/分，呼吸32次/分，眼结合膜充血，下肢腓肠肌压痛。血清学检验：发病后第8天，凝集溶解试验阳性（1：400+），菌种鉴定黄疸出血型。诊断：钩端螺旋体病。服上方，次日体温降至正常，第4日咳痰中已不带血，第5日，患者除体弱无力外，无其它不适而出院。

187

1949

新 中 国
地 方 中 草 药
文 献 研 究
(1949—1979年)

1979

材料来源：成都中医学院附属医院。

第五方：治钩端螺旋体病。

方药：田唇乌蝇翼、旱莲草、金花草各二至四两，塘葛菜一至二两，细叶满天星四至八两。

用法：均用鲜全草。每天一剂，水煎分 3～4 次服，连服十多天。发热肌痛较剧者，加猛鼓索一至二两；尿少、尿赤者加车前草一至二两；体质虚弱，属寒者，加排钱树一两。

疗效：流行期共治疗100多例病人，其中除少数病例误诊为感冒、疟疾使用中西药治疗外，全部用中草药治愈。其中有观察记载的23例，治愈期最快的为 5 天，平均为14.9天，上方又治疗17例，疗效相同。

材料来源：广东省卫生防疫站，连平县卫生防疫站。

注：1．田唇乌蝇翼为豆科植物施氏豆 Smithia sensitiva Ait.以全草入药。

2．金花草为林蕨科植物乌韭 StenoIoma chusana (L.) Ching，以全草入药。

3．塘葛菜为十字花科植物薄菜 Nasturtium montanum Wall.以全草入药。

4．细叶满天星为茜草科植物白马骨 Serissa serissoides (DC.) Druce，以全株入药。

5．猛鼓索为海金沙科植物长叶海金沙 Lygodium flexuosum (L.) SW.以全草入药。

6．排钱树为豆科植物 Desmodium PulcheLLum(L.) Desv.以全株入药。

第六方：治钩端螺旋体病。

188

方药：土茯苓二两，甘草三钱。

用法：每天一剂，煎服二次。病情较重而体质较好者，土茯苓可加量至五两。并可酌情加黄芩、防己、茵陈、泽泻。若高热、症重者可适当静脉注射葡萄糖液及维生素丙。

疗效：治疗80例，其中18例住院治疗。连服2～3剂，绝大部分病例症状迅速消失，严重病例服4～5剂痊愈。其中3例入院前4天曾用抗菌素治疗无效，用上药治疗2天后痊愈。

病例：黄××，男，20岁。1969年9月20日发病，于入院前4天，用过青霉素及金霉素无效，25日入院时体温39.5°C，鼠蹊淋巴结明显肿大，腓肠肌触痛，肝在季肋下3厘米。入院后立即服双倍的日剂量，27日体温降至37.4°C，症状基本消除。再给一日剂量，治愈出院。

材料来源：福建省漳浦县前亭公社。

注：福建省同安县医院，用同样的药方和剂量，治疗西医确诊的8个病例，每日一剂，连服4天，全部痊愈。

第七方：治钩端螺旋体病。

方药：内服：金猫头、岩泽兰、穿心草、岩松（均鲜草）各一钱半。

外用：榄茶树叶、香椿树叶、香椿树皮、臭茉莉叶、追山虎叶、酸汤杆全草各一斤。

用法：内服药水煎，分三次口服。喉痛者，加野花椒全株一两半；鼻出血者，用酢浆草捣烂，冲服。外用药煎液，每天洗两次。

疗效：治疗50例，痊愈48例。

材料来源：广西河池专区凤山县平乐公社平旺大队。

189

1949
新 中 国
地 方 中 草 药
文 献 研 究
(1949—1979年)
1979

注：1．金猫头为玄参科植物，以全株入药。

2．岩泽兰为苦苣苔科植物Lysionotus cavaleriei Lev 1．以全株入药。

3．穿心草为龙胆科植物Canscora lucidissima (Levl. et Vant.) Hand.-Mazz.以全草入药。

4．榄茶树(懒茶树)为叨里木科植物叨里木 Torricellia anguslata Oliv. var. intermedia(Harms) Hu 以叶入药。

5．香椿为栋科植物 Toona sinensis(A.Juss.) Roem. 以叶和树皮入药。

6．臭茉莉为马鞭草科植物 Clerodendron fragrans Vent.以叶入药。

7．酸汤杆为秋海棠科植物裂叶秋海棠Begonia laciniata Roxb.以全草入药。

8．野花椒为芸香科植物竹叶椒Zanthoxylum planispinum S. et Z. 以叶入药。

第八方：治钩端螺旋体病。

方药：外用：陈艾、节节寒各半斤，良姜杆二斤。

内服：黄芩、黄柏、栀子各六钱，黄连三钱，石膏一两，苍术、牛膝各八钱、白术四钱，木瓜五钱，甘草二钱。

用法：外用药捣烂，包敷腓肠肌。内服药每天一剂，水煎服三次。

疗效：治疗36例，痊愈。

病例：朱××，男，18岁。畏寒、发热，全身肌肉疼痛，小腿腓肠肌剧痛，巩膜充血，发黄，诊断为钩端螺旋体病。用外敷药二剂，内服药三剂，5天痊愈。

190

材料来源：云南省绥江县田坝大队合作医疗站。

注：1．陈艾为菊科植物阿及艾 Artemisia argyi Levl. et Vant.

2．节节寒为爵床科植物爵床 Justicia procumbens L.

3．良姜杆为姜科植物土良姜 Hedychium spicatum Buch.-Ham.

第九方：治钩端螺旋体病。

方药：老虎芋四两。

制法：取块茎切片晒干，加大米饭或生米炒至无水，发黑为止。

用法：每天一剂，水煎服三次（须长时间煎煮，以免中毒）。

疗效：治疗35例，均治愈。1969年曾与青霉素作分组比较，退热时间老虎芋组平均为2天，青霉素组平均为3天，出院时间均为7天。

材料来源：广西河池专区东兰县防治院。

注：老虎芋为天南星科植物假海芋Alocasia cucullata (Lour.) Schott，以块茎入药，有剧毒。

（十三）狂　犬　病

主治：狂犬病。

方药：扫山狗、油子树根、九灵根、黑竹根各一两，生地榆、金银花藤、梨萝根各一两半。

用法：水煎服。疯狗咬伤后50天内是否需服药，根据下

191

1949

新 中 国
地 方 中 草 药
文 献 研 究
(1949—1979年)

1979

列情况决定：每七天吃生黄豆一次，如自觉无生黄豆味，证明已中毒，服上方一剂可愈；如自觉有生黄豆味，证明未中毒，不需服药。

病例：献方人杨××本人，在12岁时，被疯狗咬伤，同时还有三个人和一头猪被咬伤，四人在14天内用生黄豆试验，证明已中毒，各服上方一剂，均未发病。猪没有服药，以后发疯死亡。

材料来源：湖南省湘潭江麓机械厂。

注：1．油子树为大戟科植物乌桕 Sapium sebiferum Roxb。以根入药。

2．九灵根为菊科植物千里光 Senecio scandens Buch.-Ham．

3．黑竹根为禾本科植物紫竹 Phyllostachys nigra (Lodd. ex Lindl.) Munro，以根茎入药。

4．梨萝根为鼠李科植物长叶冻绿 Rhamnus crenatus Sieb. et Zucc．以根入药。

（十四）蛔 虫 病

第一方：治蛔虫病。

方药及制法：扁蓄敌百虫合剂：取鲜扁蓄1斤（干草半斤）煎成浓汁500毫升，冷却后加入精制敌百虫8克。

用法：成人服30毫升，睡前一次服。儿童以每岁2毫升计算。

疗效：观察1000例，排虫率达95.8%，一般在服药后1～2天排虫最多。少数人有头昏、恶心、呕吐及腓肠肌痉挛，

192

一般不需处理，反应较重者可口服或注射阿托品、冬眠灵。

材料来源：江苏省江阴县璜塘公社医院。

注：据原单位报导，上方加乌梅等量，治疗肠寄生虫200多例，效果更好，副作用亦少。

第二方：治蛔虫病。

方药：生丝瓜子（黑色者有效，白色无效）。

用法：剥壳，取其肉嚼烂，空腹时用温开水送服，或将瓜子仁捣烂装入胶囊（每颗胶囊装瓜子仁15粒）服用。成人每日服40～50粒瓜子仁，儿童服30粒，每日一次，连服二天。

疗效：治疗857人，服药后全部驱下蛔虫。

病例：蔡××，男，14岁。经常腹痛已数年，诊断为蛔虫腹痛。曾服驱蛔灵，腹痛仍反复发作。服本药二天，即驱下蛔虫，腹痛未再复发。

材料来源：江苏省启东县通兴公社。

第三方：治蛔虫病。

方药：苦栋树根白皮、大血藤各三钱，扁蓄全草三钱半，甘草五分。

用法：前三药先煎，后放入甘草煎，过滤，成人一次服全量。2～4岁服1/3量，5～8岁服半量，9～14岁服2/3量。上午9～10时或下午2～3时一次服完。

疗效：治疗437例，驱蛔率为93%。

材料来源：浙江省镇海县塔峙公社。

注：苦栋根皮外面的红皮要刮净，以减少毒性。

第四方：治蛔虫病，蛔虫性肠梗阻。

方药：美舌藻片。

193

1949

新 中 国
地 方 中 草 药
文 献 研 究
(1949—1979年)

1979

制法：将美舌藻（鹧鸪菜）粗粉用70％酒精提取，减压浓缩提取液，用石灰乳沉淀过滤，滤饼加水，用硫酸脱钙，过滤，滤液减压浓缩至流浸膏状，干燥，压片。片重0.3克（相当于生药7.5克）。

用法：成人服8片，小儿4～5片。睡前或早晨空腹一次服下。

疗效：治疗187例，有效率72.7％。

病例：高××，男，15岁。初检虫卵卅，服药后五天内，排虫4次，共56条。

材料来源：中国科学院上海分院药物研究所，上海中药工业研究院，上海市金山县亭新人民公社卫生院。

注：美舌藻为红叶藻科植物 CaIoglossa IePrieurii (Mont.) J.AG.

第五方：治蛔虫性肠梗阻。

方药："通便条"成分：细辛、皂刺各四钱。蜂蜜四两。

制法：将细辛、皂刺研末。取蜂蜜文火煎至"滴水成珠"为度，将药粉加入搅匀。趁热制成长5厘米，直径1厘米的栓剂，用玻璃纸或聚乙烯薄膜包装备用。

用法：每次1～2条，塞入肛门。使用次数视病情而定。一般一次即可。

禁忌症：肠套迭，肠扭转。

疗效：治疗蛔虫性肠梗阻55例，治愈54例。治疗便秘271例。全部有效。

病例：何××，男，12岁。因腹痛急诊入院，诊断为蛔虫性肠梗阻，即用"通便条"，15分钟后，先后排便三次，排虫200多条。次日下午三时痊愈出院。

194

材料来源：广东省紫金县。

第六方：治胆道蛔虫病。

方药：乌梅五钱至一两半（或食醋二两，或山查五钱），黄连或黄柏三至四钱，广木香、川椒各二至三钱，大黄、干姜各三钱，细辛六分至一钱，使君子四至五钱，槟榔四钱，苦楝根白皮五钱至一两。

用法：水煎服，一般每日一剂，病情严重者，可日服二剂，分 4～6 次服。虚证上方加党参、当归、白芍、甘草、蜂蜜；实证加芒硝、枳实；寒证加制附片、桂枝；热证加连翘、茵陈、山栀、黄芩。配合针刺及西药对症治疗，为防止复发，所有患者在症状缓解后二、三天用枸橼酸 哌 哔 嗪 驱虫。

疗效：共治疗1153例，除 1 例因进院时即并发腹膜炎而转外科外，余者症状全部缓解，并发症消除，936例驱出蛔虫。

材料来源：陕西省中医学院。

第七方：治胆道蛔虫病。

方药：入地金牛、救必应各五两，黄皮根、穿破石、柠檬根各一钱。

用法：水煎服，每日一剂。如病人大便秘结加山芝麻，大便稀烂加火炭母，驱蛔加葫芦茶、苦楝皮；厌食加布渣叶；口干渴加青梅根；身体虚弱加千斤拔。

疗效：治疗47例，痊愈40例，好转 7 例。

病例：黄××，女，7 岁。右上腹阵发性剧痛五天，曾吐蛔虫，用西药治疗五天未见好转，后改服上方，第 2 天驱出蛔虫 3 2 条，腹痛消失，痊愈。

材料来源：广东省花县花山卫生院。

195

1949

新 中 国
地 方 中 草 药
文 献 研 究
(1949—1979年)

1979

注：1．入地金牛为芸香科植物 两面针Zanthoxylum nitidum (Lam.) DC.以根入药。

2．救必应为冬青科植物铁冬青Ilex rotundaThunb.以树皮入药。

3．黄皮为芸香 科植物 Clausena lansium (Lour.) Skeels 以根入药。

4．穿破石为桑 科植物 Cudrania cochinchinensis (Lour.)Kudo et Masam.以根入药。

5．柠檬为芸香科植物 Citrus limonia Osb.以 根 入 药。

第八方：治胆道蛔虫病。

方药：胆蛔宁粉：每包含：大黄0.5克，木香0.5克，阿斯匹灵1.5克，苯巴比妥0.12克，敌百虫0.17克。

用法：于腹痛间歇期口服。成人 每次1 包；儿童量：4～6岁1/3包； 7～11岁半包；12～14岁2/3。一天可服二次，以二天为限。如有必要，七天后可重复治疗。

禁忌：忌与碱性药物同用（如小苏打、制酸片等抗酸类药物）。本药毒性一般不重，治疗中可出现嗜睡、头昏、多汗、上腹部不适。遇有恶心、呕吐、肌肉颤动，注射阿托品可促使症状缓解。胃、十二指肠溃疡，严重肝肾 疾患 者 慎用。

疗效：治疗36例，有效32例。平均腹痛缓解天 数 为1.3天。服药后第二天开始排便成形，蛔虫继续排出。

材料来源：上海中华制药厂，上海市崇明县中心医院，上海市崇明县三星公社卫生院，中国医学科学院寄生虫病研究所。

196

（十五） 钩 虫 病

第一方：治钩虫病。

方药：苦楝皮（内皮）一两，槟榔五钱。

制法：制成60毫升苦楝树皮槟榔糖浆。

用法：将上药于睡前空腹一次口服，连服二天。儿童剂量酌减。

疗效：治疗204例，经二次粪便检查，第一次（服药后7天）阴转率81.25%，第二次（服药后40天）阴转率84.72%，该药还有驱蛔作用。

材料来源：广东省饶平县卫生防疫站。

第二方：治钩虫病。

方药：波折越。

用法：取鲜全草切碎，加水没过药煮2小时，去渣取汁（每人剂量以100毫升左右为宜）加白糖调服。每天一剂，于晚饭后及次晨饭前分服。一般开始剂量全草五钱，逐日增至五两，疗程5～7天。

疗效：共治72例，服药后5天，用魏氏饱和盐水漂浮法进行粪便检查：虫卵转阴者30例，减少者35例，不变者7例。

副作用：服药后大部分无反应，个别有恶心、腹痛、腹泻、头昏、疲倦。有1例于服药半小时后全身发生荨麻疹。

材料来源：福建省政和县。

注：1．波折越为马钱科植物醉鱼草 Buddleia lindleyana Fort.。

197

1949
新 中 国
地 方 中 草 药
文 献 研 究
(1949—1979年)
1979

2．有人报导波折越与贯众合用，可增加疗效。

（十六）丝 虫 病

第一方：治丝虫病。

方药：马鞭草六钱，苏叶五钱，青蒿四钱。

用法：取上药茎叶洗净切碎，加水约150毫升，煮沸浓缩至80毫升。分早晚两次饭前服（如年龄在1～10岁，11～15岁则分别按成人量的1/3或2/3服用），7～10天为一疗程。少数患者服药后有轻度头昏、恶心或腹痛，毋须另作处理。

疗效：观察105例，镜检微丝蚴阳性，但无明显体征的患者。分两批进行治疗：第一批17人，服药一个疗程，其中8人作了服药前后对照检查，全部阴转；第二批78例，镜检阳性，但无明显体征，其中77例，经治疗中期、末期以及重点的追踪观察，有75例阴转。

病例：吴××，女，20岁。1970年7月2日血检普查发现丝虫病，但无明显症状及体征。于7月中旬开始服用马鞭草合剂，无不良反应。服药第8天及疗程结束后3天，血检复查持续阴转。

材料来源：湖北省武昌县血防办公室。

第二方：治乳糜尿。

方药：金樱子根五钱，黄毛耳草一两，贯众、车前草各三钱。

用法：水煎服，每天一剂。血尿者加桃树根、算盘子根各一两，白前草五钱；妇女血尿加地茄子一两；白带多加星宿菜三钱；小便短赤疼痛加黄诞木四钱；腰酸加萆薢二钱；体弱者加六金荣五钱。

疗效： 经治500例，疗效满意。

病例： 廖××，男，成人。患乳糜尿七、八年，于1970年5月因腰酸，小便频数，量少涩痛，尿如米泔而入院治疗，化验确诊为乳糜尿。经用金樱子根三钱，贯众、萆薢、黄诞木、六金荣各二钱，车前草五钱。水煎服，每日一剂，连服13剂，痊愈出院，至今未复发。

材料来源： 江西省临川县行桥公社医院。

注： 黄毛耳草为茜草科植物 Oldenlandia chrysotricha (Palib.) Chun 以全草入药。

第三方： 治乳糜尿。

方药： 爵床草二至三两，地锦草、龙泉草各二两，车前草一两半，小号野花生、狗肝菜各一两。最后二味任选一味，如龙泉草缺货，狗肝菜必选。

用法： 每天一剂，水煎二次，早晚分服，连服三个月，疗程越长，复发机会越少。在尿转正常二周后，可隔天服一剂。维持至三个月。

疗效： 观察100例，治愈98例，无效2例。经随访发现有些病例复发。复发病例再服上方仍有效。

材料来源： 福建省福州市一院。

注： 1．龙泉草为玄参科植物野甘草 Scoparia dulcis L.

2．小号野花生为豆科植物野花生 Desmodium sp.

3．狗肝菜为爵床科植物 Dicliptera chinensis (L.) Ness以全草入药。

1949
新　中　国
地 方 中 草 药
文 献 研 究
(1949—1979年)
1979

第四方：治乳糜尿。

方药：水蜈蚣草（干的根茎）、桂圆（或黑枣）各二两。

用法：水煎服，每天一剂，连服15天。当茶饮更好。

疗效：经治100余例，有显著效果。

病例：钱××，女，36岁。患乳糜尿三、四年，用此方治疗3天，小便较清，连服一个月，乳糜尿消失，迄今五、六年未复发。

材料来源：江苏省六合县。

注：水蜈蚣草为莎草科植物水蜈蚣 Kyllinga brevifolia Rottb。以全草入药。

第五方：治乳糜尿。

方药：楤木（鸟不宿）根、菝葜（金刚刺）根茎各一两。

用法：水煎分早晚二次饮服。

疗效：治疗20余例，其中15例均在治疗1个月左右症状消失。5例疗效不显。

病例：陈××，男，45岁。患乳糜尿两年多，用上方治疗连服1个月，尿液乳糜阴性，痊愈出院，1年后随访没有复发。

材料来源：安徽省安庆市中医院。

注：1．楤木为五加科植物 Aralia chinensis L.

2．菝葜为百合科（菝葜科）植物 Smilax japonica (Kunth) A. Gray.

第六方：治象皮肿。

方法：将患肢置于辐射热治疗箱内，通电加热，逐步上升到60°C，再根据患者的耐受能力可上升到100°C，烘1小

200

时，每天一次，以20次为一疗程，观察2～3个月后，再视病情进行下次治疗。

疗效： 共治疗400例，有341例达到患肢缩小、松软等方面的明显好转，有的甚至缩到相当于正常大小。和手术治疗比较，治疗简便，无任何痛苦，不需住院，费用低，无任何并发症及后遗症，治疗期间及治疗后均能胜任重体力劳动。

材料来源： 上海第二医学院附属第九人民医院。

第七方： 治象皮肿。

方法： 建造一个土砖（石）结构的烘炉，以木柴为燃料，使炉内温度达80°C左右，造成辐射热的条件，将患肢包上纱布后，放入炉底砖（木）块上，炉口盖密，以防散温，热烘40～60分钟后，移出患肢于炉外，立即拭干局部汗水，包以棉垫，后用布类绷带自下而上均匀包扎，以其末端肢体不发麻、发紫为度。绑扎持续至下一次热烘前才松开，如此一烘一绑就是完成一次烘绑疗法，次数依病型、病变程度而定。夏季热烘时，当防止昏厥，遇饥饿、体虚或丹毒发作期，可暂缓热烘，局部慢性湿疹或慢性溃疡者，仍可继续治疗。

疗效： 共治疗丝虫病引起的象皮肿322例，治疗次数为3～298次，188例（占58.89%）在30次上下，平均烘绑次数为27.23次。近期疗效：基本治愈131例（40.69%），显著进步102例（31.36%），进步88例（27.33%），无效2例（0.62%），总有效率达99.38%。随访95例在治疗后3个月至4年5个月者，其中41例基本痊愈，15例显著进步，17例进步，22例复发。

材料来源： 福建省泉州、福州、龙溪、南平等地。

第八方： 治象皮肿。

201

1949

新　中　国
地 方 中 草 药
文　献　研　究
(1949—1979年)

1979

方药：1．核桃树叶二两，石打穿一两，鸡蛋三个。

2．白果树叶适量。（外用）

制法及用法：前二味药煮鸡蛋，待蛋熟后剥去壳，捣洞，继续煮至鸡蛋发黑为度。每晨吃鸡蛋3个，14天为一疗程，未愈可继续服用。白果树叶每天煎水熏洗1～2次。

疗效：治疗34例，疗效70％。

材料来源：江苏省江宁县。

注：石打穿为唇形科植物紫参Salvia chinensis Benth.以全草入药。

（十七）　绦　虫　病

第一方：治绦虫病。

方药及用法：鲜山查二斤（小儿减半。如用干品，成人半斤，小儿四两）。洗净去核，下午三时开始零食，晚十时吃完，晚饭禁食。次晨用槟榔二两熬煎至一小茶杯，一次服完，躺在床上休息。要大便时尽量坚持一段时间再大便，即可排出完整绦虫。冬天应大便在温水内，避免虫体遇冷收缩而不能完整排出。

疗效：治疗40例，全部有效。

材料来源：山东省潍坊市中医院。

注：山查为蔷薇科植物山里红Crataegus pinnatifida Bge. var. majOr N. E. Br.

第二方：治绦虫病。

方药：狼牙草根。

用法：水洗后趁湿挫去皮，晒干，粉碎制成丸、片剂。

202

成人每日一次空腹顿服50克（小儿每公斤体重1克），不用泻药。

疗效： 治疗16例，其中9例驱出带头节的全虫，7例驱出之虫体最前端为颈节，经近期追访未见复发。一般服药后90分钟至5小时（平均2～3小时）即可驱出绦虫。用药后除有轻微恶心外，无毒性或其他副作用。

材料来源： 辽宁省抚顺市第四医院。

注： 狼牙草为蔷薇科植物龙芽草(仙鹤草)Agrimonia pilosa Ledeb. var. japonica Nakai

（十八） 囊 虫 病

第一方： 治脑囊虫病。

方药及用法： 蛇蜕研成细末，每服一钱（5克），日服二次，开水送下。

配伍用大戟汤：槟榔二两，大戟一钱，木瓜六钱，钩藤四钱。头晕加菊花四钱，肝炎去槟榔加雷丸六钱。水煎服，用500毫升水煎成150毫升，每日二次，每次50毫升，可连服30剂左右。

疗效： 治疗250例，疗程在一年以上，显效38例（占15·2%），有效160例（占64%），无效50例（占20%），死亡2例（占0.8%）。

材料来源： 辽宁省沈阳市第七人民医院。

第二方： 治脑囊虫病。

方药： 囊虫丸I号：雷丸三两，干漆、雄精、山甲各一两。

囊虫丸II号：雷丸三两，干漆、山甲各一两。

1949

新 中 国
地 方 中 草 药
文 献 研 究
(1949—1979年)

1979

将上药按比例配料制成丸剂。

用法：每日2～3次，每次30～40粒，相当一至一钱五分,用黄酒适量作引子,一疗程为4～6月。治疗前先驱绦虫。

疗效：治疗50例，痊愈17例,接近痊愈22例，无效3例。

材料来源：北京市东方红医院。

第三方：治囊虫病。

方药：干漆五钱(切细，炒成米黄色)，黄连、瓜蒌仁、羌活各三钱，大腹皮（槟榔也可）、大黄各一两，水蛭（捣烂，炒成黑褐色）、雷丸、牛膝各三两，白僵蚕、白芥子、茯苓各四两，化橘红二两，五灵脂十六两（另包）。

制法：除五灵脂外，共研细末，取醋3.5斤，将五灵脂置人，煮沸10分钟，取其醋汁，加蜜适量，制成丸剂，每丸重三钱。

用法：每日三次，每次一丸。连服6～9月，或以囊虫消失为准。有副作用时停服。

禁忌：人参。

疗效：共收治21例脑囊虫病患者(包括癫痫型、脑瘤型、脑膜脑炎型、脑室型、精神障碍型等)，其中10例治愈，1例无效,其余１０例因疗程时间短，仍在治疗中,但也取得了疗效，如结节大部或部分消失，自觉症状明显改善，癫痫抽搐发作减少，颅压下降等。

材料来源：黑龙江省神经精神病防治院。

（十九）　血　吸　虫　病

第一方：杀灭钉螺。

204

方药及用法：1．石蒜、醉鱼草（或加闹羊花，或加闹羊花、烟梗），均各等量。

2．闹羊花三斤，辣蓼草一斤半，烟梗、苦楝树皮各半斤。以上均水煎取汁，喷杀，每亩用200～300斤。

材料来源：江西省瑞昌县。

杀灭钉螺的中草药

草 药 名	配 制 和 用 法	材 料 来 源
火 麻 根 （大麻科，大麻）	1斤加水10斤煎至5斤，喷杀，每亩用200～300斤即可。	江西省瑞昌县。
石 蒜 （石蒜科）	1斤加水2斤，研碎取汁，每亩用200～300斤即可。	江西省瑞昌县。
九 龙 川 （大戟科巴豆属）	用其皮或鲜叶2.5～5斤，捣烂加水100斤，制成2.5～5％的药液，撒于钉螺疫区，2小时钉螺死亡。	广西天等县。
苦 楝 叶 （楝 科）	取鲜叶，按每立方米10斤放入有螺沟塘水中，浸泡2～4天，将旁边有钉螺的土渗入水中，3天后即可杀死钉螺。	湖北省公安县。
枫 柳 叶 （胡桃科，枫杨）	用其枝叶按每亩300斤泡于水田内，20小时钉螺死亡。	云南省。
藜 仙 叶	用5％浸泡液浸杀钉螺，24小时钉螺死亡。	云南省。
龙 舌 兰 （龙舌兰科）	用其渣或叶浸泡，杀灭钉螺。	福建省漳浦县。
断 肠 草 （马钱科，葫蔓藤）	制成1％的药液，喷洒草坡，3天可杀死钉螺。	福建省霞浦县。

第二方：治疗血吸虫病（早、中、晚期患者），灭螺。

方药：柳树叶（枫杨）。

用法：1．采集新鲜柳树叶，洗净，切碎，一斤柳树叶加水一斤半，煮沸10～15分钟，约得药液500～600毫升。每

1949
新 中 国
地方中草药
文 献 研 究
(1949—1979年)
1979

服100毫升，日服三次，20天至一个月为一疗程。

2．将柳树叶连同嫩枝摘下，用热水洗净，晒干，备用。每剂用干叶半斤，水煎二次分服，日服一剂。

3．用干叶适量，泡开水当茶喝，经常饮用。

效果：全省治疗16万余人次，经过1～2疗程后病人症状改善，急性感染全部退烧，晚期病人腹水消退。据初步观察本方对高血压、哮喘、肾炎也有疗效。

病例：1．程××，男。患急性血吸虫病，高烧六天，精神委靡，不思饮食。用柳树叶治疗一天后，体温由40°C降至37°C，症状改善。

2．谭××，男，64岁。患慢性血吸虫病，入院前腹胀，饮食差，大便粘液，每天多次，腹大如鼓，心慌、气喘、腹围85厘米，用鲜柳树叶治疗10天后，腹水消退，腹围减至64厘米，能参加一般劳动。

柳树叶灭螺：1．武汉市灭螺220多亩，每亩用柳树叶约2千斤，（加铲草皮）第一天灭螺效果达73%，第2天灭螺效果达100%。

2．沔阳县用1.37%浓度，在304米沟内灭螺效果达99%。用1.1%浓度）在101米沟内灭螺效果达98%。

现场灭螺方法：按灭螺面积计算出水量体积所需的鲜柳树叶用量。例如：灭螺水量体积为10立方米（即10吨水），用药浓度为1%，则应放柳树叶为200斤。然后将柳树叶投入水中浸泡1～2天，加铲草皮灭螺。

材料来源：湖北省沔阳县，武汉市，钟祥县，汉阳县。

注：柳树叶为胡桃科植物枫杨Ptelocarya stenoptera DC.的树叶，用柳树叶治疗血吸虫病，根据临床观察，治疗

206

后病人症状改善，近期疗效显著，但粪检阴转率尚不理想，有待进一步总结改进。

第三方：治血吸虫病。

方药：乌桕树叶二钱至一两。

用法：水煎服，早晚各一次。有夹杂症者，根据辨证论治原则随症加药。20～30天为一疗程。

疗效：治疗140例，症状及体征均有不同程度改善。

材料来源：江苏省吴县。

注：乌桕为大戟科植物Sapium sebiferum Roxb.

第四方：血吸虫病腹水。

方药及制法：1．赤、白茯苓各十两，猪苓皮八两，大茴香十两，苍白术各一两，砂仁四两，大蒜头二斤半。上药除蒜头外共研细末，剥去大蒜头外衣，置炭火上烤熟烤软，加适量水下锅熬膏。待冷与上药混合为丸，如绿豆大。

2．方1，加制甘遂八两，制成丸如绿豆大。

用法：轻度和中度腹水用方2，每服一钱，日服三次，20～30天为一疗程。重度腹水用方2，每服2～3钱，隔2～3天服一次，可与方1，交替使用。待腹水排除后，再用锑剂治疗。

疗效：据125例观察，疗效显著占70%，病情好转的占20%，无效的10%。

材料来源：江苏省丹徒县血吸虫病防治站。

第五方：治中、早期血吸虫病。

方药：花椒。

制法及用法：市售花椒去椒目杂质，温火微炒去汗，磨细过筛，取椒红粉末，装入胶囊。每粒含量为0.4克，成人每

1949

新 中 国
地 方 中 草 药
文 献 研 究
(1949—1979年)

1979

天5克（儿童酌减），分三次服。20～25天为一疗程。

疗效： 132例患者服用花椒后，症状明显改善，食欲增加，肝脾缩小，粪检有一定阴转率。

材料来源： 上海市。

注： 江苏省吴县用上法治疗近一万例，对改善症状和体征均有明显效果，并有一定杀虫作用。

第六方： 治血吸虫病。

方药： 牛奶浆草。

用法： 大部用根、茎合剂，少部分用纯根或纯茎。剂型大部用粉剂，水泛丸、灰面肉桂丸，少部分用胶囊丸、蜜丸。服用方法：大部分晨空服，少部分下午空腹服，个别饭后服。用药剂量为五分至一钱五分，多数病人用一钱至一钱二分，累计药量最小四钱，最大四两二钱。

疗效： 治疗73例（其中早期51例，晚期22例）对改善症状有明显效果。

病例： 易××，男，33岁。因腹胀大五年，经湖南医学院诊断为肝硬化，未接受锑剂治疗，于1970年2月入省血防所住院治疗。用护肝支持疗法，病情未见好转。经用牛奶浆草茎粉治疗26次，总量三两。腹水和下肢浮肿消失，食量增加，精神好转。

材料来源： 湖南省湘阴县。

注： 牛奶浆草为大戟科大戟属（Euphorbia）植物，服后，多数病人出现恶心、呕吐、腹痛、腹泻四大反应；少数病人有尿量减少、口渴喜饮、头昏、无力等症状；个别病人有足抽筋、四肢发麻等副作用。用糖衣片剂可减少副作用。

第七方： 治血吸虫病。

208

方药：复方槟榔丸：槟榔15斤，榧子肉、茜草、大血藤各3斤，炼雄黄1斤。

制法： 1.炼雄黄：雄黄粉放在铁锅内，上盖大瓷碗，再用水调赤石脂粉封碗口，炭火炼一小时，至雄黄成液体状，取下放冷凝结成块，再研成粉，加萝卜水煮干后（一斤雄黄用一斤萝卜煮成的水），用醋淬（每斤雄黄用半斤醋）即成炼雄黄。

2．取槟榔、炼雄黄、榧子肉、茜草研粉混匀。

3．取大血藤用水煎汁，加少量面粉做成糊状，将上述药粉制成糊丸。

用法： 成人每日20克，未满15岁者每日16克，分上、下午饭前1～2小时温开水送服，小儿酌减，20日为一疗程。总剂量成人400克，未满15岁者320克，以下按年龄酌减。

疗效： 用本方治疗25例不宜锑剂治疗的病人，二个月后大便复查，阴性22例，阳性1例，未化验者2例。

材料来源： 浙江省宁海县梅林公社。

第八方： 治急性血吸虫病。

方药： 鲜鸭跖草。

用法： 将上药洗净，煎汤代茶饮。每天五至八两，5～7天为一疗程。

疗效： 治疗12例，多数服药一周后体温恢复正常，个别服药1～2日内退热。

材料来源： 上海市。

注： 鸭跖草为鸭跖草科植物 Commelina communis L．

第九方： 治血吸虫病。

209

1949

新 中 国
地 方 中 草 药
文 献 研 究
(1949—1979年)

1979

方药：千斤重（千斤坠）一至二钱(按体质强弱增减)，威灵仙、槟榔、百部、火草根各三钱。

用法：水煎半小时服，每次80毫升，每日三次。15～20天为一疗程。

适应症：哺乳期、年老体弱、心脏病不能接受锑剂治疗的血吸虫病患者。

疗效：治疗经粪检确诊者5例，其中哺乳期3例，年老体弱者1例，有心脏病者1例。服药12天后，粪检阴性，继续服药五天后，再次粪检阴性。疗程结束后50天，又作两次粪检，均阴性。

材料来源：云南省丽江县新团大队。

注：1．千斤重（千斤坠）为列当科植物西域丁座草 Xylanche himalaica (Hook. f. et Thoms.) Beck.

2．威灵仙为菊科旋覆花属植物脉叶旋覆花，以全草入药。

3．百部为百合科植物羊齿天门冬 Asparagus filicinus Buch.-Ham. ex D. Don，以块根入药。

4．火草根为菊科大丁草属植物白背大丁草，以根入药。

第十方：治血吸虫病肝脾肿大。

方药：排钱草干根30克。

用法：加水三碗煎成一碗，一次服。隔日一剂，七剂（14天）为一疗程。也可制成丸剂，每剂5克，分四次服，日服2次，14天为一疗程。疗程视病情而定，可用1～2或多个疗程。疗程间隔为7～14天。

疗效：共治疗47例，经1～3个疗程后，自觉症状有不

210

同程度的变化，肝功能变化不大，肝脾肿大的变化如下：

	例数	显著缩小	一般缩小	未缩小	显著变软	一般变软	未变软
肝脏	47	14	23	10	16	26	5
脾脏	40	5	25	10	8	24	8

病例：罗××，女，44岁。患晚期血吸虫病，服药前肝在剑突下8厘米，乳中线右肋下9厘米，经治疗一个疗程后，食欲增加，肝区痛、腹胀及疲倦有所减轻，肝在剑突下未触及，右肋下2厘米。治疗前已行脾切除。

材料来源：广东省三水县血吸虫病防治站。

注：排钱草为豆科植物 Desmodium pulchellum (L.) Desv. 以根入药。

（二十）麻　风

第一方：治麻风。

方药：蛤蟆苍耳丸：蛤蟆，苍耳草（全株）。

制法及用法：将蛤蟆水煮，取汁浓缩。去肌肉，骨胳，留肝。苍耳草煎煮取汁，加蜂蜜，酒精，大麦粉制丸。成人每日服药量相当于蛤蟆一只，苍耳草三两（拾两制），分二至三次服，小儿酌减。服药2～3周后可按体质及反应酌情增减。服药期间忌食猪肉。

副作用：有恶心，呕吐，腹泻，头晕，心跳，心悸等现象。

疗效：治疗34例，在自觉症状、临床体征及细菌改变等

211

1949
新 中 国
地 方 中 草 药
文 献 研 究
(1949—1979年)
1979

方 面有不同程度的疗效。

泌汗功能：31例中有28例恢复；知觉：31例中有27例部分恢复；皮损：11例中有3例改善；溃疡：16例中有4例愈合，9例缩小；末端循环功能：21例中有19例改善；黑色素沉着：26例有16例减退；浅神经粗大变软：只有少数病例，细菌检查：15例有7例连续五次转阴。

材料来源：江苏省盐城县康复新村。

第二方：治麻风溃疡，营养性溃疡，慢性骨髓炎。

方药：老材香、党参各三两，熟松香一两，枯矾、血余炭、象皮炭、黄芪各二两，柳树皮炭、白芷、鸡内金、甘草、蜂蜡各一两，龟板炭、太子参各一两五钱，当归五两，红花二钱，莱菔子、白芥子各六钱，大枫子仁、麻油各一斤半，猪油二斤。

制法：将上药全部研成粉。将药粉放入煮沸之麻油中，拌匀后加猪油成糊状，装瓶密封备用。

用法：1．溃疡面先以苦参水（即苦参、浮萍草、苍耳子各等分煎水）冲洗15～20分钟，后用过锰酸钾水棉球洗净，擦干，用溃疡散（即老材香五分，枯矾二两，白胡椒粉二分，白芷一钱制成粉剂）撒伤口，再敷上述药膏，包扎。每日或隔日换一次。

2．对深部溃疡，皮肤组织角化或骨髓炎难以愈合，可用"白降丹"腐蚀代替手术扩创，既不出血又减少痛苦，再用上述药膏效果显著。

疗效：治疗208例麻风性溃疡、营养性溃疡和慢性骨髓炎患者，已治愈163例，接近愈合的9例，显效28例，仅7例严重骨髓炎效果不好。

212

材料来源：江苏省建湖县建东医院。

注：太子参为石竹科植物孩儿参 Pseudostellaria r-haphanorhiza (Hemsl.) Pax.以根入药。

第三方：治麻风溃疡。

方药、制法及用法：白降丹：朱砂、黄柏各二钱，水银一两，硼砂五钱，火硝、食盐、白矾、皂矾各一两半。按传统制法制备降丹。有腐肉、流水、脓血者清创后再以银花、连翘、黄柏、茶叶各五钱，焦栀三钱，枯矾二钱煎汤洗涤患处，待干后撒敷包扎即可。

红升丹：水银、白矾各一两，火硝四两，雄黄、朱砂各五钱，皂矾六钱。按传统制法制备升丹。用法同上。

飞跃洗剂：食用的泡菜水经纱布过滤即得。用以冲洗伤口，再用浸湿之纱布贴盖，包扎。每日或间日换药。

生肌散：煅龙骨八两，炉甘石五两，炙没药、白芷、儿茶、象皮各三两，血竭、炙乳香、广丹、赤石脂、贝母各二两，轻粉、枯矾、硼砂、海螵蛸、红花各一两，梅片六钱，麝香二钱。共研极细粉末，贮瓷瓶备用。用法与白降丹相同。

二一糊剂：一枝箭，一枝蒿。将上药洗净晾干，以等量面粉制成糊剂。清创后敷创面，间日换药。

二花洗剂：银花一两，菊花、连翘、黄柏、白疾藜各四钱，川椒、茶叶各三钱。煎汤浸泡创面。

疗效：治疗麻风溃疡155例，治愈67例，基本治愈8例，显著进步18例。

材料来源：陕西省汉中疗养院。

注：1.一枝箭为毛茛科植物贝茜花 Beesia calthae-

1949

新 中 国
地 方 中 草 药
文 献 研 究
(1949—1979年)

1979

folia (Maxim.) Ulbr. 以根茎入药。

2．一枝蒿为菊科植物千叶蓍Achillea millefolium
L．以全草入药。

第四方：治麻风所致的脚底溃疡。

方药及制法：草药二号：跌骨伞、百鸟不落、爬山虎、
土常山、小叶金樱、穿破石、一咀两刺、三加皮、松花（以
上诸药除松花外均要叶）各等量。将各药晒干共研细末，加
冰片少许备用。

草药五号：龙芽草、石荠草、海金沙、蛇不过、九里
明、土常山、爬山虎、大叶桉（以上各药均用叶）各等量，
冰片（少许）。制法与草药二号同。

壁虎粉：将壁虎（又名守宫、块蛇干）文火焙干，研为
细末。

雄黄膏：将雄黄、乳香、没药各等分，研为细末，加凡
士林拌成软膏。

用法：将溃疡面扩创，除去坚硬的角质层、皮下变性脂
肪及腐骨，撒上一薄层药粉或壁虎粉，撒草药粉的创面用棉
垫复盖，撒壁虎粉的创面敷以雄黄膏棉垫。每天换药一次。

疗效：用草药二号及五号治疗44例，23例痊愈，11例显
著进步，7例无效。用壁虎粉治疗85例，77例痊愈，接近痊
愈3例，显著进步3例。

材料来源：广西桂林专区平山医院。

注：1．跌骨伞为冬青科植物冬青 Ilex chinensis
Sims．

2．百鸟不落为五加科植物鸟不企 Aralia decaisne-
ana Hance

214

3．爬山虎为桑科植物薜荔 Ficus pumila L。

4．土常山为山矾科植物华山矾Symplocos chinensis（Lour.）Druce 以根入药。

5．穿破石为桑科植物柘树Cudrania tricuspidata (Carr.) Bur。以根入药。

6．一咀两刺为清风藤科清风藤属植物Sabia sp。

7．三加皮为五加科植物 白簕（三叶五加）Acanthopanax trifoliatus (L.) Merr。

8．龙芽草为蔷薇科植物 Agrimonia visidula Bunge

9．石莽草为蓼科植物头花蓼 Polygonum capitatum Ham. ex D. Don

10．九里明为菊科植物千里光 Senecio scandens Buch.-Ham。

11．大叶桉为桃金娘科植物 Eucalyptus robusta Sm。

（二十一）流行性出血热

主治：流行性出血热。

方药：雪见草、鲜抱石莲、乌韭、红孩儿各一两，鲜大青（全株）、鲜半边莲各二两，海金沙、鲜锦鸡儿根、十大功劳、车前子（或鲜车前草一两）、夏枯草各五钱。

用法：每日一剂，水煎后冷服。出血严重时，上方加白茅根一两，或白及五钱；低血压期，去夏枯草；多尿期，去车前子或海金沙；后期有少数出现血压持续增高，再加用夏

215

1949

新 中 国
地 方 中 草 药
文 献 研 究
(1949—1979年)

1979

枯草，夏季多吃西瓜；恢复期一般可不用药。

疗效： 共治疗14例，12例痊愈，1例无效，1例死亡。

材料来源： 江西省。

注：1．雪见草为唇形科植物 Salvia plebeia R. Br．以全草入药。

2．抱石莲为水龙骨科植物 Lepedogrammites drymoglossoides (Bak.) Ching 以全草入药。

3．乌韭为林蕨科植物 Stenoloma chusana Ching 以全草入药。

4．红孩儿为薯蓣科植物薯莨 Dioscorea benthamii Prain et Burkill．以块茎入药。

5．大青为马鞭草科植 物 Clerodendron cyrtophyllum Turcz．以全株入药。

6．半边莲为桔梗科植 物 Lobelia radicans Thunb．以全草入药。

7．锦鸡儿为豆科植 物 Caragana sinica(Buc'hoz) Rehd．以根入药。

8．十大功劳为小檗科植物阔叶十大功劳 Mahonia bealei Carr．以全株入药。

9．海金沙为海金沙科植物 Lygodium japonicum (Thunb.) Sw．

216

肿　瘤

一、中草药、中西医结合治疗肿瘤

（一）良性肿瘤

第一方：治血管瘤、脂肪瘤。

方药：鲜山茨菇块根，磨溶于三花酒中。

用法：外涂，每天三至四次。

病例：周××，7岁。1966年5月发现右侧颈部有一小指头大肿块，经广州中山医学院确诊为右颈部血管瘤。同年9月用上方外敷七天，半月后肿物消失。

材料来源：广西钟山县抗大中学。

注：山茨菇为防己科植物青牛胆（箭叶金果榄）Tinos-pora sagittata Gagnep.

第二方：治甲状腺腺瘤。

方药：疬子草适量。

制法：捣烂，加隔夜粥适量混合。

用法：敷患处，每晚敷一次。

病例：刘××，女，成年。1969年3月发现颈部有一肿物如鸡蛋大，逐渐增大至衣领不能扣，××医院诊断为甲状腺腺瘤，按上方外敷七次，肿块缩小，半个月后痊愈，迄未

1949

新 中 国
地 方 中 草 药
文 献 研 究
(1949—1979年)

1979

复发。

材料来源：广西梧州专区藤县壤南公社。

注：疬子草为报春花科植物 Lysimachia sp.

第三方：治乳房纤维瘤、多发性神经纤维瘤。

方药：半枝莲、六耳棱、野菊花各一两。

用法：水煎服。

病例：（1）×××，女，40岁。1969年发现两侧乳房有拇指大至核桃大肿块数个。经广西医学院病理切片诊断为"乳房纤维瘤"。服上方三剂后疼痛减轻，肿块缩小。继续服上方加蓝花柴胡、细金不换各五钱，共服20余剂，肿块消失。

（2）×××，女，19岁。患病已十余年，经广西医学院病理科诊断为"多发性神经纤维瘤"，1970年初服上方五剂后疼痛减轻，继服上方加归尾四钱，象皮（先下）、山甲各三钱，蜈蚣两条，全蝎二钱，共服30余剂，肿块明显缩小，疼痛消失。

材料来源：广西南宁反修医院。

注：六耳棱为菊科植物六棱菊 Laggera alata Sch.-Bip.

第四方：治子宫肌瘤。

方药：桂枝、桃仁、赤芍、海藻、牡蛎、鳖甲各四两，茯苓、丹皮、归尾各六两，红花二两五钱，乳香、没药、三棱、莪术各二两。

用法：共研细末，蜜丸三钱重，每次服一至二丸，每日服二至三次。

病例：金××，女，42岁。于1962年1月起阴道出血

218

淋漓不止，小腹坠痛。1964年5月经××医院诊断为子宫肌瘤，子宫大如二个月妊娠。服上药，每次一丸，日服三次，持续服药一年，月经正常，肌瘤消失。

材料来源：甘肃省中医院。

（二）恶性肿瘤

1．多种恶性肿瘤

第一方：治胃癌、食管癌、肝癌、直肠癌等。

方药： （1）并头草、半边莲、黄毛耳草、苡仁各一两，天胡荽二两，白玉簪花根五分。

（2）白花蛇舌草、茅根各二两半，苡仁一两，红糖三两。

（3）白花蛇舌草二两半，苡仁一两，黄独(黄药子)三钱，乌梅二钱，龙葵一两，乌药一钱，田三七粉五分。

用法：水煎服。

病例： 1．吴××，男，42岁。诊断为胃窦部癌入院，于1969年11月12日行剖腹探查，因广泛转移未能切除癌肿，经用环磷酰胺两个疗程，服方(2)和方(3)，五个月后再次剖腹探查，发现癌肿局限。术后继续服药巩固疗效，体重增加13斤。

2．黄××，女，49岁。1968年2月行乳癌根除术。1970年2月，感到右季肋胀痛，超声波见肝区出现束状波，同位素扫描提示肝左叶转移性肝癌。经用上方治疗两个多月，配合化学疗法，肝脏缩小，肝痛消失，超声波及同位素扫描均无异常，体重由110斤增至116斤，患者出院重返工作岗

219

1949

新 中 国
地 方 中 草 药
文 献 研 究
(1949—1979年)

1979

位。

材料来源： 江西省南昌市第二医院。

注： (1)并头草为唇形科植物狭叶韩信草 Scutellaria rivularis Wall.

(2)半边莲为桔梗科植物 Lobelia radicans Thunb.

(3)黄毛耳草为茜草科植物 Oldenlandia chrysotricha(Palibin) Chun

(4)天胡荽为伞形科植物 Hydrocotyle sithorpioides Lam.

(5)白玉簪花为百合科植物 Hosta plantaginea Aschers.

(6)白花蛇舌草为茜草科植物二叶葎 Oldenlandia diffusa(Willd.) Roxb.

(7)黄独为薯蓣科植物 Dioscorea bulbifera L.

(8)龙葵为茄科植物 Solanum nigrum L.

第二方： 治恶性肿瘤及急性淋巴细胞性白血病。

方药： 喜树碱。

用法： 喜树碱注射液每天以10～20毫克注射，10～14天为一疗程，以后每三天注射一次作维持量。本药对血象影响较小，一般在用到140～160毫克时可能出现白细胞下降，但下降速度较慢。

疗效： 治疗恶性肿瘤及急性白血病患者共20例，其中1例肝癌，2例胃癌及2例急性淋巴细胞性白血病患者，获得显著的疗效。

病例： (1)苏××，女，48岁。晚期胃癌，入院时检查：腹部肿块14.5×6厘米，稍能活动，质硬，表面结节状。X

220

光片胃大、小弯部均见明显充盈缺损，肿块与四周紧密粘连。病人一天只吃二两，恶液质，卧床不起。用喜树硷治疗，每天静注一次，每次10毫克。总量达230毫克。腹部肿块基本消失，X光片示：整个胃腔已清晰显示，无大块充盈缺损，胃窦部已显影，但较僵硬。一天饭量一斤二两，能随意活动。

（2）李××，男，8岁。患急性淋巴细胞性白血病。入院检查：颈部及二侧腹股沟浅淋巴结似绿豆大小，肝脾肿大，均在肋上2厘米，中等硬，少量皮下出血点。血象：红细胞320万，血色素54%，白细胞2900，中性28%，淋巴71%，异形细胞3～5%，血小板98000。骨髓象：原始细胞4.5%，诊断为急性淋巴细胞性白血病。以喜树硷5毫克静脉注射，每天一次，合用强的松治疗。疗程结束时，肝脾缩小，淋巴结不能触及。血象：红细胞334万，血色素81%，白细胞7000，中性57%，淋巴42%，血小板10万。骨髓象：缓解。

材料来源：上海市长宁区中心医院，上海市第十制药厂，上海市南昌药厂，中国科学院药物研究所。

注：喜树为珙桐科植物 Camptotheca acuminata Decne。

第三方：治多种癌瘤。

方药及制法：取卤水1000毫升、乌梅27个，放于砂锅或搪瓷缸内，煮沸后细火持续20分钟左右，放置24小时滤过备用。

用法：成人每天六次，每次3毫升。饭前、饭后各服一次（开始每次2毫升逐渐加至3毫升。初服可有轻度腹泻或癌瘤局部疼痛加剧的现象，无须处理可自愈。不能耐受者可减少次数或剂量）。对体表癌如阴茎癌、宫颈癌等可同时用

221

1949

新 中 国
地 方 中 草 药
文 献 研 究
(1949—1979年)

1979

做擦剂。

疗效： 观察52例，除 6 例淋巴肉瘤无效和 1 例治疗中断外，其他45例均有效。一般服药一个月后症状减轻， 2 ～ 4 个月症状明显消减，癌瘤缩小。较大癌瘤术前服药可为手术创造条件，如瘤体缩小、减少出血、改善症状等。

病例： 刘××，男，37岁。两年来尿痛，排尿困难，继之龟头肿胀坚硬，失去知觉。检查：包茎，龟头肿大约5 × 4 × 4 厘米，切除包皮见肿物呈菜花样，恶臭，癌组织浸润到冠状沟，尿道口消失在菜花样癌组织中。取活检病理诊断为鳞癌。内服乌梅卤水每次2.5毫升，日六次；局部洗涤每日一次，每次半小时，共治三个月。肿瘤与正常阴茎部分逐渐分离，界线分明。在局麻下切除肿瘤部分，次日出血不止，用乌梅卤水压敷而止血，切口愈合，恢复健康，并已参加劳动。

材料来源： 中国人民解放军291医院、内蒙古包头市肿瘤防治研究所。

注： （1）乌梅卤水已制成丸剂、针剂、软膏等各种剂型。

（2）服药期间禁吃红糖、白酒、酸、辣等刺激性食物。

第四方： 治食管癌及其他多种肿瘤。

方药： 火硝、明矾、水银各一两，炼制即得。

用法： 每 7 ～10天服药一次，每次0.4～ 1 克。于清晨空腹用少量开水送下。服后大多数患者有吐泻反应，轻者当天可恢复，重者 2 ～ 5 天即可恢复，一般不需任何处理，严重者可对症治疗。部分患者服药后可有头晕、耳鸣、上腹不

222

适、口腔炎等反应，偶有过敏性皮疹。

材料来源：天津市王串场中医院。

第五方：治直肠癌、鼻咽癌、溶骨肉瘤、胃癌。

方药及制法：抗癌丸（内服）：丹、琥珀、山慈菇、白及、山药各十两，田七二十两，牛黄六两，黄连、黄芩、黄柏各五两，陈皮、贝母、郁金各二两，桑椹、甘草、银花、黄芪、蕲蛇各三两，犀角三钱。

注：丹方：明矾、牙硝、水银各二两，煅皂矾一两，朱砂五钱。将上药共研细末，以不见水银为度，盛入生铁锅内用大磁碗覆盖，碗上加压，碗周围以石膏粉密封，然后按一般炼丹法，先文火后武火，火力均匀，进行煅炼三小时，离火待冷，揭开碗盖，碗面上附着的粉末即丹，以红而亮者为上。取下丹粉为赋形剂，做成片剂，每片含丹一厘，凉干收贮备用。

散血膏（外用）：南星、防风、白芷、柴胡、土鳖虫、自然铜、全皮各三钱，升麻二钱，猴骨、龙骨、桂皮各六钱，细辛、荆芥、当归、甘草各二钱半，丹皮七钱，续断三钱半，风藤四钱，黄芪一两三钱，附子、遍地红、过山龙各五钱，红丹十六两，香油三十二两。

先取麻油置火上煎熬，加硬药煎枯，再加丹成粘稠状，离火待温度下降后，涂于牛皮布上即得。

用法：每次服一丸，每日二至三次，饭后服。一个月为一疗程，4～6个月为治疗期。每疗程结束可停药一周。服药后偶有口腔炎等症，可减少用量，或暂停数日。

禁忌：少吃葱、蒜、浓茶，禁食鸡、鲤鱼、牛肉、母猪肉。

1949
新 中 国
地方中草药
文 献 研 究
(1949—1979年)
1979

病例： （1）朱××，女，34岁。大便困难，细如牙膏状，1963年9月入院，体重65市斤，直肠镜检和肛诊检查发现离肛门6厘米处有白色高低不平的新生物突出肠腔内，呈环状狭窄，仅见0.4厘米的腔隙，接触出血，活检证实为"直肠恶性肿瘤"，服上述抗癌丸两个多月，癌块溃烂，大便渐好，出院后继续治疗达两年，迄今七年，完全恢复健康。

（2）刘××，男，47岁。1958年4月开始觉左下肢酸痛日益加剧，大腿上端肿大如儿头，坚硬，压痛，皮肤变黑发亮，浅静脉怒张，运动受限，经X光检查发现"左股骨上三分之一有明显骨质破坏，为溶骨状改变，合并有骨折，远端向上移位"，诊断：左股骨上端溶骨性骨肉瘤。住院后服抗癌丸，并外贴散血膏，治疗四个多月基本治愈，回家继续用药，1970年复诊。患者一日步行八十余里，挑重一百多斤，无不适感，除患肢较短外，一般情况良好。X光片显示骨质密度增加，骨轮廓更为清晰。

材料来源： 江西井冈山专区人民卫生院。

第六方： 治多种恶性肿瘤和白血病。

方药及用法： 抗毒合剂：金牛根、丁葵草、蛇泡簕、铁包金、韩信草、寮刁竹、枝花头各一两，白茅花五钱。

敌癌片：枝花头、金牛根、穿心莲、大叶蛇总管、蛇舌草各二斤，急性子、水蛭各半斤，寮刁竹、韩信草各一斤，蟾蜍260只，壁虎260条，蜈蚣260条，共为细末，和猪胆汁、马蹄粉（荸荠粉）为细丸。每天服三次，每次三钱。

外用消癌散：细叶七星剑、芙蓉叶各二斤，金牛根三斤，土半夏、穿心莲、生半夏、生南星、韩信草、生栀子、生川乌、生草乌、一枝箭各一斤。共研细末，适量蜜调外敷

224

患区或水煎作溃疡面清洗、阴道冲洗等。

抗癌毒注射液：入地金牛根、穿心莲、枝花头各等量，将其制成灭菌注射液。

蟾蜍注射液：以活蟾蜍刮取耳后腺体分泌物，按生物硷提制灭菌注射液，供肌肉注射用。

作用："抗毒合剂"、"敌癌片"有解毒散结止痛作用。"消癌散"外敷患区，有散结止痛，促进局部病灶消减作用。"抗癌毒注射液"止痛消炎作用较明显。"蟾蜍注射液"有一定止痛解毒作用。

疗效：无选择地在门诊治疗鼻咽癌、肝癌、直肠癌、舌癌、骨肉瘤、食道癌、胃癌、甲状腺癌、乳腺癌、白血病等各种不同病期的患者200例。其中显效47例，占23.5%；稳定88例，占44%；无效12例，占6%；不明38例，占19%；死亡15例，占7.5%。

病例：庞××，男，53岁。1969年诊断为肝癌，经用中草药、抗毒合剂治疗，一个月后症状消失，体重增加，体力恢复，1970年4月广州华南肿瘤医院诊断为肝癌治愈。

材料来源：广东佛山中医院。

注：（1）金牛根（入地金牛）为芸香科植物两面针 Zanthoxylum nitidum (Lam.) DC.

（2）丁葵草为豆科植物 Zornia diPhylla(L.) Pers.

（3）蛇泡簕为蔷薇科植物茅莓 Rublls ParvifoliusL.

（4）铁包金为鼠李科植物细纹勾儿茶 Berchemia lineata (L.) DC.

（5）韩信草为唇形科植物 Scutellaria indica L.

（6）寮刁竹为萝藦科植物徐长卿 Pycnostelma Panic

1949

新 中 国
地 方 中 草 药
文 献 研 究
(1949—1979年)

1979

-ulatum（Bunge）Schum。

（7）大叶蛇总管为蓼科植物虎杖 Polygonum cusPid atum Sied.et Zucc.

（8）蛇舌草（白花蛇舌草）为茜草科植物二叶葎 Olden- landia diffusa（Willd.）Roxb.

（9）穿心莲为爵床科植物 Andrographis Paniculata Nees

（10）土半夏为天南星科植物犁头尖TyPhonium divar- icatum（L.）Decne.

（11）芙蓉为锦葵科植物木芙蓉 Hibiscus mutabilis L.

（12）一枝箭为菊科植物一枝黄花 Solidago viygo-aur ea L.

第七方： 治食管癌和其他癌瘤。

方药： 铁甲军六两，百草霜、三棱、文术、灵仙各四两，杏仁，炒木鳖子仁各五两，生硇砂、乌梅肉、内金、硼砂、轻粉、木通、滑石、川军、枳实、桃仁、铅粉、苡米各三两，巴豆仁、黑豆、绿豆、乳香、急性子、儿茶、乌贼骨、斑蝥、沉香曲、元胡各二两，雄黄、木香、朱砂、浮石、血竭、川朴、指甲、白芥子、九香虫各一两，蟾酥三钱。

制法： 共研细末，制成蜜丸，每丸重三钱。

用法： 每次服一丸。

材料来源： 天津市第二防治院东兴市场防治所。

第八方： 治宫颈、阴道、肛管、直肠等癌。

方药： 儿茶一钱八分，乳香、没药各一钱五分，冰片二钱五分，蛇床子七分，轻粉一钱，蟾酥二分，硼砂、三仙丹、雄黄各二钱，血竭一钱五分，白矾九两。

226

制法：将上药各为细末，先将白矾用开水溶化，最后加蛇床子、蟾酥、血竭制成一分钱币大小的药片。

用法：外用。每次一片放癌组织处，隔2～3天换一次。

材料来源：四川省灌县半农半医毛泽东思想学习班。

第九方：治食管癌、胃癌、直肠癌、宫颈癌、鼻咽癌。

方药：菝葜。

用法：取菝葜的块状根茎洗净切片，晾干，将干品一斤至一斤半浸入六至七斤水中一小时，连同浸液文火煎三小时，去渣，加肥肉一至二两，再煎一小时，得浓煎液二小碗（约500毫升），于一天内多次饮服。

病例：陈××，男，59岁。进行性吞咽困难，仅能吃流质或半流质。胸背疼痛已一个月，经X光检查，诊断贲门癌。1969年5月入院，同年7月开始用上药治疗，服药一周后，吞咽较为顺利，胸部疼痛减轻。治疗二月，可食干饭及馒头。迄今一年，X光复查病变稳定，病人精神良好，已参加轻微劳动。

材料来源：福建省福州市第一医院。

注：菝葜为百合科植物 Smilax faurei Levl。

2. 脑 瘤

第一方：治脑瘤及各种肿瘤。

方药及制法：（1）安庆消瘤散：老生姜、雄黄各等分。取老生姜除掉叉枝，挖一洞，掏空，姜的四周留约半厘米厚，然后装进雄黄粉末，再用挖出的生姜末把洞口封紧，放在陈瓦上，用炭火慢慢焙干，约七、八小时，焙到金黄色，脆而不焦，一捏就碎时，即可研粉，通过80目筛子，将筛下之

227

1949

新　中　国
地方中草药
文　献　研　究
(1949—1979年)

1979

粉，装进密闭瓶内备用。

（2）安庆膏药：芝麻油十二斤六两，铅粉五斤半。

先将麻油放进铁锅里用武火加温至起泡，不停搅动，扇风降温，至满锅全是黄泡时，即取下稍放片刻，再置火上加温，约300°C，在冷水中使麻油能滴水成珠时，取下稍冷片刻，再放火上，将铅粉均匀缓缓倒下，以木棍不停搅动，直到满锅都是深金黄色大泡时，即取下继续搅动数分钟，取冷水一碗，沿锅沿倒下，去毒收膏。再用大小不同的纸摊贴即成。

用法： 外贴时将膏药烘干，均匀薄薄地撒上一层药粉（约一张白光连纸厚），膏药周围至边缘应留下0.4厘米，以利敷贴，在胸腹部等较平坦位置，亦可先在身上摊好药粉，再将膏药贴上，具体敷贴位置应根据病变、痛点、近端有关穴位三结合的原则选定，敷贴药粉的范围应略大于病变及痛点范围，敷贴时间每两天换一次，一般以一至三个月为一疗程，根据病情变化，亦可继续延长。

病例： 李××，男，49岁。左下肢运动失灵四个月，头痛一个月，逐渐加重，伴有呕吐、眼花及耳聋。检查：视力，眼前能看清手指数。听力，耳边大声说话才能听到。眼底有明显乳头水肿。右顶部颅板变薄。左侧肢体瘫痪（肌力减弱）。腰穿脑脊液细胞数158个/立方毫米,蛋白20毫克%,脑血管造影右顶部似有肿瘤。临床诊断右顶区占位性病变（脑瘤）。入院时用镇静及镇痛药物，仍不能控制头痛，用安庆膏、散十天后，头痛基本消失。两周后视力好转，可以看到墙上宣传画的口号，一个半月后眼底乳头水肿消失,瘫痪肢体恢复功能，视力恢复至右0.1，左0.1。腰穿压力100毫

228

米汞柱，细胞数 7 个／立方毫米，蛋白30毫克％，临床已基本治愈。

材料来源：安徽省安庆市肿瘤研究小组。

第二方：治颅内肿瘤。

方药：鲜"金剪刀"根适量。

制法：取鲜"金剪刀"根用清水洗净，放小量食盐捣烂。

用法：敷于肿瘤患处，24～36小时取下即可。局部皮肤起泡，用针挑破。一般敷一次。

病例：李××，女，14岁。1968年8月13日右脚突然跛行，继之剧烈头痛，呕吐，抽搐，神志不清。上海某医院脑血管造影检查，诊断为"后颅内肿瘤"。恶性可能性居多。杭州肿瘤医院采用上药外敷24小时后，患者头痛、抽搐即止，神志逐渐清醒，一个月后恢复正常，四个月后上学。1970年4月17日随访患者，智力、言语、活动均正常。

材料来源：浙江省杭州肿瘤医院。

注：金剪刀（枯枝活叶藤）为毛茛科铁线莲属植物 Clematis sp. 其复叶中的小叶常二枚叉开呈剪刀状（一长一短），故有金剪刀之名。

3. 鼻咽癌、上颌窦癌

第一方：治鼻咽癌。

方药：石上柏（深绿卷柏）。

用法：干石上柏一至二两（鲜品三至四两），加猪瘦肉一至二两，清水六至八碗，煎至一或一碗半，分1～2次服。每天一剂。一般以15～20天为一疗程。用药量可酌情增减。

229

1949

新 中 国
地 方 中 草 药
文 献 研 究
(1949—1979年)

1979

病例：彭××，女，76岁。1968年9月因咽喉不适，经华南肿瘤医院检查，咽喉部有肿物，并向上侵犯会厌，病理诊断为鳞状上皮癌，患者不同意作放射治疗，先后用过葵树子、半枝莲、六神丸治疗无效，于1969年9月开始用石上柏治疗，服完1斤多后，咽喉部肿物消失，间接喉镜检查未见肿物。

材料来源：广东省广州市第一人民医院，华南肿瘤医院等。

注：石上柏为卷柏科植物深绿卷柏 Selaginella doederleinii Hieron。

第二方：治鼻咽癌。

方药：鲜野荞麦、鲜汉防己、鲜土牛膝各一两。

用法：水煎服。另取灯心草捣碎口含，同时用垂盆草捣烂外敷。

病例：夏××，女，16岁。经常流鼻血，于1969年2月到温州某医院诊治，怀疑鼻咽癌，而转去上海一医耳鼻喉科医院及上海肿瘤医院，诊断为"左鼻腔恶性肿瘤累及左上颌窦及筛窦"。活体病理报告为"未分化癌"，认为放射治疗无效。同年6月开始用上方治疗，至8月近期痊愈。

材料来源：浙江省文成县████卫生办公室。

注：（1）野荞麦为蓼科植物 Fagopyrum cymosum Trev.

（2）汉防己为防己科植物木防己 Cocculus trilobus (Thunb.) DC.

（3）土牛膝为苋科牛膝 Achyranthes bidentala Bl.

230

（4）灯芯草为灯芯草科植物 Juncus leschenaultii Gay。

（5）垂盆草为景天科植物 Sedum sarmentosum Bunge。

第三方：治鼻咽癌。

方药及制法：（1）蜈蚣三条，炮甲、土鳖、地龙、田三七各一钱。前四味焙干共研细末。再加入三七粉和米水酒适量，佐以"辛夷散"加减。

（2）山苦瓜液：将山苦瓜10克切碎，浸于75％酒精25毫升，加蒸溜水25毫升，3天后，再加蒸溜水50毫升，搅匀，用消毒纱布过滤去渣，加甘油20毫升备用。

用法：方1水煎服，每天三次。方2每天滴鼻三至六次。

病例：黄××，女，36岁。1968年2月起左侧头痛，鼻塞，咳血痰。同年5月左面部肿大，××医学院诊断"鼻咽部未分化癌"，8月去××肿瘤医院放射治疗半个疗程，并用过白花蛇舌草、半枝莲、半边莲不见效。1970年3月头痛加剧，肿块更大，左鼻不通，喉疼，声嘶，吞咽困难，3月26日开始服上述第1方，一周后加用山苦瓜液滴鼻，10天后鼻孔稍通，18天后喉痛、头痛好转，能进半流饮食。经过40天治疗全身症状基本消失，于5月17日出院。后继用第2方。随访时已恢复工作，颈部肿块缩到蚕豆大小。饮食恢复，每天可步行20华里。

材料来源：湖南省宁远县人民医院。

注：山苦瓜为葫芦科植物王瓜 Trichosanthes cucumeroides Maxim。

231

1949
新 中 国
地 方 中 草 药
文 献 研 究
(1949—1979年)
1979

第四方：治鼻咽癌。

方药及用法：（1）内服方：辛夷、黄柏、生地、苍耳子各五钱，白芷三钱，细辛一钱，葱白、刺桐树寄生各一两。加猪鼻一个，水煎服。

隔日一剂，连服7～8剂，续服上方，另加入黄皮树寄生、苦楝树寄生各一两（鲜）。水煎服，隔日一剂，连服5～7剂。

鼻血、鼻塞、耳聋时加花生壳二十个，海棠果（去外皮）七个，水母蟹壳三至五只，晒干研末冲开水。隔3天一剂，连服6～12剂。

耳边有肿块，耳聋时用刺桐树寄生、大种鹅不食草各一两，捣烂绞汁，冲入药汤内服，隔2～3天一剂，连服4～5剂。

（2）外用方：葱白、皂角各三个，麝香五至七厘，鹅不食草二至三钱（鲜），共捣烂绞汁，用棉花蘸药塞耳。如鼻、耳出血，将上药汁滴入。

病例：陈××，男，25岁。常鼻塞，吞咽有梗阻感，消瘦，三年前海南医院鼻分泌物涂片检查确诊为鼻咽癌。1968年起用本方治疗，共服21剂痊愈，至今未复发。

材料来源：广东省文昌县城郊玉山大队。

4. 肺　　癌

第一方：治肺癌。

方药：半枝莲、白英各一两。

用法：水煎服，每日一剂。

病例：王××，女，56岁。1968年起病，先后去嵊县、杭州等地医院检查，诊断为右侧肺癌，伴胸膜转移。曾用氮

232

疗等治疗无效。回大队三年来坚持用上方治疗，症状消失，全身情况好转，能参加一般体力劳动。

材料来源：浙江省嵊县人民医院。

第二方：治肺癌。

方药及用法：北沙参、麦冬、生地、百部、地榆各四钱，五味子一钱，炒山栀、王不留行各三钱，蒲公英、徐长卿各五钱，石见穿、紫草根各一两。水煎服。

复方斑蝥片：每片含斑蝥5毫，木通、车前子各9毫，滑石10毫。每次服一片，日服二次。

病例：×××，男，54岁。1967年12月因咳嗽、左胸隐痛，在××医院胸片诊断为左肺癌。痰癌细胞Ⅲ级阳性。因心肌劳损不能手术，仅给对症治疗。于1968年8月到曙光医院治疗。胸片：左上肺肿瘤灶为2.5×2.5厘米，经上法治疗，每三个月胸片复查一次，病灶逐渐缩小，二年后临床症状基本消失。

材料来源：上海中医学院附属曙光医院。

注：石见穿为唇形科植物紫参 Salvia chinensis Beath。

第三方：治肺癌。

方药：白花蛇舌草、茅根、铺地锦、苡仁、夏枯草各一两，桔核、桔红各三钱，寸冬、海藻、昆布、百部、生牡蛎、芙蓉花、蚤休各五钱，生地、元参各四钱。

用法：水煎服。

咳嗽：加枇杷叶五钱、桑叶五钱至一两，浙贝三钱，紫菀五钱至一两。

咳血：加白及五钱，阿胶三至五钱，二蓟炭、藕节炭各

1949

新　中　国
地方中草药
文　献　研　究

(1949—1979年)

1979

一两。

气虚：加黄芪、沙参各一至二两。

痰多：加海浮石五钱至一两，胆南星三钱。

痰多而稠：加礞石滚痰丸，每天一丸。

发烧：加生石膏一至三两，山药五钱，地骨皮、青蒿各五钱至一两。

胸水：加赤小豆一至三两，葶苈子二至四钱，石韦、车前、云苓各一两，大枣七个。

材料来源：天津市第二防治院东兴市场防治所。

第四方：治肺癌。

方药：（1）并头草（狭叶韩信草）一斤，楤木一斤。分十六包。

（2）紫河车、熟地、生地、茯苓、泽兰、猪苓、紫贝齿、首乌、花龙骨等各四钱，当归、白芍、女贞子、公丁香、白术、神曲、麦芽、山查、鸡内金、阿胶、生地榆末、生芪荟各三钱，牡蛎一两，川贝、麦冬各五钱，余粮石一两，砂仁二钱，朱砂、琥珀、甘草各一钱，人参二钱。

用法：均水煎服。以上两方各服七剂调换。

病例：马××，男，63岁。1967年12月开始左侧胸痛、咯血、消瘦，经北京日坛医院X光诊断为左肺周围性肺癌。于1968年6月开始服方（1）、方（2）16包，自觉症状消失，服药62包，X光复查阴影消失，病人已参加工作。

材料来源：江西省余干县。

5. 食 管 癌

第一方：治食管癌。

234

方药：板蓝根、猫眼草各一两，人工牛黄二钱，硇砂一钱，威灵仙二两，制南星三钱。

用法：上方制成浸膏干粉。每天服四次，每次五分。

疗效：经X线摄片或病理检查确诊的食管癌病人300例绝大多数是无手术指征的晚期病人，连诊两个月10次以上，单用中草药治疗者。

食管癌300例观察表

疗效观察	疗　　　效				观　察　时　间				
	近期治愈	好转	稳定	恶化及死亡	六个月	一年	二年	三年	四年 五年以上
例数	33	53	180	34	241	22	21	11	3　2
百分率	11	17.7	60	11.3	80.3	7.3	7	3.7	1　0.66

疗效标准：（1）近期治愈：临床症状消失，食管癌肿基本消失，恢复工作能力，观察获得生存两年以上者。

（2）好转：临床症状显著改善，病灶稳定，精神和体力明显改善，观察获得生存一年者。

（3）稳定：临床症状改善，病灶未见扩展者。

（4）恶化及死亡：治疗无效，全身症状加剧者。

病例：赵××，男，37岁。1964年6月开始吞咽发噎，伴胸骨后痛，消瘦。经钡餐摄影及病理活检，诊断为食管上1/3癌。同年10月开始服药，半月后自觉吞咽干饭顺利。继

1949

新中国
地方中草药
文献研究
(1949—1979年)

1979

续服药四个月，症状基本消失。1965年2月钡餐摄影，病灶消失。随访6年至今健在。

材料来源：安徽省人民医院。

第二方：治食管癌。

方药：灵仙、急性子、郁金、瓜蒌、山甲、生牡蛎各一两，枳壳、薤白、桔红、海藻、黑芝麻、核桃仁各五钱，木香、川椒各三钱，丁香二钱，硼砂一钱。

胸痛，加黄药子一两或二两；仍噎，加柿蒂、柿霜各一两，或加鸡风藤一两，青风藤、海风藤各三钱。

用法：水煎服。

材料来源：天津市第二防治院东兴市场防治所。

第三方：治食管癌梗阻。

方药：硼砂二两，火硝一两，硇砂二钱，礞石五钱，沉香、冰片各三钱。

用法：共研细末。每次三分含化缓下，每隔半小时一次。当患者粘沫吐尽，能进食时可改为三小时一次，一般服本方六小时即见效，连服二天停药。

材料来源：安徽省人民医院。

第四方：治食管癌。

方药：紫硇砂。

制法：将紫硇砂放入瓷器内焠成细末（避金属），加水煮沸，过滤取汁加醋（一斤汁加一斤醋），再用火煎，先武火，后文火，煎干，成灰黄色结晶粉末。

用法：每服二至五分，每日三次。最大剂量每次不超过八分。

疗效：治疗22例，痊愈3例，明显好转8例，好转7

236

例。

病例：曾××，男，79岁。1968年2月起吞咽困难，进食呕吐，4月到××医院诊断为食管癌，服用紫硇砂三个月后痊愈，现已上班，钡餐检查食管正常。

材料来源：湖北省公安县。

第五方：治晚期食管癌。

针灸主穴：天鼎，止呕，巨阙，上脘，中脘。配穴：内关，足三里，风门，膈阳俞，督俞（右），膈俞，肝俞（左），脾俞（右），胆俞，渊腋。

方药及用法：急性子，半枝莲，红枣、陈皮，半夏，茯苓，甘草，苍术，党参，黄芪，桂皮。水煎服。

病例：范××，男，32岁。1969年4月住院。治疗前，每天只能进食半两粥，胸骨后剧痛，吐出大量粘液。消瘦。食管摄片肿瘤长14毫米，肿瘤伴多数溃疡。食管细胞涂片癌细胞阳性。治疗以针刺为主，配合针刺放血，服用中草药。病情逐渐好转，每顿进食6～9两，体重增加40斤。食管摄片所示：光滑，涂片检查癌细胞阴性。已参加装卸工作，随访一年，情况良好。

材料来源：上海市肿瘤医院。

注：止呕穴：位于廉泉与天突联线之中点。有止呕、化痰作用。针刺时针尖斜向天突。

咽部两侧针刺放血，于扁桃体前腭弓下外方。

第六方：治食管癌、转移性肝癌等。

方药：云南白药。

用法：每次1～2克，每天三次。饭后服。两周为一疗程，休息一周。若有效可连服10～15疗程以上。

237

1949

新中国
地方中草药
文献研究
(1949—1979年)

1979

病例：庄××，女，31岁。1964年3月食管镜检查及病理切片，诊断为"食管中下段鳞状上皮癌"。开胸探查因广泛粘连，未能切除，随后提胃入胸，与中上段食管吻合，术后两周放射治疗5次，因反应甚剧而停止。后给以云南白药每次2克，每天三次，连服半年。

当出现口干、咳嗽、虚汗时配合以下中药内服：银花五钱，黄芩二钱，川贝一钱，土牛膝、丹参、黄芪、沙参、党参各三钱，白毛藤（白英）一两，鸡内金二钱，水煎服，每天或隔天一剂，连服5～6剂。服药后症状改善，体力恢复，饭量增加，可从事家务劳动。前后用云南白药一年半，1969年随访，除胸隐痛外无其他不适。发病至今六年，能参加正常工作。

材料来源：福建省福州市第一医院。

注：曾做过云南白药对小白鼠肉瘤S_{180}的抑制实验，证明有抑制作用。

第七方：治食管癌、直肠癌。

方药：瞿麦根（石竹根）。

制法及用法：（1）汤剂：将鲜根用米泔水洗净煎水，每天一至二两（干根用八钱至一两）。

（2）浸膏：每天两次，每次半匙。兑温开水服。

（3）散剂：瞿麦根晒干，研末，直肠癌病人配合外用，撒于肿瘤疮面。

（4）体质差的可配合四君子汤服用。

病例：（1）刘××，女，63岁。1970年3月感到吞咽困难，逐渐只能进流质饮食，经上海××医院钡餐摄片，确诊为食道中段癌。同年7月开始服用瞿麦根药膏，5天后症

238

状减轻，半月后能进干饭。X光复查见食道中段癌灶有好转。

（2）张××，女，54岁。1969年12月大便不爽，肛门疼痛。继则大便脓血，不可坐。在××医院病理活检为直肠癌。服药膏一星期，大便通畅，脓血消失，饮食正常，肿瘤组织明显缩小。

材料来源：安徽省合肥中药加工厂。

注：本方所用原料为石竹科植物石竹 Dianthus chinensis L. 的干燥根，在安徽省该植物与其同属植物瞿麦 Dianthussuperbus L. 均同作瞿麦入药。

6. 胃 癌

第一方：治胃癌。

方药及用法：太子参、姜半夏、川石斛、丹参、郁金、赤芍各三钱，失笑散（包）、炙山甲、夏枯草、木馒头各四钱，陈皮一钱半，广木香二钱，生牡蛎一两。水煎服。攻坚丸20粒，分二次吞服。

病例：×××，男，68岁。素有胃病史，1964年1月27日胃肠造影，疑为胃癌。5月底上腹胀痛，泛吐酸水，嗳气频频，进食不多，经中药治疗后症状减轻，食欲增加。

1966年11月8日摄片：胃部不规则充盈缺损缩小，由于改变了方药，又出现原来症状，癌肿又有发展，恢复原来方药，症状逐渐改善。1969年6月5日摄片病变已不甚明显，胃壁柔软，蠕动正常。1969年12月摄片癌变已趋稳定。

材料来源：上海中医学院附属曙光医院。

注：（1）攻坚丸：马钱子1.0，活蜗牛0.5，蜈蚣1.5，乳香0.1，带子蜂房0.5，全蝎0.3。按上述比例配制。制法：

239

1949

新 中 国
地 方 中 草 药
文 献 研 究
(1949—1979年)

1979

马钱子用开水泡24小时后，换清水连续浸7～10天，再去皮晒干，用麻油炒黄研末；将蜈蚣、全蝎、蜂房炒微黄研末，并将蜗牛捣烂，晒干研末，和乳香粉末糊泛丸，每钱等于20粒。

（2）木馒头为桑科植物薜荔Ficus Pumila L.的果实。

第二方：治胃癌。

方药及用法：向日葵杆剥去外皮，取内白心作为药用，每日一钱半至二钱，煎成汤当开水饮。

病例：程××，女。1963年患晚期胃癌伴广泛转移（病理检查腺癌转移）。服向日葵杆心一年，自觉症状消失，饮食好转。1970年5月胃肠钡餐检查"胃及十二指肠无器质性病变"。

材料来源：浙江省杭州市第二医院。

第三方：治胃癌。

方药：藤梨（猕猴桃）根四两，水杨梅根三两，蛇葡萄根、并头草各一两，白茅根、凤尾草、半边莲各五钱。

用法：水煎服。

禁忌：酸、辣、生、冷、鱼腥等。

病例：宋××，男，53岁。1969年5月开始上腹痛，恶心，食欲减退，每餐只能吃半小碗饭，经金华××医院诊断为胃癌，经服上方三个月，肿块逐渐消失，10月复查已无肿块。

材料来源：浙江省兰溪县癌症研究小组。

7. 肝　癌

第一方：治肝癌。

240

方药：天性草根、野芥菜根各三至四两。

用法：将天性草根和野芥菜根分别煎水，去渣后加白糖适量饮服，上午服天性草根，下午服野芥菜根。

病例：方××，男，39岁。1965年经上海××医院肝穿刺确诊为肝癌。肝区疼痛，腹大如鼓，食水不进。经连服上方半年，病情明显好转。一年后症状及体征消失，随访五年仍健在。

材料来源：安徽省安庆专区革委会卫生组。

注：（1）天性草为三白草科植物三白草Saururuschisensis（Lour.）BaiII.

（2）野芥菜为菊科植物大蓟Cirsium japonicum DC.

第二方：治肝癌。

方药：（1）丹参、石见穿、夏枯草各一两,香附、党参、马鞭草、七叶一枝花、活血龙各五钱，鹅不食草三钱，守宫五条。

腹水：加车前子二两。

发热：加银花二两，黄芩五钱。

疼痛：加延胡索五钱，威灵仙一两。

（2）鲜癞蛤蟆皮。

用法：方(1)水煎服。每日一剂，分两次服。方(2)外敷患处。

病例：何××，女，47岁。因上腹部包块进行性肿大，痛半年余，于1970年2月入院。1969年9月上腹部刺痛，食减，消瘦。经上海第六医院诊断为肝癌。入院后用方(1)及方(2)等治疗，三个月后肝区疼痛明显减轻，食欲增加，肝脏由11.5厘米缩小至6.5厘米。

241

1949

新 中 国
地 方 中 草 药
文 献 研 究
(1949—1979年)

1979

材料来源：江苏省常州市第一医院。

注：石见穿为唇形科植物紫参Salvia chinensis Benth。

第三方：治肝癌。

治疗：用中医辨证论治：

(1)体质尚好，症状不太严重者，攻补兼施，以攻为主；如用半枝莲，白花蛇舌草，三棱，莪术，鳖甲，八月扎，丹参，苡仁，茯苓，陈皮，当归等。

(2)体质较差，宜攻补兼施，以补为主；如用党参、黄芪，茯苓，橘红，半夏，八月扎，三棱，莪术，鳖甲，半枝莲。

(3)肝痛加川楝子，元胡，妙香散。

腹胀加大腹皮，川朴，枳壳。

腹水加大腹皮，猪苓，茯苓，车前子。

黄疸加茵陈，山栀，郁金，车前子。

消化道出血加仙鹤草，地榆炭，败酱草炭。

放射治疗：对手术探查或同位素、超声波检查证实病变较局限者，采用局部（半肝）照射，分两个疗程。每疗程给2500～3000伦琴/30～40天。两疗程之间休息三周。

疗效：中医辨证论治加放射治疗剂量3000～6000伦琴者，全部肿瘤有明显缩小，近期疗效满意。在治疗中没有一例发生急性黄色肝萎缩，也无明显急性肝功能损害的表现。

病例：陈××，1969年9月23日入院检查肝肋下8厘米，剑下11厘米。超声波诊断左叶肝癌，同位素检查显示左叶占位病变。经上述治疗后出院。1970年7月6日随访一般情况好，肝肋下3厘米，剑突下5厘米，超声波无明显癌波，肝功能检查正常，已生存10个月，现已恢复工作。

242

材料来源：上海肿瘤医院。

第四方：治肝癌。

方药及用法：肝动脉插管化疗，常用药物：5-氟脲嘧啶，自力霉素，噻嗜派。

中医治疗原则：扶正祛邪，健脾利湿，清热解毒，宽中利气，常用下述二方，随症加减：

(1)生黄芪，当归，瓜蒌，清半夏，枳实，泽泻，茯苓，元参，鹿角霜，双花，天花粉，陈皮，甘草。水煎服。

(2)生黄芪，党参，茯苓，焦术，炙草，茵陈，香附，板蓝根，苡仁，枳壳，法夏，陈皮，酒军，生地，赤芍，当归，草决明，瓜蒌。水煎服。

用上述方法治疗几例肝癌病人，使多数病人肝脏缩小，肝功能好转，食欲增加，症状减轻，肝同位素扫描显著好转。

病例：杨××，男，46岁。1966年5月26日因右上腹疼痛，扪及包块一个月而入院。6月1日行剖腹探查，肝右叶有灰白色肿瘤结节，大小4至7厘米直径，肝活检证实为肝细胞性肝癌，病变广泛不能切除。经胃网膜右动脉插管至肝动脉，进行化疗，同时服用中药，肝脏明显缩小。肝功能好转。疗后一年发现右髂骨癌转移。经局部放射治疗，全身静脉注射药物，并服中药综合治疗后，髂骨转移灶治愈。现已生存四年，恢复工作。

材料来源：中国医学科学院日坛医院。

第五方：治肝癌。

方药：(1)肝病一号方：适合一般病例。

当归，丹参，红花，半枝莲，石燕，漏芦，苡仁，八月

243

1949

新 中 国
地 方 中 草 药
文 献 研 究
(1949—1979年)

1979

扎，白芍，陈皮，瓦楞。

(2)枳实消痞汤：适合于上腹饱胀。

枳实，厚朴，六曲，麦芽，山栀，茯苓，半夏，陈皮，车前子，半枝莲。

(3)茵陈蒿汤加减：适合于黄疸者。

茵陈，山栀，车前子，云苓，六曲，麦芽。

(4)清肝汤加减：适合于舌质红绛者。

当归，银花，白芍，山栀，云苓，半枝莲。

(5)将军推车汤：适合于腹水者。

将军干，木香，槟榔，茯苓，车前草，冬瓜皮，滑石。

病例：李××，男，成年。1966年6月患肝癌，手术不能切除。病理证实为肝细胞性和胆管细胞性混合癌，采用中西医结合治疗。

(1)癌肿局部注入噻嗒派10毫克；

(2)全身化疗：噻嗒派130毫克；

(3)肝区放射2000伦琴；

(4)中药治疗：肝病一号方加减服四年。

目前情况：癌肿肿块完全消失，一般情况良好，已恢复工作，至今已四年以上。

244

治疗肝癌常用中草药

名　　称	科　名	性　味	作　　用	剂　量
半枝莲	唇形科	辛寒	清热解毒 消肿	1～4两
平地木(紫金牛)	紫金牛科	微苦平	活血止痛	1～2两
铁树叶	苏铁科	甘涩	活血止痛	1张
白花蛇舌草	茜草科	甘淡凉	清热解毒 消肿	1两
石见穿	唇形科	苦辛平	活血止痛	1～2两
猪殃殃	茜草科	辛寒	清热解毒	1～2两
火红花子	蓼科	咸寒	散血消肿	3钱～1两
垂盆草	景天科	甘淡凉涩	清热解毒 消肿	1～2两
半边莲	桔梗科	甘淡微寒	清热解毒利尿	1两
藤梨根	猕猴桃科	酸涩	清热解毒	1～2两
紫草	紫草科	甘咸寒	凉血活血	5钱～1两
木鳖子	葫芦科	微寒苦	散淤解毒	1～2分
八月扎	木通科	苦平	疏肝和气	1～3钱
苡仁	禾本科	甘微寒	化湿	1～2两
漏芦	菊科	咸寒	清热解毒	3～5钱

材料来源：上海肿瘤医院。

8. 胰 腺 癌

第一方：治胰头癌、肝癌。

方药：青黛，人工牛黄各四钱，紫金锭二钱，野菊花二两。

用法：上药共研末，每次服一钱，日服三次。

病例：许××，男，61岁。右上腹隐痛，可触及包块，全身黄染，恶心，食欲差，大便白色。1966年6月诊断为胰头癌。同年年底服本药辅以汤剂一个月，症状减轻，继服前方两个月，诸症显著改善。经五个月中草药抗癌治疗后，症

245

1949

新 中 国
地 方 中 草 药
文 献 研 究
(1949—1979年)

1979

状基本消失。随访四年，现仍健在。

材料来源：安徽省人民医院。

第二方：治胰腺癌。

方药及用法：佛甲草二至四两，荠菜三至六两（均鲜品，干品减半），加水同煎，早晚分服或二药分别于上午及下午轮流服用。一个疗程2～3周。若有效可长期服用。

病例：颜××，女，50岁。有胃病史，进行性消瘦，1968年12月27日入院。左上腹部触及4.5×6厘米肿物，质硬，表面光滑，轻度压痛。胃肠透视：胃体部小弯侧有从右向左压迫的占位性病变。1969年1月29日剖腹探查，发现胰体部有6×6厘米的肿物，与周围组织粘连，无法切除，关腹。其后，情况恶化出院，回家后以荠菜为主，配合佛甲草、银花、车前草、鱼腥草、淡竹叶等煎服。服药后尿量增多，疼痛减轻，饭量增加，间断治疗四个月，疼痛完全消失。1970年6月8日复查，左上腹部仍有一边缘不清的肿物，轻度触痛，胃肠透视胃外无压迫征，但有粘连痕迹。体重增加40市斤，能家务劳动。

材料来源：福建省福州市第一医院。

9. 皮 肤 癌

第一方：治皮肤癌。

方药：农吉莉。

制法及用法：（1）外用粉剂：将农吉莉全草制成粉末，高压消毒后，用生理盐水调成糊状外用或将药粉撒在创面上(亦可用农吉莉新鲜全草捣成糊状外敷，每日换药2～3次）。

246

（2）流浸膏：涂于伤口处。

（3）片剂及栓剂：可以口服或置于阴道内。

（4）注射剂：肌肉注射。

病例： 杭××，女，56岁。患左颧部皮肤基底细胞癌五年，曾经中西医多种治疗未见明显效果。1970年2月患者来院时左颧部病灶4×5厘米，深达3～4厘米，上颌窦暴露并穿通腮腺。经用农吉莉注射液冲洗癌灶和外敷农吉莉粉剂，每日坚持用药。未合并其他治疗，三个月末，病灶逐渐缩小，只留下约1.5厘米表浅创面，连续三次活体组织检查已找不到癌细胞。

材料来源： 北京医学院一院，山东德州地区人民医院。

注： 农吉莉草为豆科植物野百合 Crotalaria sessili-flora L.

第二方： 治皮肤癌。

方药： 桃花砒（即红砒）4～5克，头发0.2克，指甲0.5克，大枣一个，碱发面约一两。

制法： （1）包丸：把大枣去核，桃花砒研末，头发截短，指甲切碎，将桃花砒、头发、指甲混合放入大枣内，外用碱发面包裹如元宵样。

（2）烧制：将包好的药丸放在煤火或木柴炭火中烧烤（原方是桑木炭火），火力不宜过大，需经常翻转，力求受火均匀。将烧成之药丸研成细粉过筛，分装密封，备用。

注： 烧成标准：①烧到一定程度，药丸由放黄烟到放白蓝色烟。②药丸质轻而脆，打之易碎，从一定高度丢下时声音清脆。③将烧成的药丸打开后出现黄色易断状物且稍停即消失（如烧烤不足出现白色丝状物，如烧烤过度即无丝状物

247

1949

新　中　国
地方中草药
文　献　研　究
(1949—1979年)

1979

出现）。

用法：（1）若肿瘤溃破，分泌物过多者，可用药粉直接撒布瘤体表面。

（2）若瘤体表面干燥或尚无溃破者，可以用香油或二甲基亚砜调和后涂抹。

（3）体强者每日换药两次，体弱者每日换药一次。

注意事项：（1）涂药时除涂抹整个瘤体外特别注意涂在瘤体根部。（2）用药时注意不要涂在好组织上。(3)用药后瘤体脱水流出之分泌物必须及时擦去。（4）瘤体过大者，可分区分批涂药以防中毒。（5）用药初期，瘤体及周围组织红肿疼痛严重者应停药或减少用药次数，待反应过后再继续用药。

材料来源：河南省鹿邑县防治院、河南医学院，湖北省湖北医学院二院肿瘤科。

第三方：治鳞状上皮癌、基底细胞癌。

方药：马钱子、蜈蚣、紫草、白蝎等。

用法：制成膏剂，涂在癌肿上，一天三至四次。

病例：张××，女，50多岁。1959年5月患下唇癌，已翻花。病理切片检查为鳞状上皮癌，经用上药外涂，1960年2月癌块脱落平复。1963年12月随访情况很好，仅略见凹下。

材料来源：安徽省蚌埠市第三医院。

第四方：治皮肤癌。

方药及制法：5901药条：白砒二钱，小麦粉一两，将小麦粉加水制成不粘手的浆糊状，加白砒，捻成丝状细药条。

5902膏剂：滑石粉一斤，煅甘石粉三两，朱砂一两，冰

248

片一两，淀粉二两，共为细末。用香油调成糊状。

用法：在肿瘤局部常规消毒及局麻下，从距离肿瘤根部0.5～1厘米（健康组织）处先用1号注射针刺入基部，然后将针取出，沿原针眼将5901药条插入。如此沿肿瘤周边每隔0.5厘米依次插入5901号药条一根。二、三天后，局部组织发黑或呈黄灰色坏死块，逐渐脱落。创面外敷5902号药使伤面迅速愈合。

病例：王××，男，70岁。于1965年6月21日来院就诊。患者三年前，鼻准部生一粟粒大硬结，无红肿痛热痒等不适感觉，未予介意。硬结常因搔破出血结痂，逐年增大。同年3月在沈阳某医院检查，诊断为基底细胞癌。本院检查鼻准部约有2.8×2.2厘米大的肿物，呈菜花状外观，边缘不规则，不易推动，溃烂面呈红黑色，触之极易出血，无臭，无分泌物。按上述方法将5901号药条插入，外敷5902号药膏，每天换药二次，1～2天局部肿胀疼痛；3～4天肿消痛减，肿块变黑，变软，呈半脱状态，剪去后，不痛，亦不流血。继敷5902号药膏，创面逐渐愈合。同年7月29日停止用药。

材料来源：辽宁省中医学院。

10. 乳 腺 癌

第一方：治乳腺癌。

方药：藤梨根、野葡萄根各一两，八角金盘、生南星各一钱。

用法：水煎服，每日一剂。

病例：张××，女，54岁。右乳房一小肿块已15年，

1949

新 中 国
地 方 中 草 药
文 献 研 究
(1949—1979年)

1979

1969年5月，肿块逐渐增大，疼痛溃烂出血，杭州肿瘤医院诊断为乳腺癌。患者回乡用上方连服两个月，肿块消失，病情好转，能从事家务劳动。

材料来源：浙江省诸暨县马剑公社寺坞大队。

注：（1）藤梨根为猕猴桃科植物猕猴桃 Actinidia chinensis Planch. 的根。

（2）野葡萄根为葡萄科植物山葡萄 Ampelopsis brevipedunculata (Maxim.) Trautv. 的根。

（3）八角金盘为小檗科植物山荷叶 Dysosma chengii (Chien) Keng f.。

（4）南星为天南星科植物天南星 Arisaema consanguineum Schott。

第二方：治乳癌。

方药：紫金锭四钱，王不留行、猫眼草、银花各一两，冰片二分。

用法：王不留行、猫眼草、银花制成浸膏干粉，加紫金锭、冰片，研细和匀，每次服五分至一钱，日服四次。

材料来源：安徽省人民医院。

11. 宫 颈 癌

第一方：治宫颈癌。

方药：（1）八正散（汤剂）：木通，车前子，扁蓄，大黄，滑石粉、瞿麦，栀子，灯芯草，甘草。各适量。

（2）制癌粉（外用）：蟾蜍、制砒、五倍子各五分，雄黄二钱，白及四钱，明矾二两，紫硇砂一分，三七一钱。共研细末。

250

（3）制癌粉副号（外用）：制癌粉加消炎粉二两。

（4）"65粉³"（外用）：乳香、没药各三钱、儿茶、冰片、硼砂、硇砂各三钱半，蛇床子四钱，雄黄、钟乳石、麝香各四钱半，血竭二钱半，白矾十九两五钱，漳丹五钱半。共研细末。

（5）黑倍膏（外用）：蛋黄二十斤，置入适量头发熬出烟，取油，即为黑将丹。黑将丹二两加五倍子面、苦参各五钱，冰片二钱，调匀，就成黑倍膏。

（6）三黄面（外用）：黄连、黄柏、黄芩各等量。共研细末。

（7）斑蝥片（口服）：斑蝥适量，制成片剂。

（8）托毒丸（口服）：黄芪、当归各二斤，人参、鹿角胶、熟地、紫河车、山药各一斤，银花三斤。制成丸剂。

（9）攻毒丸（口服）：蜈蚣一千条，全蝎、蜂房、银花、血余炭、苦杏仁各一斤，猪牙皂、马钱子各四两，轻粉六钱。制成丸剂。

用法：（1）中医中药治疗：主要采用中医辨证论治的原则，在调整机体的同时，结合局部治疗，治标治本兼顾。根据中医理论认为：官颈癌的形成多因湿浊郁毒和气血凝带，日久而成疾患。在治疗上着重利湿解毒，活血化淤，并调理冲任。以八正散为代表的方剂，加化淤法治疗。官颈局部先以清热解毒之剂冲洗疮面，继之用化腐法，如制癌粉，制癌粉副号，"65⁸粉"等，使其癌体腐蚀脱落，然后根据不同情况分别采用黑倍膏、三黄面等，以达到创面愈合的目的。外用每周二至三次，在治疗过程中，必须注意患者的思想情况，建立战胜疾病的信心，同时结合辨证，以健脾和

1949
新　中　国
地 方 中 草 药
文　献　研　究
(1949—1979年)
1979

胃，补益肝肾而分别进行处理。

（2）中医中药加放射治疗：在放射治疗前先服中药，可减轻放射反应的发生，增强机体对肿瘤的抵抗能力，提高肿瘤对放射的敏感性。

在放射治疗时根据辨证论治的原则服中药，结合单方如八正散、斑蝥片、托毒丸、攻毒丸，并补益肝肾，健脾和胃分别处理。局部先以清热解毒药冲洗疮面，继以化腐生肌的黑倍膏、三黄面、"65³粉"、制癌粉等外用。

放 射 反 应 及 后 遗 症 发 生 率 对 照 表

症状 百分率 组别	食欲 不振	恶心 呕吐	腹泻	白细胞下降（4000以下）	直肠后遗症	膀胱后遗症
文献报告 对照	63.6	19.2	38.1	25.5	15.3	9.6
本　　组	30.0	10.0	18.0	1.6	4.7	1.5

病例：所××，女，55岁。1965年4月22日住院。临床诊断为宫颈鳞癌Ⅱ期，活检为鳞状上皮癌。用八正散为主，佐舒肝理气化淤等药，配合服用斑蝥片，局部外用三黄面、"65³粉"、制癌粉副号，经四个月治疗，症状基本消失，宫颈局部多次刮片均阴性。同年8月复查，宫颈局部光滑。9月1日出院，以后坚持服浸制与化瘤丹、斑蝥片，至1968年3月中断治疗。1969年3月随诊无症状。妇科检查：宫颈光滑，微充血，子宫旁组织未见异常。临床印象为宫颈癌Ⅱ期，中药治愈四年无复发。

252

材料来源： 北京市中医院。

第二方： 治宫颈癌。

方药及制法： 1．愈黄丹：水蛭、虻虫、制乳没、黄连各二钱，蜂房、全虫、黄柏各三钱，丹皮四钱，龙胆草五钱。上药研细末，各取净粉，照方30料混合后用银花三两煎汤，水泛为丸如全鹿丸大小，雄黄三钱为衣，忌高温烘。

2．宫颈散：乳香三钱五分，没药三钱，儿茶三钱六分，冰片三钱五分，雄黄四钱四分，硼砂三钱五分，硇砂三钱五分，血竭二钱五分，麝香四分，白矾十九两五钱，漳丹一两五钱五分，钟乳石四钱四分，蛇床子一钱四分。共研末。

用法： 内服：愈黄丹一钱，每天分二次吞服。

外用：宫颈散，涂宫颈，每周二次。

病例： 丁××，女，46岁。患者自1958年5月开始，月经淋漓不净。7月份宫颈切片检查，诊断为宫颈鳞癌早期浸润型。1959年9月主诉白带频下，腰痛，周身关节酸疼。妇科检查：宫颈坚硬，表面不光滑，下唇有轻度糜烂，接触出血，诊断为宫颈癌Ⅰ期。经中医药治疗后，临床症状消失，停药后，则白带增多，患者经常间断服药，1966年3月26日检查，宫颈光滑。治疗已十年九个月，情况良好。

材料来源： 上海中医学院附属曙光医院。

第三方： 治宫颈癌。

方药：（1）苏铁叶四两，红枣十二枚。

（2）赤地利四两，茅莓二两，榔榆片一两，蛇床子四两。

用法： 水煎服。先服第1方，后服第2方。

253

1949

新　中　国
地方中草药
文　献　研　究
(1949—1979年)

1979

　　病例：徐×，女，65岁。主诉尿频，白带多，大便时阴道出血。妇科检查：宫颈结节状，硬脆不平，易出血，后穹窿有浸润。临床诊断为宫颈癌Ⅱ期，活体检查的病理报告为宫颈鳞状上皮癌。用第1方，阴道出血渐止，尿频消失，但脓性白带仍多，改服第2方，数日后白带明显减少，以后逐渐消失，一般情况好转。

　　材料来源：浙江省温州市工农兵医院。

　　注：(1)赤地利为蓼科植物火炭母 Polygonum chinense L.

　　(2)茅莓为蔷薇科植物 Rubus Parvifolius L.

　　(3)榔榆为榆科植物榆树 Ulmus parvifolia Jacq.

　　第四方：治宫颈癌。

　　方药：山豆根、坎炁（脐带）、贯众、黄柏各一两，白花蛇舌草二两。

　　用法：将上方制成浸膏，干燥研细，每次服一钱，每天三次。

　　病例：吴××，女，33岁。阴道不规则流血，白带多，有腥臭。1967年6月，病理活体检查诊断为宫颈鳞状上皮癌（浸润型），经服上方五个月，症状消失，妇产科复查，局部病灶消失。随访三年，无复发现象。

　　材料来源：安徽省人民医院。

　　第五方：治宫颈癌。

　　方药及用法：(1)生白芍三钱，柴胡五至八分，昆布、海藻、香附、白术、茯苓各一钱半，当归二钱，蜈蚣二条，全蝎一钱。

　　每周服二至三剂，水煎服。按主方随症可稍作加减。

254

（2）轻粉、雄黄各一钱，梅片一分，麝香五厘，蜈蚣二条，黄柏五钱。共研细粉。

多次局部外敷。上药时将药物放在大棉球中间送入穹窿部，使棉球中间有药部分紧贴宫颈，最初每天上药一次，月经期停用，以后根据病情减少上药次数，直到活检转阴。

病例：宋××，女，39岁。1965年6月5日因阴道不规则出血四年之久白带多而就诊。病理检查为宫颈鳞状上皮癌，团块状浸润Ⅱ级，临床诊断为子宫颈癌Ⅰ期。于1965年7月5日开始局部上药57次，口服汤药20剂，同年10月后，局部上药119次，口服汤药36剂。1966年9月阴道细胞学检查未见癌细胞，故未坚持治疗。1969年6月底阴道细胞学检查发现可疑癌细胞，病理报告与1965年比较，浸润表浅，细胞分化较好，又继续上药。1970年7月检查未见癌细胞，宫颈光滑，仅有0.2厘米浅表溃疡，触之无出血，一般情况良好，能坚持家务劳动。

材料来源：山西医学院第一附属医院。

第六方：治宫颈癌病人放射治疗后直肠反应。

方药：白花蛇舌草、白茅根、赤砂糖各一两。

如无白花蛇舌草，可改用鼠牙半枝莲或马齿苋。

用法：每天一剂，服七至十四剂。

疗效：在上镭期和上镭后共用14例，其中7例症状改善或消失。3例症状好转，服3～5剂后仍有稀便，里急后重好转，4例未来复诊，情况不详。

材料来源：上海第一医学院妇产医院。

第八方：治宫颈癌病人放射治疗后直肠反应。

方法：（1）穴位注射：每次取入髎穴一对，长强穴，用维

1949
新 中 国
地 方 中 草 药
文 献 研 究
(1949—1979年)
1979

生素K（或维生素B_1、C，当归液）穴位注射0.5毫升，再灸15分钟左右。（2）新针：快速刺入髎穴一对及长强穴，并配穴关元、三阴交、内关、合谷、足三里等。(3)挑治：主要是入髎穴，左右交替挑，每次三个穴位。

疗效：放射性直肠炎用西医方法治疗，往往数月至数年不见好转，而用上述方法一般在数天内即见效，症状缓解或消失。

材料来源：中国医学科学院日坛医院。

12. 绒毛膜上皮癌、恶性葡萄胎

第一方：治绒毛膜上皮癌、恶性葡萄胎。

方药：黄芪、败酱草、白及各五钱，苡仁、赤小豆、冬瓜仁、鱼腥草各一两，茜草、阿胶珠、当归、党参各三钱，甘草二钱。

用法：水煎服。随症加减：（1）腹中有块加蒲黄、五灵脂；（2）阴道出血加贯众炭；(3)腹胀加朴花；(4)胸痛加郁金、陈皮；（5）咯血重用白及、茜草；其它如半枝莲、山慈菇、紫草根、射干、山豆根、乳香、没药、贝母、黑豆、茯神、云苓、枣仁等均可随症加减。

疗效：共治12例，其中中西医结合治疗8例，单用中药治疗4例。后者已有三例生了孩子。

病例：王××，29岁，因葡萄胎于1961年1月入院。刮宫术后一周，阴道少量流血，检查：左下腹有一包块约3×4×5厘米，边缘清楚，有压痛，宫底在耻骨上三横指，妊娠试验强阳性。经诊断性刮宫送病理报告为"绒毛膜上皮癌"。经服上方四月余，阴道流血停止，青蛙试验连续四次均

256

为阴性，一般情况良好，子宫、附件无异常，于同年5月出院。分别在1965年及1970年生了孩子（均剖腹产），母子至今健在。

材料来源：湖北医学院附属二院。

第二方：治绒毛膜上皮癌。

方药及用法：紫草六钱，水煎服，每日一次。卤硷2克，每天三次（10天为一疗程）。丙酸睾丸酮25毫克肌注，每天一次。

病例：张××，女，37岁。因葡萄胎刮宫术后二个月阴道出血不止，身体消瘦而住院。体检：贫血貌，重病容。妇检子宫鸭蛋大，软，附件（－），阴道前壁有转移灶，蚕豆大，伴有坏死组织脱落，分泌物味臭。尿免疫试验(1/200)(＋)，诊断绒癌合并阴道转移。胸片诊断为肺转移癌。用上法治疗三个月后，阴道出血停止，阴道结节消失，食欲增进，胸片复查转移癌明显吸收，住院64天痊愈出院。六个月后复查：尿免疫试验（－），子宫大小正常。

材料来源：江西省南昌市第二医院。

第三方：治绒毛膜上皮癌、恶性葡萄胎。

方药：无肺转移：山稔根、八月扎、白花蛇舌草各二两。

肺转移：葵树子、八月扎、半枝莲、穿破石各二两。

用法：水煎服。

(1)单纯中草药组：葵树子、半枝莲各二两，水煎4～6小时，每日两次，10天为一疗程。

(2)中草药加6-MP（6-巯基嘌呤)6～8毫克/公斤/日，10天为一疗程，比单纯用6-MP疗效高，而且能克服化疗对骨髓功能之抑制，减轻胃肠道反应等副作用。

257

1949
新中国
地方中草药
文献研究
(1949—1979年)
1979

（3）中药加大量5-FU（5-氟脲嘧啶）15～20毫克/公斤/日，加入5％葡萄糖液1000毫升静脉缓滴，10天为一疗程，对合并肺脑转移之危重病人收到良好效果。

病例： 郭××，女，24岁。1969年1月患恶性葡萄胎，曾刮宫三次，因阴道流血不止，同年6月入院。检查：子宫增大如二个月妊娠。经中草药治疗20天，阴道流血停止，子宫恢复正常，尿妊娠试验由阳性转为阴性。出院后继续服中药三个多月，尿妊娠试验仍为阴性，已参加正常劳动。

材料来源： 广东省中山一院。

注：（1）山稔根为桃金娘科植物桃金娘Rhodomyrtus tomentosa（Ait.）Hassk.的根。

（2）白花蛇舌草为茜草科植物二叶葎 Oldenlandia diffusa （Willd.）Roxb.

（3）葵树子为棕榈科植物蒲葵（扇叶葵） Livistona chinensis R. Br.的果实。

（4）半枝莲为唇形科植物狭叶韩信草Scutellaria rivularis Wall.

（5）穿破石为桑科植物Cudrania cochinchinensis （Lour.）Kudo et Masam.的根。

（6）八月扎为木通科植物木通或三叶木通的果实。

13. 骨 肉 瘤

主治： 股骨颈恶性肿瘤。

方药：（1）蜈蚣、全蝎各三钱，东丹一两，斑蝥、白果皮各三分，生石膏五钱；上药共研细末。

（2）明矾、生石膏各五钱，天南星、蟾酥各五分，东

258

丹二两，红砒八分，乳香、没药各一钱五分，炙甲片、白芷各三钱，玉桂一两五钱。上药共研细末。

（3）细生地、石见穿、煅牡蛎各五钱，玄参、知母、查曲（包煎）各三钱，寒水石、地骨皮、半枝莲各一两，丹皮一钱五分。

用法：（1）首先将方（1）的药粉放在小膏药上，远离臀部，循经贴上小膏药。

（2）在一周后将方（2）的药粉放在大膏药上，贴于患处臀部。

（3）内服方（3）每天一剂，煎汤内服。

病例：唐××，男，38岁。1970年3月2日上海肿瘤医院诊断为"左股骨颈病理性骨折，原发或继发性恶性肿瘤"，患者不愿截肢而回无锡用上述方法治疗，病情明显好转，同年5月6日摄片，可看到股骨颈处有新生骨生长。

材料来源：江苏省无锡南长区人民卫生院。

注：石见穿为唇形科植物紫参Salvia chinensis Benth.的全草。

14. 白 血 病

第一方：治慢性粒细胞性白血病。

方药及制法：喜树根膏25克，盐酸普鲁卡因2克，"吐温80" 2克，活性炭0.1克，稀盐酸适量，注射用水加至100毫升，制成注射剂。详细制备过程如下：

取喜树根用80°C烘干后磨粉，过筛，在70%酒精中冷浸24小时，再以70%酒精（20倍量）渗滤，然后减压蒸馏（90°C），真空干燥，即得喜树根浸膏。

259

1949
新 中 国
地 方 中 草 药
文 献 研 究
(1949—1979年)
1979

称取该浸膏25克，加水50毫升，用稀盐酸调节PH至4.0用绢布过滤，滤液加入盐酸普鲁卡因、"吐温80"，并加水至100毫升再以４号垂熔玻璃漏斗过滤后，密封于２毫升安瓿中，经100°C灭菌15分钟即得。

用法：肌肉注射每日４～８毫升（每毫升含250毫克）。

疗效：观察９例，单独用上药治疗，用药时间超过15天的慢性粒细胞性白血病患者，２例获得缓解；１例于用药后65天，白细胞总数由20万/立方毫米降至正常，末梢血中幼稚细胞由45％至消失，脾肿大经治疗后已不能触及，血红蛋白恢复正常，症状明显改善；另一例于用药84天后，白细胞由**59.9万**/立方毫米降至正常，末梢血中幼稚细胞由37％至消失，脾大由15厘米缩至２厘米；其余７例都有不同程度的白细胞减少和脾脏缩小，病情好转或稳定。药物显效时间最短５天，最长30天。

材料来源：中国医学科学院输血及血液学研究所，天津为民制药厂。

注：喜树为珙桐科植物Camptotheca acuminata Decne

第二方：治慢性粒细胞性白血病。

方药：洗碗叶根。

用法：成人三至六钱，每天三次，水煎服。

病例：童××，男，26岁。白细胞44000/立方毫米。幼稚细胞占25％，脾大季肋下７厘米，诊断：慢性粒细胞性白血病。服上药25天后，白细胞下降到9250/立方毫米，幼稚细胞占２％，脾大季肋下4.5厘米。

材料来源：云南省昆明医学院，云南省中医中药研究所。

注：洗碗叶根为茄科植物假烟叶树Solanum verbasc-

260

ifolium **L.** 的根部。

第三方：治慢性粒细胞性白血病。

方药：当归芦荟丸：当归、黄柏、胆草、栀子、黄芩各一两，青黛、芦荟、大黄各五钱，木香三钱。

制法：共研细末，炼蜜为丸，每丸重二钱。

用法：每天服三至四丸。如患者能耐受，则逐渐增加到每日六至九丸。

副作用：腹泻、腹痛、一般每天泻 2～4 次，有的可达 6～7 次。腹泻次数与服药剂量有关。

疗效：单独用当归芦荟丸治疗的28例慢性粒细胞性白血病，缓解16例，进步6例，无效6例。多数患者服药至开始显现疗效的时间约需17～30天。16例缓解病例的缓解期最短一个月，最长达一年以上，平均4.9个月。并发现病程短者疗效好。

材料来源：中国医学科学院输血及血液学研究所。

第四方：治白血病。

方药及用法：黄根一两与猪骨共煮（不加油盐）每日二至三次。

疗效：治三例亚急性粒细胞性白血病均显著缓；治再障碍性贫血二例，症状基本缓解。

材料来源：广西横县卫生服务组。

注：黄根为茜草科植物四蕊三角瓣花 Prismatomeris tetrandra (Roxb.) K.Schum 的根部。

第五方：治白血病。

方药和用法：

抗白血病二方：白花丹根、葵树子、白花蛇舌草、马鞭

261

1949

新　中　国
地方中草药
文　献　研　究
（1949—1979年）

1979

草各一两，夏枯草五钱。上药煎煮，**浓缩成浸膏**，制成小丸，每天服三次，每次六丸。上药为一日量。

抗白血病三方：鸡血藤、白芍、郁金、桃仁、党参、紫河车等20种具有养血、化淤、散结、凉血作用的中草药。制成大丸，**每丸重三钱**，每日服一至三次，每次一丸。

抗白血病四方：**喜树皮及根皮**，研末制成水丸，初每日三次，每次三克，以后视血象改变减量。

I组：用抗白血病二方，治疗后期加用抗白血病三方，以巩固疗效。部分病人还合用抗白血病西药，及小量输血。

II组：用抗白血病四方，部分病人合用强的松及小量输血。

疗效：共治疗急性白血病34例，慢性白血病6例。其中急性者，完全缓解7例，部分缓解10例，进步9例，无变化1例，死亡7例；慢性者，完全缓解1例，部分缓解4例，死亡1例。本文用中西医结合疗法比1965年单用西药治疗急、慢性白血病的疗效好。

材料来源：广州中山医学院第一附属医院。

注：白花丹为蓝雪科植物 Plumbago zeylanica L.又名白雪花，以根入药。

第六方：治恶性网状细胞增生症。

方药：狗舌草四钱。

用法：水煎服。

病例：夏××，男，20岁。因不规则发烧，1970年4月20日入院。入院检查骨髓增生活跃，粒红两系统均明显抑制，异常网状细胞占53.2%，给予抗菌素及强的松治疗无效。5月3日确诊恶性网状细胞增生症后，采用上方治疗，

262

同时用强的松和氢化考的松及抗菌素治疗，并少量多次输血。一周后体温下降，白细胞逐渐上升。6月8日出院，一般情况明显改善。骨髓象复查：增生轻度减低，粒：红为1.2：1,粒系统增生减低，红系统增生明显活跃，偶见异常网状细胞。出院后仍间断服用狗舌草，一个半月来的随访观察，病情稳定，近期疗效良好。

材料来源： 安徽省人民医院。

注： 狗舌草为菊科植物 Senecio integrifolius (L.) Claivill var. fauriei (Leveil. et Vant.) Kitam.

二、新医疗法治疗肿瘤

（一）新针疗法

主治： 食管癌。

取穴： 主穴：天突。配穴：胃上、鸠尾、神阙、膈俞等。

病例： 魏××，女，72岁。1969年11月起吞咽困难，一个月后病情加重，诊断为晚期食管癌。用新针治疗三次后，症状好转；治疗10次后，已能吃面条和馒头。治疗60次后，能做针线活。治疗90次后，吞咽困难基本消失。健康情况明显好转。

材料来源： 山东省聊城地区人民医院。

（二）割治疗法

第一方： 治食管癌、胃癌、肺癌、肝癌、直肠癌、乳腺癌、宫颈癌、卵巢癌及淋巴转移癌等。

1949

新　中　国
地方中草药
文　献　研　究
(1949—1979年)

1979

穴位：癌根₁；足底弓顶端（相当于第一跖骨与第一楔骨之关节面，第一、二肌腱之间）。

癌根₂：癌根₁前3厘米。

癌根₃：癌根₁后3厘米。

根据不同癌症选上述一侧主穴一个，选配穴1～2个，配穴与主穴呈左右交叉。

取穴：

食管癌：癌根₁、₃，膈俞、膻中、天突下一寸、中庭。

胃癌：癌根₁、中脘透上脘、鱼际、胃俞、脾俞。

肺癌：癌根₂、₃，肺俞、大肠俞、膻中、鱼际。

肝癌：癌根₁、₃，太冲透涌泉、期门、关元、肝俞、胆俞。

直肠癌：癌根₁、₂，大肠俞、关元俞、三阴交、关元透中极。

乳腺癌：癌根₁、₃，肺俞、大陵、鱼际、合谷、足三里。

宫颈癌：癌根₁、₃，关元俞、关元透中极、血海、足三里、三阴交透悬中。

卵巢癌：癌根₂、₃，关元俞、关元透中极、三阴交。

淋巴转移：癌根₁、₂，肺俞、三焦俞、曲池、足三里。

操作方法：(1)消毒皮肤，用0.5%～1%普鲁卡因5～10毫升局部麻醉，并麻醉腱膜及腱膜下组织。

(2)在癌根穴横行切开皮肤及皮下组织，切口约0.5～1.5厘米，用直血管钳作钝性分离脂肪及皮下组织，取出周围脂肪，看到腱膜后，先行局部刺激，再向涌泉、然谷、公孙和失眠穴进行透穴。刺激时病人有酸麻感，常放射至大小腿。

(3)用小弯止血钳夹3～5厘米长的肠线，放在肌群下，

264

对好皮肤切口，压迫止血，立即贴上二虎膏（拔毒膏），盖上敷料，绷带固定。

注意事项：

(1)在治疗过程中，必须用战无不胜的毛泽东思想武装病人头脑，树立战胜疾病的坚强信心。

(2)割治时避免损伤肌腱和大的血管、神经。

(3)术后应配合中草药和耳针疗法以提高疗效。

(4)术后患者需卧床休息3～5天，必要时可将患肢抬高。7～10天去掉膏药，更换敷料。

(5)术后防止感冒和感染，禁烟酒。多数患者在术后饮食增加，体质改善。

疗效： 共治疗各种癌肿34例，随访26例中，好转15例，无效11例。

病例： 王××，男，71岁。几个月来左上腹部疼痛，偶有呕吐，经××医院诊断为胃癌，多次治疗无效，于1970年4月14日开始行第一次割治疗法，取右癌根$_1$、胃俞穴；第二次取左癌根$_1$、足三里穴；第三次取癌根$_2$、中脘透上脘。配合中草药和耳针治疗。经治后，患者精神好转，食欲增加，呕吐减少，上腹部痛减轻，肿块变小，可做一般劳动，在继续治疗中。

材料来源： 青海省西宁市新医疗法门诊部。

第二方： 治癌肿。

取穴： 病人侧卧，足跖与床沿平行。割治穴位于足底涌泉穴后约2厘米，相当于第一跖楔关节处向足跖面作一垂直线，于此线上切开皮肤，其长度相当于第2、3、4跖筋膜范围内。用龙胆紫划标志。

265

1949
新 中 国
地 方 中 草 药
文 献 研 究
(1949—1979年)
1979

操作方法：（1）常规消毒和局麻后，在穴上切开皮肤至脂肪层。

（2）用刀背强力搔刮切口处脂肪及跖筋膜十余次，以达刺激穴位之作用。同时用钳子夹去该处脂肪，并用拉钩固定切口，暴露跖筋膜。

（3）切断跖筋膜：用带槽探针挑起中央部之跖筋膜并切断之（勿损伤神经及血管）。

（4）埋藏羊肠线：将3～4厘米长之1号羊肠线装入硬膜外穿刺针内，将肠线送至屈趾深浅肌之间，并埋藏固定。

（5）贴拔毒膏：将烤软之拔毒膏贴盖于切口处，稍加压固定。

（6）包扎固定：将消毒敷料盖于膏药上，用绷带加压固定，二足稍垫高即可。

病例：（1）李××，男，67岁。进食发噎八个月，经X线照片检查，诊断为食管中、下段癌，服药治疗无效。于1969年11月行割治疗法，同时服乌梅卤硷合剂，11天后症状减轻，13天后吐出大量坏死组织。割后两个半月拍片复查，食道粘膜基本光滑，钡餐通过顺利，体重增加，割后半年多，症状明显减轻，半年后，病情又有反复，经用5-氟脲嘧啶30支及海水丸治疗，症状又有好转。

（2）韩××，女，48岁。右乳肿块14个月，右腋下硬结12个月，近半年生长迅速。检查：右乳中上方有7厘米直径的扁圆形硬块，未固定，乳头回缩，右乳肿块四周有卫星结节，右腋下有4～5个0.5～1厘米直径之硬结节融合成团。诊断为乳癌晚期。于1969年10月10日行穴位割治，10天后右乳和腋下肿块缩小，一个半月后右乳肿块缩小至3厘米

266

直径，右腋结节已摸不清。同年12月行第二次穴位割治，割后两个月复查，右乳肿块已触不清，一般情况良好。

体会：(1)割治疗法治疗癌肿的作用，是通过经络系统而调整全身和肿瘤所在局部组织或器官的机能，产生新的抵抗力，以达到战胜癌肿之目的。其作用表现为全身和局部两种，全身作用表现为食欲增加，精神好转，止痛等。在实践中见到一男性食管癌患者，经割治后，原有乳肥大症亦随之消失。一宫颈癌患者，割治后原有十余年不愈之牛皮癣亦消失。上述两例情况是否与因割治后引起神经体液变化有关，尚待进一步研究。局部作用表现为肿瘤的缩小、变软、破溃、脱落并随之排除体外。经病理组织学检查，在作过割治后的食管癌、胃癌、肺癌等患者的吐出物中和宫颈癌、膀胱癌等患者的排泄物中均找到了相应的肿瘤组织。据此，对不同部位和种类的癌瘤，可循经选择适当的穴位割治，从而提高疗效。

(2)割治疗法是目前中西医结合治疗癌肿的方法之一，对晚期肿瘤有一定疗效。

材料来源：天津市人民医院。

注：海水丸成分：海藻一钱，水蛭五分，研成末，加蜂蜜配成丸，每丸三钱。用法：每天服两次，每次一丸。

（三）卤碱疗法

主治：宫颈癌。

方药：卤碱。

用法：全身给药与局部给药相结合。口服卤碱每日三次，每次一片；肌注每次用5%溶液5～10毫升，每日2～3次。静脉注射可用注射剂1～2克加入葡萄糖或生理盐水

1949
新　中　国
地 方 中 草 药
文 献 研 究
(1949—1979年)
1979

250～500毫升中缓滴。宫颈注射可在正常粘膜处向癌灶基底部注入药液，或在肿瘤表面作多点注药，每点相隔3～5毫米，根据肿瘤组织的厚度，每点可注入0.2～0.4毫升，每天或隔日一次。宫颈注射一般用10%卤硷溶液，阴道注射一般用5%以下卤硷溶液。治疗期中病人无严重副作用，缺点是疗程较长。

疗效：治疗宫颈癌20例，15例有明显效果，其中4例不但宫颈和阴道的癌灶完全消失，粘膜恢复正常，盆腔软组织的癌浸润肿块亦基本消失，宫颈活体检查多次未发现癌细胞。

材料来源：广东省华南肿瘤医院。

（四）免 疫 疗 法

第一方：瘤苗的制备：取患者肿瘤组织少许（数克），剔去正常组织，将取下肿瘤组织切成小块，用抗肿瘤药物浸泡3～4小时或以10000r放射，然后将药物洗去，作成生理盐水匀浆，低温储存备用。

佐剂的制备：石腊油、羊毛脂、结核杆菌（卡介苗）或结核菌素。石腊油与羊毛脂的比例为8：2。结核杆菌（卡介苗）20毫克/100毫升或含结核菌素200单位/10毫升。灭菌后可使用。

用法：取1：1瘤苗、佐剂液约0.2～0.3毫升，于皮内或皮下或肌肉（亦可穴位）注射，注射后局部应有红肿反应。一般每周注射一次，三次为一疗程。隔二周后开始第二个疗程。待局部反应出现后，可加化学疗法或放射疗法，所用药物应与处理瘤苗的药物相同。

268

病例：（1）张××，男，54岁。患四期乳腺癌，伴有腋下及颈部淋巴转移，来院前曾在××专科医院检查均被认为病期太晚，只能活三个月。来院后行免疫综合治疗，两周后腋下转移淋巴结缩小，一个月后已摸不清，二个月后颈部转移淋巴结基本消失。患者身体健康情况日益好转，三个月后体重增加十余斤，已参加劳动。

（2）郑×，女，31岁。患晚期卵巢癌，虽多方治疗无效。来诊时全身极度消瘦，腹部膨隆，开腹探查时放出腹水13000毫升，发现肿瘤已广泛转移，无法手术。经用免疫疗法，在三个多月的治疗过程中病情稳定，食欲增加，健康情况好转。

材料来源：北京医学院第一附属医院。

第二方："7061"疗法：是以免疫抗癌为主的综合治疗方法。包括手术摘除，服用中草药，针刺等。

抗癌疫苗制备：将患者癌块磨碎，加入丙种球蛋白与BDB液（双偶氮联苯胺）使成肿瘤异蛋白复合物，再加入佐剂制成抗癌疫苗。

抗癌抗体的制备：将患者癌块包埋于乌骨鸡腹部，二周后采血供注射。

方法：将抗癌疫苗注射于足三里穴或大腿、手臂皮下，隔日一次，十次为一疗程。配合针刺足三里、中脘、大椎、合谷等穴位。

同时服用中草药：虎杖，当归，黄芪，红花，桃仁，丹参，白芍，甘草，红枣，三棱，桂枝，莪术，鸡血藤，菊花，白术等用于提高机体抵抗力。

猫人参，藤梨根，半枝莲，白花蛇舌草，白英，马钱

269

1949

新 中 国
地 方 中 草 药
文 献 研 究
(1949—1979年)

1979

子，瓜蒌，苡仁，诃子，龙葵，红砒，山豆根，海藻，蜈蚣，夏枯草等用于**抑制癌细胞**。

病例：钱××，男，37岁。恶性黑色素瘤血道转移四年。曾在腹壁、腋窝、腹股沟分别行肿块局部切除术。此次入院切除右腹股沟等处肿块三个，行"7061"疗法，住院50天。出院时病人一般情况良好。未见新转移灶，原腹壁等手术疤痕处色素沉着减退，部分消失，呈现正常肤色。

材料来源：浙江省杭州市免疫抗癌研究小组（杭州肿瘤医院，浙江医科大学，杭州市第一医院）。

注（1）猫人参为猕猴桃科植物摄合猕猴桃 Actinidia vulvata Dunn。

（2）藤梨根为猕猴桃科植物猕猴桃 Actinidia chinensis Planch。的根。

三、抗 癌 新 药

药物：争光霉素（博莱霉素）注射液。

适应症：头颈部癌（上腭癌、舌癌、口唇癌、喉头癌、口腔癌），脑瘤及皮肤癌（阴茎癌、阴囊癌、女子外阴癌）。

用法：1．静脉注射：取争光霉素15毫克（效价）用生理盐水或葡萄糖液适当稀释（5～20毫升），徐徐静脉注射，如遇显著发烧时，可将一次剂量减少到5毫克（效价）或更少。每周给药两次，可增为每天一次，可减为每周一次。

2．肌肉及皮下注射：取争光霉素注射液15～30毫克（效价）直接或以注射用生理盐水或葡萄糖液适量稀释（5毫升以下），行皮下或肌肉注射，如在患部周围做皮下注射

270

时，要保持1毫克（效价）/毫升以下的浓度。

3．动脉注射：将争光霉素5～15毫克（效价）溶解于生理盐水或葡萄糖液中。

4．注射的频度：原则上每周二次，根据症状可每天一次至每周一次，酌情增减。

5．用药总量：300～4500毫克（效价）。肿瘤消失后，再适量追加给药，例如一周一次15毫克（效价）行静脉注射约10次。

疗效：使皮肤癌及头颈部癌消失和缩小的占70％。

（1）显效时间：用药100～150毫克（效价）后才反应出来，有时还稍晚些。

（2）同时行放射治疗会显著增强疗效，不会出现白细胞减少症。

（3）用药于癌变局部或其周围，效果更好。

（4）对良性肿瘤及癌前期状态（白斑症、疣赘症）使用少量就极为有效。

副作用：（1）肺炎样症状，在特大剂量给药时可能发生，应注意检查胸部，发现异常就停药。

（2）癌病灶急速坏死引起出血。

（3）给药约150毫克（效价）时，可能发生手指、手掌的硬化，皮肤色素沉着，脱发，指甲变化，口角炎等，一旦停药即可自然消失。

（4）由于静脉内的连续注射，有时可见到以注射部位为中心的静脉内壁肥厚。可以改行肌肉注射或皮下注射。

（5）少数病例可能出现恶心、呕吐。

（6）有时在注射4～5小时后发烧，但可以自然解

271

1949

新 中 国
地 方 中 草 药
文 献 研 究
(1949—1979年)

1979

热。如发烧厉害时，可将剂量减少到一次5毫克（效价），不得已时可给甾体激素或解热剂。

（7）药疹出现可以不停药。

（8）给药后有的病例如果出现癌病变局部的疼痛、头痛、头重、食欲不振、尿频、残尿感、排尿痛等，停药后即可自然消失。

产品规格：每安瓿2毫升含5毫克（效价）、15毫克（效价）、30毫克（效价）三种。粉剂每瓶15毫克。

材料来源：中国医学科学院抗菌素研究所，天津河北制药厂。

药物：光辉霉素（光神霉素）注射剂。

适应症：睾丸胚胎癌、恶性葡萄胎肺转移。

用法：每天5000单位（约5毫克）静脉滴入。

病例：（1）×××，男。患睾丸胚胎癌。手术后两肺及腹膜后转移，剧烈腰痛。用光辉霉素治疗，腰痛消失，肺部阴影明显缩小。

（2）×××，女。患恶性葡萄胎两肺转移，用光辉霉素治疗，第一疗程10天，两肺转移灶明显缩小，第二疗程8天，病灶完全消失，痊愈出院。

材料来源：中国医学科学院抗菌素研究所，上海第四制药厂。

药物：自力霉素。

适应症：对肺癌、乳癌、胃癌、恶性淋巴瘤、淋巴肉瘤、胰腺癌、卵巢癌、皮肤癌性溃疡有一定缓解作用。

用法：

（一）静脉注射：1．常规剂量：成人每日2毫克（相

272

当于每公斤体重30～50微克），溶于生理盐水10～20毫升中，一次注射。以60～80毫克为一疗程。

2．大剂量注射：每周用药2次，成人每次8～10毫克（相当于每公斤体重160～200微克）溶于生理盐水20～40毫升中，一次注射。以60～80毫克为一疗程。年老体弱，或胃肠反应较重者，可将药物溶于5～10％葡萄糖液500毫升中静脉滴注，约2～3小时滴完。

（二）局部湿敷用于恶性肿瘤之溃疡性创面。于清洗创面，去除腐肉后，将药品2～4毫克溶于10～20毫升生理盐水中，进行湿敷，每日一次，以10～20次为一疗程。

（三）动脉注射及腔内（恶性肿瘤引起的胸腔、腹腔或心包腔积液）注射。动脉注射剂量和静脉注射相同，总剂量酌情而定。

恶性腔内积液病例用药时，尽量抽出腔内积液，将药品6～10毫克溶于生理盐水20～100毫升中，行腔内注射。每5天一次，4～6次为一疗程。

副作用： 白血球降低，多在疗程结束后两周降至最低点。个别病人血小板明显下降，轻度的食欲减退，恶心呕吐。

注意事项：

（1）本品应避光、低温保存。溶解后需在4～6小时内用完。

（2）注射时不要溢出血管外，以免引起局部反应。

（3）治疗过程，定期检查血液，每周至少二次，白细胞低于4000/毫米^3，血小板低于70000应暂停给药。

产品规格： 每安瓿2毫克、4毫克两种。

材料来源： 上海第四制药厂。

273

1949
新 中 国
地 方 中 草 药
文 献 研 究
(1949—1979年)
1979

注：自力霉素是放线菌H-2760菌株产生的一种抗癌抗菌素。其理化性质与国外的丝裂霉素C类似。

药物：抗瘤新芥（AT-581，邻脂苯芥）。

适应症：癌性胸腔积液。乳腺癌、绒毛膜上皮癌、鼻咽癌、头颈部癌、恶性脑肿瘤、淋巴瘤、恶性网状细胞增多症、多发性骨髓瘤、肺癌、肝癌等。

用法：（1）一般可用生理盐水或葡萄糖水稀释后静脉注射，每日一次，每次10毫克或隔日一次，每次20毫克或每周2～3次，每次20～30毫克。以100～150毫克为一疗程，必要时可做第二、三疗程。

（2）对癌性胸腔积液宜抽胸水后局部注射，每周1～2次，每次20～30毫克。

（3）动脉插管给药每日或隔日一次，每次10毫克，总量与静脉注射相同。

（4）口服片剂每日三次，每次10毫克（总量酌情而定）。

副作用：部分病人用药后有恶心、呕吐、厌食等副作用，但多不太严重，给予适当的对症处理即能解除。此药对白细胞有不同程度的抑制作用，但停药后能恢复正常。对红细胞、血小板等无明显抑制作用。

注意事项：（1）用药过程中每周检查白细胞两次，低于3500/立方毫米暂停用药。

（2）此药宜避光保存，稀释后即应用。

产品规格：注射剂每安瓿10毫克，片剂每片10毫克。

材料来源：中国科学院药物研究所，上海第八制药厂。

药物：氟脲嘧啶。

274

适应症：宫颈癌。

用法：1．全身用药：头五天1克氟脲嘧啶加5％葡萄糖1000毫升静脉点滴，每天一次，从第六天开始250～500毫克加生理盐水20毫升静脉推注。

2．局部用药：250毫克注射瘤体或瘤体周围每天一次。

病例：谢××，女，成年。白带增多一个月，黄臭，宫颈病理切片诊断：鳞状上皮细胞癌Ⅱ级。临床诊断：宫颈癌Ⅲ期（菜花型）。用药总量20.6克。全身用量6.75克（静脉注射约占用药总量三分之一），局部用药13.85克（占用药总量三分之二）。已痊愈。健在4年4个月，末次随诊1970年7月2日。

材料来源：中国医学科学院日坛医院。

注：钴60和上镭治疗宫颈癌需要价格高昂的笨重仪器，不能在广大农村使用，本法优点是：只要用简单器具，不需要复杂技术就可以在农村治疗。

275

全国中草药新医疗法展览会技术资料选编
（下册）

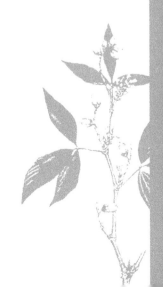

提　要

河北新医大学医教部编印。

1971 年 6 月印刷。共 328 页，其中目录 10 页，正文 318 页。平装铅印。

本书是《全国中草药新医疗法展览会技术资料选编》的下册。正文收载了内科（疾病）、外科疾病、皮肤病、眼科疾病、耳鼻咽喉疾病、口腔疾病、计划生育（科疾病）、妇产科疾病中常见病的治疗处方，以及新药介绍、中草药新剂型、医疗技术革新、兽用医药等内容。本书汇集了全国中草药新医疗法展览会中的部分典型材料、新医疗法、单方、验方等。

全国中草药新医疗法展览会

技术资料选编

（内部资料·注意保存）

下　册

河北新医大学　　　　医教部

一九七一年六月

目　录

下　册

内　科

1949
新 中 国
地 方 中 草 药
文 献 研 究
(1949—1979年)
1979

外 科 疾 病

2

皮　肤　病

1949

新 中 国
地 方 中 草 药
文 献 研 究
(1949—1979年)

1979

4

计 划 生 育

妇 产 科 疾 病

新 药 介 绍

1949

新 中 国
地 方 中 草 药
文 献 研 究
(1949—1979年)

1979

6

中 草 药 新 剂 型

1949

新 中 国
地 方 中 草 药
文 献 研 究
(1949—1979年)

1979

8

9

1949

新　中　国
地方中草药
文　献　研　究
(1949—1979年)

1979

10

内 科

（一）上呼吸道感染

第一方：治上呼吸道感染，急性扁桃体炎，咽喉炎等。

方药：胆木。

用法：做成注射剂（每毫升含生药 1 克），每天肌注一次，每次 2 毫升。

疗效：治疗上呼吸道感染等 30 种炎症 2316 例，有效率 91.4％。其中上呼吸道感染995例，痊愈760例，好转147例，未愈78例，无副作用。

病例：林××，男，12岁。发热、咳嗽、吐痰、胸闷，气短三天，两肺有干湿性罗音，诊断为急性支气管炎。肌注胆木 1 毫升，一天二次，二天退热，五天痊愈。

材料来源：广东省海南卫生事业管理局，海南铁矿工人医院，昌江县人民医院。

注：胆木为茜草科乌檀属植物 Nauclea sp. 与广州部队后勤部卫生部编《常用中草药手册》第 184 页所载的胆木（乌檀）Nauclea officinalis Pierre ex Pitard 为同属不同种，前者叶矩圆形，长13～23厘米，宽 6 ～11.5厘米，锐尖，基部楔形，全缘，侧脉13～14对。而后者叶长圆形，长 8 ～14厘米，宽 4 ～ 7 厘米，侧脉 8 对。

277

1949

新 中 国
地 方 中 草 药
文 献 研 究
(1949—1979年)

1979

第二方：治上呼吸道感染，急性扁桃体炎，急性支气管炎，肺炎。

方药：蒲公英0.75克，金银藤、板蓝根各１克，野菊花0.5克（以上为一支注射液含量）。

制法：上药做成"抗炎注射液"每支２毫升。

用法：肌肉注射每天１～２次，每次一支。

疗效：试用31例，痊愈29例，好转１例。

病例：王××，女，52岁。感冒并发支气管炎，体温38.9°C，用解热镇痛类西药未见效，后改用本药注射，２次即退烧，症状全部消失。

材料来源：北京制药厂。

注：本药对感冒、腮腺炎及外科疖肿等多种炎症均有良好效果。

第三方：治上呼吸道感染，肺炎。

方药：一枝黄花三钱，一点红二钱。

用法：水煎服。

疗效：治疗上呼吸道感染200例，效果良好。

材料来源：广西容县人民医院。

注：1．一枝黄花为菊科植物 Solidago virgo-aurea L．以全草入药。

2．一点红为菊科植物 Emilia sonchifolia(L.)DC．以全草入药。

（二）支 气 管 炎

第一方：治支气管炎，百日咳。

278

方药： 百眼藤。

用法： 用上药一至二两（百日咳用一两，加糖少许），水煎服，一天一次。

疗效： 治疗支气管炎500多例，效果很好。治疗百日咳6例，全部治愈。

病例： 杨××，女，28岁。患支气管炎多年，反复发作，用上方治疗，每天一次，每次一两，连服五天，痊愈，至今一年未复发。

材料来源： 广东省惠东县稔山公社卫生院。

注： 百眼藤为茜草科植物鸡眼藤(小叶羊角藤)Morinda parvifolia Bartl。

第二方： 治气管炎，肺气肿。

方药： 老乌眼子二两。

制法： 上药用开水一斤，浸泡24小时，过滤后用药液。

用法： 每次服10毫升，每天二次。

疗效： 治疗气管炎106例，痊愈34例，有效36例，好转30例，无效6例，治疗肺气肿98例，肺心病10例，均有一定的疗效。

材料来源： 吉林省东丰县拉拉河公社卫生院。

注： 老乌眼为鼠李科鼠李属植物 Rhamnus sp. 的果实。有小毒。

第三方： 治慢性支气管炎。

方药： 川乌、草乌、麻黄、细辛、南星、白附子、白芷、皂角、川椒各三两。

制法： 上药用香油一斤半炸枯去渣，然后将香油继续熬开，加入漳丹十三两，用木棒搅匀，漳丹熟化，至滴水成珠

279

1949

新　中　国
地方中草药
文　献　研　究
(1949—1979年)

1979

为度。待膏药冷至微温，加入冰片二两，薄荷脑一钱，白矾三钱，拌匀，放入冷水内备用。

用法：先针刺天突穴，进针一寸，得气后起针，然后贴膏药于穴位，三天一换。九天为一疗程。每次换贴前都要先针刺天突穴。

疗效：共治疗7000余人次，疗效较好。随访18例，痊愈9例，好转5例，4例合并肺气肿或心脏病者无效。

病例：董××，女，34岁。反复咳嗽、吐痰、气喘，冬天加重，已有11年，县医院诊断为慢性支气管炎。服抗菌素、麻黄素、氨茶碱等，疗效不持久。贴上药三次，症状全部消失，一年来未复发。

材料来源：山东省淄博市临淄区单家大队卫生室。

第四方：治慢性支气管炎。

方药：通光散。

用法：水煎服，每次一两，每天二次。

疗效：观察12例，3例有显效，7例有效，2例较差。

病例：李××，男，成人。入院时自觉胸闷，咳嗽，吐白色稠痰，诊断为慢性支气管炎。用上方治疗二天，症状消失。

材料来源：中国人民解放军63医院，云南省临沧专区。

注：通光散为萝藦科植物假夜来香 Wattakaka volubi -Iis (L. f.) Stapf

第五方：治慢性支气管炎。

方药：天天果（龙葵果实）半斤。

用法：用白酒一斤浸泡20～30天后，取酒服用。每日三次，每次一汤匙。

280

病例： 陆××，女，成人。患气管炎20多年，卧床不起，服完药酒一斤半后，已能参加重体力劳动。

材料来源： 吉林省伊通县头道公社永新大队。

注： 天天果为茄科植物龙葵 Solanum nigrum L. 的果实。

（三）支气管哮喘

第一方： 治支气管哮喘，慢性支气管炎。

方药： 白芥子、细辛各七钱，延胡索、甘遂各四钱。

用法： 上药研细末，分三次外用。用时取生姜一两半捣汁调药末成稠糊状，摊在六块油纸上，贴在肺俞、心俞、膈俞上，用胶布固定，贴4～6小时取下，每10天贴一次，共贴三次，多在暑伏天贴用。

疗效： 安徽省肖县医院治疗115例，显效23％，有效57％，无效20％；天津市公安医院治疗2055例，其中连续贴治二年的834人，有显著效果和好转的达83.6％，无效16.4％；卫生部中医研究院治疗148例，大多贴治1～3年，有效率79.6％，无效20.4％。治疗哮喘合并慢性支气管炎129例，结果症状消失12例，显著进步36例，进步48例，无效33例，有效率74.4％。

材料来源： 安徽省肖县医院，天津市公安医院，卫生部中医研究院。

第二方： 治支气管哮喘，慢性支气管炎。

方药及用法： 1. 棒棒木煎剂：棒棒木二两，白糖五钱。水煎棒棒木约40分钟成浓茶色，放入白糖连煎三次，每

1949

新　中　国
地 方 中 草 药
文　献　研　究
(1949—1979年)

1979

晚服一次。

2．甘棒合剂：棒棒木三斤，甘草三两。将二药切碎，加水8000毫升，煎至3000毫升为度。每日三次，每次服10毫升。

疗效：治疗哮喘、慢性支气管炎1000余例，近期治愈率70%以上。经系统观察的50例中，近期治愈35例，好转15例。服药后无副作用。

材料来源：河北省邢台地区。

注：棒棒木为榆科植物朴树 Celtis bungeana B1.

第三方：治支气管哮喘，支气管炎。

方药："喘咳舒"药酒：海风藤、追地风各二两，白酒一斤。

用法：二味浸酒制成药酒。服时不可加温，否则失效。日服二次，每次10毫升，早晚空腹服。

禁忌：心脏病人及孕妇忌服，感冒及月经期暂停服。

疗效：治疗哮喘及气管炎病人40例，经1个月的治疗，近期治愈率80%，其中3例丧失劳力、卧床不起的哮喘病人，已恢复劳力。本药酒对风湿性关节炎也有效，6例服药2个月后，关节肿胀、疼痛全部消失。

材料来源：山西省红卫制药厂。

第四方：治支气管哮喘。

方药：1．双红抗喘片：红砒0.003克，枯矾0.013克，豆豉0.05克，碘化钾0.1克，桔红、瓜蒌仁、生地各0.4钱（以上系3片量），制成片剂。

2．五海咳喘片：麻黄、海浮石各0.8钱，炒杏仁0.5钱，生石膏1.5钱，海螵蛸0.3钱，五味子、甘草各0.4钱（以

282

310

上系4片量），制成片剂。

用法：方1，每日三次，每次服三片，小儿酌减。方2，每日三次，每次四片，小儿酌减。

疗效：共治疗274例，用方1治疗109例，结果完全缓解15例，显著缓解31例，缓解48例，无效15例，有效率86.2%。用方2治疗165例，结果完全缓解40例，显著缓解59例，缓解60例，无效6例，有效率96.4%。初步观察认为两药的近期疗效均较满意。双红抗喘片对哮喘合并气管炎或肺气肿等较重病例有良好效果，但药效发挥较慢（3～7天见效）；五海咳喘丸对单纯支气管哮喘疗效明显，作用较快（2～4天见效），但个别病例有心跳、失眠等副作用。

材料来源：辽宁省沈阳市。

第五方：治支气管哮喘。

方药：洋金花（曼陀罗花）半斤，石膏十五斤，硼砂二斤半，甘草五斤，黄芩二斤，枣仁一斤。

用法：共研细末，水泛为丸。早晚各服五分至一钱（约10～20粒）。

疗效：治疗50例，随访20例，除5例未坚持服药无效外，15例症状明显减轻，服药时间最长2个月。

材料来源：湖南省黔阳县。

第六方：治支气管哮喘。

方药及制法：曼陀罗在半花半果时，将其全株切碎蒸熟，挤汁熬成粥样膏备用。远志、甘草各一斤，生石膏一斤五两，硼砂五两，共研细末，取曼陀罗膏二斤三两，混合均匀，制成丸如黄豆大，用滑石粉为衣。

用法：每日三次，每次一丸。服后如有口燥咽干者可用

1949

新 中 国
地 方 中 草 药
文 献 研 究
(1949—1979年)

1979

生石膏、茅根适量煎汤送服。

病例：刘××，成人。患哮喘已三年，经常发作，卧床不起，曾用中西药治疗无效，改服本丸一年后，症状消失。

材料来源：河北省盐山县城关公社。

第七方：治支气管哮喘，喘息性支气管炎。

方药及制法：千日红针剂：千日红花序用蒸馏水提取三次，浓缩成流膏状，再用酒精提取，浓缩成流膏状，用水稀释，冷却过滤，加苯甲醇、"吐温80"，灌封灭菌，做成30％注射液。

用法：每次0.3毫升穴位注射。常用穴位：肺俞、定喘。喘重加天突；痰多加丰隆；憋气加膻中。个别体弱病人要少注射，以免出现心跳增加、晕针等。用千日红花三至五钱，文火煎服亦可。

疗效：治疗40例，近期痊愈6例，好转28例，有效3例，有反应3例，总有效率85％以上。

病例：王××，患喘息性支气管炎30年，合并肺气肿，每年四季都发，天气变化易发病，中西医治疗均无效，不能劳动、工作。改用本法治疗，3次后症状好转，10次后症状全部消失，并已全日上班。

材料来源：北京医学院。

注：千日红为苋科植物 Gomphrena globosa L.以花序入药。

第八方：治支气管哮喘。

方药：野冬青果一两。

用法：与猪肉或鸡肉一斤共炖，分五次服。

疗效：治疗各种哮喘36例，总有效率61％。其中对过敏

284

性哮喘效果较好。

材料来源：云南省玉溪专区新平县。

注：野冬青果为桃金娘科蒲桃属（Syzygium）植物短序蒲桃的果实。

第九方：治支气管哮喘。

方药：岩豇豆、岩白菜各五钱。

用法：每日一剂，两次煎服，连服二剂；哮喘减轻后，上方加地蜂子三钱，连服二剂；如喘继续减轻，上方去岩白菜加粉条菜三钱，再服二剂。

疗效：单纯用上方治疗30例，其中儿童较多（20例），病史多在1～9年（22例），结果近期痊愈9例，显效6例，好转12例，无效3例。

材料来源：贵阳医学院附属医院。

注：1．岩豇豆为苦苣苔科植物吊石苣苔 Lysionotus carnosa Hemsl.又名岩泽兰，岩豇豆。以全株入药。

2．岩白菜为苦苣苔科植物 岩桐 Oreocharis primuloides Benth.et Hook.f.以全草入药。

3．地蜂子为蔷薇科植物白里金梅Potentilla niVea L.又名铁纽子，以根入药。

第十方：治支气管哮喘。

方药：蚯蚓。

制法：取蚯蚓洗净后用水浸煮三次，每次加水300毫升，热浸一小时，合并浸液，浓缩，静置沉淀后，再用无水乙醇沉淀，过滤，反复数次至沉淀完全，回收乙醇，以注射用水稀释至100毫升（含药量30%），再反复过滤至澄清即 成注射液，每安瓿2毫升分装，高压消毒，5磅30分钟。（注意：

1949

新 中 国
地 方 中 草 药
文 献 研 究
(1949—1979年)

1979

乙醇沉淀是为除去蛋白，须将蛋白除净，否则可引起过敏反应。）

用法： 每天注射一至二次，每次2毫升。

疗效： 治疗15例，11例痊愈，3例好转，1例无效。

病例： 叶××，女，20岁。从4岁起患严重哮喘，多方治疗无效，就诊时口唇发绀，端坐呼吸，满肺干罗音，胸透呈慢性肺气肿，注射上药10天，症状消失，至今未复发。

材料来源： 湖南省龙山县石牌医院。

第十一方： 治支气管哮喘。

方药： "哮喘灵"（铁菱角）根一枚。

用法： 刮去粗皮，切碎，加瘦肉、白糖各四两蒸熟，一次服。第三天再用上药与母鸡一只、白糖四两、杉树上的寄生茶叶三片蒸熟，一次服。

疗效： 治疗6例，均近期治愈。

材料来源： 湖南省祁阳县太平公社。

注： "哮喘灵"（铁菱角）为千屈菜科植物绒毛千屈菜 Lythrum salicaria L. var. tomentosa DC.

（四）肺　　炎

第一方： 治大叶性肺炎。

方药： 虎杖（干根）一斤。

用法： 切片，加水5000毫升，煎至1000毫升，确诊为本病后，即刻服50～100毫升，以后每日服2～3次，每次50～100毫升，当烧退、症状好转后酌情减量，肺内炎症完全消失时停药。

286

疗效：治疗19例，结果痊愈12例，好转4例，无效3例。有效病例中，病程在1～3天内者10例，多数于服药24小时后明显退烧，少数于3～4日后缓慢退烧。另1例金黄色葡萄球菌败血症患者，发烧30余天，曾用多种抗菌素治疗两周无效，改用本药3天后退烧，一周痊愈。

病例：李××，男，52岁。寒战、高烧、咳嗽、胸痛1天入院，化验白细胞20900，胸透左侧大叶性肺炎。即服虎杖汤100毫升，2小时后又服100毫升，14小时后体温降至正常，6天后痊愈。

材料来源：贵州省遵义医学院附属医院。

注：虎杖为蓼科植物 Polygonum cuspidutum Sieb. et Zucc.

第二方：治支气管肺炎。

方药：一见喜、十大功劳各五钱，橘皮二钱（以上为一日量）。

用法：水煎成100毫升，分二次服。

疗效：共治14例，全部治愈。其中4例曾用过抗菌素。单纯用本方治疗的10例多在三周内治愈出院。

材料来源：福建省福州铁路分局永安医院。

注：1．一见喜为爵床科植物穿心莲 Andrographis paniculata Nees，以全草入药。

2．十大功劳为小檗科植物华南十大功劳 Mahonia japonica DC.

第三方：治休克型肺炎。

方药及用法：（一）抗感染：1．鱼腥草、鸭跖草、半枝莲各一两，并随症加减，水煎服。2．青霉素10万单位，

287

1949
新 中 国
地 方 中 草 药
文 献 研 究
(1949—1979年)
1979

足三里穴位注射，每日四次。

（二）抗休克：1．新福林1毫克，太冲或足三里注射。2．电针：内关、合谷、足三里、太冲，3例曾用此法。3．埋线：羊肠线浸新福林埋足三里穴，2例曾用此法。4．输液：葡萄糖液或右旋醣酐。

疗效：治疗6例，均抢救痊愈。

材料来源：上海第一医学院华山医院。

第四方：治麻疹肺炎。

方药：大青叶、地锦（或金银花）、野菊花、海金沙各五钱。

用法：每日一剂，水煎服。

疗效：

药物 疗效 例数	退热情况		肺部罗音消失情况			疗效		
	日数	平均日	3～5日	6～7日	7日以上	治愈	好转	死亡
草药治疗 173	1～8	3.05	78	52	43	161	8	4

病例：万××，五个月，因发热五天，出疹咳嗽三天入院。检查：患儿烦躁，呼吸急促，咽红，扁桃体Ⅰ度肿大，两颊粘膜可见麻疹斑，躯干有散在红疹，双肺湿罗音，肝在肋下一指半，仅用草药两天退热，五天肺部罗音消失，痊愈出院。

材料来源：江西省南昌市传染病医院。

288

注：1. 大青叶为马鞭草科植物大青 Clerodendron cyrtophyllum Turcz. 以叶入药。

2. 地锦为大戟科植物 Euphorbia humifusa Willd.

第五方： 治麻疹肺炎。

方药： 黑白丑五钱，明矾一两，干面少许，醋适量。

用法： 前两味药共研细末，醋、干面调膏敷两足涌泉穴。

疗效： 治51例麻疹并发肺炎，痊愈46例。

病例： 栾××，7个月，男。发热五天，今日喘，体温39°C，疹色暗红，两肺有干湿罗音，诊断为麻疹并发肺炎，经用上药一料敷足心，24小时后体温正常，两肺罗音减少，继用一料而愈。

材料来源： 江苏省盐城专区滨海县獐沟公社卫生院。

（五）肺脓肿

第一方： 治肺脓肿。

方药： 铁脚将军草。

制法： 用其块根洗净晒干，剪去根须，切碎，以瓦罐盛干药半斤，加清水或黄酒1250毫升，罐口用竹箬密封，隔水文火蒸煮3小时，最后得取净汁约1000毫升，加防腐剂备用。有水剂和酒剂两种。

用法： 根据年龄和病情，分别用20、30、40毫升三类，一日服三次。一般病例采用水剂，高热持续，臭痰排出不畅、经久不愈时，采用酒剂。

反应： 由于大多数在入院前用过抗菌素，部分病人已不

1949

新 中 国
地 方 中 草 药
文 献 研 究
(1949—1979年)

1979

发热，服用本方后，大多可以回升发热，咳嗽增剧，随着排出大量臭脓痰，如无夹杂症，肺脓肿的临床表现可以逐渐缓和而至痊愈。

疗效：配合抗菌素治疗232例，痊愈率86.2%，好转率13.8%。住院最短者5天，最长者69天，平均22天。对排出脓痰，缩短疗程，有显著效果。

病例：王××，女，36岁。因发热恶寒，咳嗽胸痛，咯吐臭痰半月而入院。体检：体温39.5°C，右上肺呼吸音低，可闻及湿性罗音及空瓮音。化验：白细胞10800，中性85%。胸片：右上肺第一、二前肋间有大片状阴影，边缘清楚，密度均匀，有液平面一处，印象：右上肺脓肿（空洞期）。入院后服本药40毫升，一日三次，排痰量逐渐增加，一周后脓痰逐渐排尽，体温恢复正常，住院9天后出院带药续服。半月后胸片复查：右上肺脓肿（消散期）。

材料来源：江苏省南通市中医院。

注：1. 铁脚将军草为蓼科植物野荞麦 Fagopyrum cymosum Meisn，又名金荞麦、金锁银开。

2. 江苏省南通市中医院又介绍：南通、苏州、南京等地用铁脚将军草治疗肺脓肿共325例，痊愈87%，好转13%。

第二方：治肺脓肿。

方药：马鞭草三两，田埂芽子根、鱼腥草各二两，寻骨风根、白茅根各一两五钱。

制法：上药洗净晒干，用甜酒水二斤，淘米水一斤，酒一至四两，微火煎至1100毫升，备用。

用法：第一次服100毫升，以后每服80毫升，早晚饭前各服一次。禁食酸辣食物。

290

疗法：配合抗菌素治疗32例，均在一月内痊愈。

材料来源：湖北省襄阳县、宜城县。

注：1．马鞭草为马鞭草科植物 Verbena officinalis L．

2．田埂芽子为菊科植物羽叶马兰 Aster pinnatifidus Makino

3．鱼腥草为三白草科植物 Houttuynia cordata Thunb．

4．寻骨风为马兜铃科植物绵毛马兜铃 Aristolochia mollissima Hance

第三方：治肺脓肿。

方药：狗舌草（铜盘一支香）、金锦香（金香炉）各五钱。

用法：用烧酒半斤，隔水炖服，每日一剂，痊愈为止。

疗效：已治疗几十例，未合用抗菌素，一般连服10剂左右痊愈。

材料来源：浙江省遂昌县焦川公社。

注：1．狗舌草为菊科植物 Senecio integrifolius (L.)Claivill var. fauriei(Leveil. et Vant.)Kitam.

2．金锦香（金香炉)为野牡丹科植物 Osbeckia chinensis L．

（六）肺 结 核

第一方：治肺结核。

方药：胎兔（即健康孕兔之胎儿）。

1949

新 中 国
地 方 中 草 药
文 献 研 究
(1949—1979年)

1979

制法： 将胎兔搅碎，烘干，研磨，压片。每片重0.3克，内含胎兔粉0.25克，淀粉0.025克，糖粉0.025克，苯甲酸钠0.0003克。

用法： 内服。

疗效： 共治疗100例肺结核患者，有改善体质，减轻症状的作用，与雷米封等抗痨药并用可以提高治疗效果，对早期病例可提高疗效，缩短疗程。经实验研究，胎兔对结核菌有一定程度的抑菌作用，可以延缓对抗痨药物产生耐药性的时间。

材料来源： 天津市第一结核病防治院。

第二方： 治肺结核。

方药： 铃铃草（干品）四两。

用法： 加白酒二斤浸泡七日即可。每日服三次，每次8毫升。

疗效： 治疗95例，系统观察40例，服药后症状显著消减，胸透病灶缩小或吸收。

病例： 杨××，女，20岁。低烧、盗汗、消瘦一年，咳嗽、咯痰夹血卧床不起三个月，X线胸透诊断为两肺浸润型肺结核、浸润期。给铃铃草酒500毫升，服药一周痰血停止，二周后能下床活动，胸透复查病灶已缩小。

材料来源： 湖南省桑植县人民卫生院。

注： 铃铃草为石竹科植物蚤缀 Arenaria serphyllifolia L. 以全草入药。

第三方： 治肺结核。

方药及制法： 夏枯草一两，煎取汁浓缩成膏，晒干，再加青蒿一钱、鳖甲五分均研细，拌匀为一日量（亦可制成丸

292

剂、水剂服用）。

用法： 每日分三次服。

疗效： 共治浸润型肺结核60例，病灶大部分吸收24例，部分吸收22例，空洞闭合及缩小各1例。

材料来源： 吉林化工医院。

第四方： 治肺结核。

方药： 夏枯草（全草）二斤。

用法： 加水五斤煮后，去渣取汁，再浓缩至斤许，加红糖适量收成膏。每日服三次，每次15毫升。

疗效： 共治27例，效果良好。

病例： 黄××，男，患六型肺结核，并有空洞形成，反复用抗痨药治疗无效，改服本方三个月，共用夏枯草11斤，胸片复查病灶明显吸收，空洞闭合。

材料来源： 湖北省黄冈县康复医院。

第五方： 治肺结核。

方药： 紫金牛二两，菝葜、白马骨各一两。

用法： 水煎成150毫升，每日三次，每次服50毫升。小儿酌减。

疗效： 治疗浸润型肺结核18例，一般2～8个月症状消失，X线复查病灶显著吸收好转。

材料来源： 江西省九江市传染病院。

注： 1．紫金牛为紫金牛科植物 Ardisia aponica Bl.

2．菝葜为百合科（菝葜科）植物 Smilax japonica (Kunth) A. Gray

3．白马骨为茜草科植物 Serissa serissoides(DC.)

1949
新中国
地方中草药
文献研究
(1949—1979年)
1979

Druce

第六方：治肺结核。

方药：磨盘草汤：磨盘草、白点称各五钱至一两，木黄连三至五钱。常用加减中草药：蚂蚁木、枇杷叶、七叶莲、香附、三十六荡、干荠菜、旱莲草、地桃花、首乌。

用法：水煎，每日一剂，分三次服。

疗效：治疗成人肺结核12例，主要症状绝大部分能在一周左右消失，未发现病情恶化和任何不良副作用。其中单用磨盘草汤一个月以上的5例，临床症状多在服药后12天内消失；1个月左右胸片复查，3例病灶大部吸收，1例略有吸收，1例无改变；化验检查亦逐渐恢复正常。

病例：简××，女，19岁。1970年1月底出现咳嗽，痰多，时有盗汗，经中西医治疗一个半月未见好转。3月6日X线照片：两上肺浸润型肺结核，浸润期。即用上方加减治疗，于3～10天内诸症逐渐消失，服药40天后胸片复查，病灶绝大部分已吸收，于4月31日停药，共服药54天。5月15日又行照片复查，原肺部病灶全部消失而治愈，并重返工作岗位。

材料来源：广西南宁医学专科学校附属医院。

注：1．磨盘草为锦葵科植物 Abutilon indicum (L.) G. Don以全株入药。

2．白点称为冬青科植物梅叶冬青 Ilex asprella (Hook. et Arn.) Chomp. ex Benth. 以根入药。

3．木黄连为小檗科植物阔叶十大功劳 Mahonia bealei (Fort.) Carr. 以根与茎入药。

4．蚂蚁木为山茶科植物岗棯 Eurya groffii Merr.

294

以全株入药。

5．七叶莲为五加科植物鹅掌藤 Schefflera arboricola Hayata以全株入药。

6．三十六荡为萝藦科植物卵叶娃儿藤 Tylophora ovata (Lindl.) Hook. et Steud. 以全株入药。

7．地桃花为锦葵科植物肖梵天花 Urena lobata L. 以全株入药。

第七方：治肺结核。

方药和用法：健肺丸甲：党参、沙参各四两，百部、白及各六两，川贝、麦冬、杏仁各三两，瓜蒌仁、款冬、远志各二两。

健肺丸乙：百部、熟地各六两，山药五钱，黄芪、茯苓、黄芩各四两，丹参、鸡内金、白及各三两。

每丸重一钱，每日三次，每次一至二丸。用甲丸或乙丸，根据辨证而定。

有肝功能损害者可用：当归四钱，郁金、金铃子各三钱，蒲公英一两，板蓝根五钱。加减药：黄疸加茵陈，内热加黄芩、银花、连翘、柴胡。水煎服。

疗效：共治疗12例肺结核患者，除其中2例曾有一段时期并用西药抗痨药外，其他10例均未并用抗痨西药。疗程均在三月以上。治疗前X线胸片检查12例均属纤维干酪病变，有空洞8个，治疗后关闭5个，缩小2个，另1例系阻塞性空洞，在一年观察中，重新出现空洞。痰菌在治疗前浓缩阳性者10例，治疗后阴转者9例，不变者1例。8例肝功能损害者，在治疗2～6个月恢复正常者6例，恢复后有反复者1例，未恢复者1例。12例的症状治疗后均有不同程度的好

1949
新　中　国
地方中草药
文　献　研究
(1949—1979年)
1979

转。共随访9例，其中8例均恢复全日工作，1例情况不明。

材料来源：上海工人疗养院。

第八方：治肺结核。

方药及用法：

Ⅰ号抗痨煎剂：百部五钱，鱼腥草一两，功劳叶、山海罗、平地木各八钱，金茶匙二钱。水煎服。

Ⅰ号抗痨煎剂：泽漆、百部各五钱，蒲公英一两，甘草三钱。水煎服。

加减：咯血加藕节炭、芒种草，咳嗽、喉痒加天竹子、瓜蒌，发热加青蒿、蓬草，盗汗加牡蛎、糯稻根，自汗加黄芪、龙骨，胸痛加野荞麦根。

疗效：用Ⅰ号方治疗重症肺结核患者10例，都是长期使用抗痨药产生抗药性，临床症状较多，病情重者，经过三个月的治疗，胸片复查，有5例病灶进步，其中1例空洞关闭，2例病灶明显吸收，另5例病灶无变化，但是症状改善，食欲及体重增加。

用Ⅰ号方治疗浸润型肺结核患者6例，因治疗时间较短，故胸片上得不出结论，但症状有明显好转，其中有1例使用不到2个月，复查时左中空洞不明显，右中散在病灶吸收，全身情况好转。

材料来源：上海市第一结核病院。

注：原单位全部未送标本，根据江苏、上海一带用药情况，附注如下，以供参考。

1. 鱼腥草为三白草科植物蕺菜Houttuynia cordata Thunb.以全草入药。

296

2．山海罗为桔梗科植物羊乳 Codonopsis lanceolata Benth. et Hook. 以根入药。

3．平地木为紫金牛科植物紫金牛 Ardisia japonica Bl. 以全株入药。

4．芒种草为玄参科植物水苦荬 Veronica undulata Murr. 以全草入药。

5．天竹子为小蘗科植物南天竹 Nandina domestica Thunb. 以果实入药。

6．泽漆为大戟科植物 Euphorbia helioscopia L. 以全草入药。

7．葎草为大麻科植物 Humulus scandens(Lour.) Merr. 以全草入药。

8．野荞麦为蓼科植物 Polygonum cymosum Trev. 以块根入药。

9．金茶匙为水龙骨科植物石韦 Pyrrosia lingua (Thunb.) Farw.

第九方：治慢性开放性空洞型肺结核。

方药：黄芩提出物72斤，丹参提出物27斤，百部生药粉110斤（以上均过120目细粉），百部浸膏（290斤百部生药制成膏），淀粉8斤，硬脂酸镁1％，制成"肺701片"。

制法：取前三味与淀粉按比例混和均匀，加入百部浸膏混匀，再加粘合剂适量制成软材，以14目筛网制成湿颗粒，60°C烘干，干颗粒过16目筛网加1％硬脂酸镁作润滑剂，压片即得。

用法：每日三次，每次服3～6片，三个月为一疗程。如有明显症状者，以本方（百部六钱，黄芩、丹参各三钱）为

1949
新中国
地方中草药
文献研究
(1949—1979年)
1979

基础，先服一个时期。煎药：(1)咯血加茜草根五钱，生侧柏叶一两；(2)痰黄量多或有臭味者加鱼腥草一两，连翘五钱；(3)潮热加青蒿四钱，地骨皮五钱；(4)盗汗加五味子一钱半，糯稻根一两；自汗加黄芪、防风各三钱；(5)咳嗽加紫菀、姜半夏各三钱，海浮石六钱或车前草五钱。

疗效：治疗110例，全部痰液检验结核杆菌阳性，其中70例已产生不同程度抗药性。110例诊断为慢性纤维空洞型44例，浸润型66例。其中具有空洞者72例。经坚持服药1^+～4年（平均2年半）后，痰菌阴转一年以上者38例（34.5%），胸片复查吸收好转者30例，其中12例空洞堵塞或不显。有29例已恢复工作。

材料来源：上海中医学院附属龙华医院。

注：1．提出物制法：取生药打成粗粉，以水为溶剂，按渗漉法提取，加饱和石灰水于渗漉液中产生沉淀，静置一昼夜，弃去上清液，下层沉淀液用离心机滤干，"滤饼"加常水洗涤至近中性，最后加蒸馏水洗涤，取出"滤饼"，70～80°C烘干，磨粉备用。

2．百部浸膏制法：百部打成粗粉，用70%酒精按渗漉法提取减压浓缩。

第十方：治肺结核，骨结核，肠系膜淋巴结核。

方药：炙鳖甲、百部、海藻、藕节各5.5斤，黄柏、紫菀、阿胶各2.75斤，胎盘220个，鸡蛋清660个，卤水2800毫升。

制法：先将前八味药打成粗末，另取卤水2800毫升加入适量生石灰浸24小时搅拌数次，再澄清，取上清液，再加入蛋清660个搅匀后，将粗末浸入，待药末将卤水蛋清混合液

298

吸净，然后烘干磨细粉，用70％酒精作颗粒，压成片剂，每片0.5克。

用法： 每日服三次，每次6片(小儿酌减)，三个月为一疗程。

疗效： 共治39例，其中肺结核32例，治后病灶吸收好转27例，无改变4例，恶化1例；骨结核6例有5例好转，1例无效；肠系膜淋巴结核1例症状消失，基本痊愈。

病例： 苗××，女，32岁。1966年9月诊断右侧浸润型肺结核(三个球形灶及肺门淋巴结肿大)，长期用抗痨药治疗22个月无效，改用本药治疗9个月，症状消失，复查肺部病灶吸收，仅遗下纤维硬结，肺门淋巴结缩小，已恢复全日工作。

材料来源： 山东省济南人民制药厂。

注： 黑龙江省齐齐哈尔市结核病防治院用上方去百部、阿胶、胎盘制成丸剂或散剂，治疗浸润型肺结核49例，治愈12例，好转34例，无效3例；治疗慢性纤维空洞型肺结核31例，好转21例，无效10例。

第十一方： 治肺结核，结核性脑膜炎，结核性胸膜炎。

方药及用法： 1.不出林、十大功劳各一两，天冬三两。共研末以蜜为丸，共得10丸，每丸重五钱，每次一丸，每日三次，温开水送服。

2.不出林、十大功劳各一两，百部三钱。制法及用法同上。

疗效：

1949
新 中 国
地 方 中 草 药
文 献 研 究
(1949—1979年)
1979

病　　　　　名	病例数	治 疗 方 法		转			归
		中草药	中草药加埋线	痊愈	明显好转	好转	无效
肺　结　核	31	28	3	6	5	19	1
结核性脑膜炎	6	6		4	2		
结核性胸膜炎	2	2			1	1	

埋线穴位：膏盲、肺俞、足三里、丰隆。

材料来源：广西桂林专区。

注：不出林为紫金牛科植物紫金牛。Ardisia japonic B1.

第十二方：治肺结核，淋巴腺结核，骨关节结核，结核性脑膜炎，结核性瘘孔（管）等。

方药：红矾（三氧化二砷）。

器械：1．熏壶一个，容量400毫升以上，壶盖用橡皮塞闭严，从橡皮盖上插入直径0.3～0.5厘米玻璃管与1米左右长的胶管相连，胶管远端连一个"T"型管。

2．加温用火炉或电炉一个。

用法：将二钱红矾研成细末，和水八两加入壶内，塞上壶盖，开始加温，直至沸腾，见蒸气从"T"型管喷出，即可对准部位气熏治疗，可熏手心或局部。每日熏治20～90分钟，疗程一般为1.5～3个月。须注意防止烫伤和中毒，但治疗量安全，无中毒反应。

疗效：共治疗肺结核31例，病灶吸收者27例，显著吸收者4例。治疗骨关节结核50例，均有效，其中治愈48例。治疗结核性脑膜炎9例，均治愈。治疗淋巴腺结核42例，有效者4例

300

例，其中24例治愈。

材料来源： 辽宁省锦州市结核防治医院，铁岭地区卫生局，辽宁中医学院。

注： 据原单位介绍：1．红矾制剂，尚有红矾静脉滴注葡萄糖液、红矾药丸、红矾膏药、红矾气管滴入液、红矾冲洗液等，用于治疗肺结核；

2．红矾1/5000对结核杆菌有抑制作用。

第十三方： 治肺结核咯血。

方药： 儿茶一两，明矾八钱。

用法： 共为细末，装于有色瓶内备用。每次0.1～0.2克，每日3～4次。

疗效： 治疗35例肺结核中、小量咯血患者，均收到明显效果。

材料来源： 云南省施甸县。

第十四方： 治肺结核咯血。

方药： 黄精一斤，白及、百部各半斤，玉竹四两。

用法： 将上药切片晒干，研细末，炼蜜为丸，每日服三次，每次三钱。

疗效： 治疗28例，有效率90％。

病例： 涂××，男，31岁。患六型肺结核，咯血，胸痛，体瘦，服丸药二料后胸透复查病灶已钙化。

材料来源： 湖北省保康县医院。

（七）心 脏 病

第一方： 治风湿性心脏炎。

301

1949
新　中　国
地 方 中 草 药
文 献 研 究
(1949—1979年)
1979

方药：银翘白虎汤：连翘四钱，银花、防己、宣木瓜、知母、粳米各五钱，生石膏二两，桑枝一两，甘草二钱。

用法：每日一剂，两次煎服。1．湿重：加苍术五钱，苡仁八钱，厚朴四钱；

2．热重：加栀子、黄柏各三钱，黄连二钱；

3．心前区闷痛：加全瓜蒌、薤白各五钱，桃仁、丹参各三钱。

4．心跳：加茯神、枣仁、远志各三钱，柏子仁五钱。随症加减。

疗效：用银翘白虎汤加减治疗34例风湿性心脏炎患者，痊愈17例，基本控制风湿活动11例，明显好转2例，无效4例。对其中20例进行了3个月至7年的随访，初发病者无一例有风湿性心脏病形成的体征。

材料来源：四川医学院。

第二方：治心力衰竭。

方药：万年青。

用法：成人每日量六钱至一两二钱，一疗程7～10天，控制心力衰竭达饱和量；小儿每公斤体重五分至一钱为饱和量，按一日6小时服一次。每日维持量约为饱和量1/15，如心衰未控制，则用4～7日维持量后，继续用第二疗程的饱和量，下类推。

1．速给法：将鲜草一至一两半熬成一煎20毫升，早晨保留灌肠，二煎液20毫升，晚上灌肠。

2．缓给法：按用量一煎加水150毫升，火煨煮，取50毫升；第二煎加水120毫升，煎成40毫升，混合两次煎液90毫升。每次30毫升，一日三次分服。

302

疗效： 治疗43例，19例痊愈，10例显效，9例好转，3例无效，2例死亡。以肺原性心脏病合并全心衰竭疗效最好。

材料来源： 湖南省株州市立中医院。

注： 万年青为百合科植物 Rohdea japonica Roth。

（八） 高 血 压 病

第一方： 治高血压病。

方药： 汉防己甲素片，每片含量20毫克。

用法： 每日120毫克，分三次服，血压特高者，增至每日180毫克。

疗效： 共治疗175例Ⅱ期及Ⅲ期患者，疗程2～7个月。治疗过程中无不良副作用。疗效判断，根据1964年全国心血管会议所制订的标准，175例中，显效13例，有效26例，一般疗效24例，无效47例，总有效例数97例，总有效率55％。

材料来源： 上海市中医学院附属曙光医院。

第二方： 治高血压病。

方药： 吴茱萸。

制法及用法： 将上药研末，醋调贴于两脚心，24小时血压下降。

疗效： 治疗110例，效果显著。

病例： 吴××，56岁。患高血压7年，血压170～180/110～120毫米汞柱，经用多种降压药无效，使用吴茱萸贴两脚心后，血压下降为130～140/80～90毫米汞柱，自觉症状减轻。

1949
新 中 国
地 方 中 草 药
文 献 研 究
(1949—1979年)
1979

材料来源：天津市工农兵中药厂。

第三方：治高血压病。

方药：臭梧桐。

制法：将上药制成药片，制作时不宜加温，以免影响疗效。

用法：每日三次，每次四片，内服。

疗效：共治疗95例Ⅱ、Ⅲ期高血压病患者，均系久服蛇根制剂无效，经用中医中药平肝潜阳等法作为过渡，然后服药片，服三个月后进行小结，有效率56.69%，其中有35例服药一年，有效率74.27%。疗效统计如下：

疗 效	治 疗 三 个 月		治 疗 一 年	
	病 例 数	百 分 率	病 例 数	百 分 率
总 例 数	95		35	
显 效	24	25.26	10	28.57
有 效	30	31.43	16	45.70
总 有 效 率	54	56.69	26	74.27

材料来源：上海市中医学院附属曙光医院。

注：臭梧桐为马鞭草科植物海州常山 Clerodendron trichotomum Thunb.

第四方：治高血压病。

方药：降压膏方：夏枯草、茺蔚子各六钱，草决明一两，生石膏二两，黄芩、茶叶、槐角、钩藤各五钱。

用法：上药共熬，去渣取汁，加蜜收成膏。一天分三次

304

服，开水送下。

疗效：临床观察67例，显效34例，有效23例，无效2例，未随访8例。武医二院临床观察11例原发性高血压，8例有效（服药三天后收缩压下降10～20毫米汞柱，舒张压下降10毫米汞柱），3例无效。

病例：魏××，男，62岁。1964年经检查诊断为原发性高血压，血压经常在170/110毫米汞柱上下。有头昏、头痛等症状，曾用多种降压药物治疗，效果不稳定。1970年7月开始服降压膏，服药前血压170/110毫米汞柱，服药3天后，血压下降至150/80毫米汞柱，症状好转，两周后复查，血压仍为150/80毫米汞柱，疗效较为巩固。

材料来源：湖北省孝感县人民医院。

第五方：治高血压病。

方药：锦鸡儿（土黄芪）。

用法：取根洗净，去外皮，切片，鲜用或干用，每日八钱至一两，煎水取汁，加白糖适量，分三次服。

疗效：治疗30余例，均获良好效果。

病例：阮××，男，58岁。1960年6月起，自觉头痛、头昏，以后病情加剧，血压200/120毫米汞柱，曾住院治疗，1967年6月又发病，血压194/110毫米汞柱，用锦鸡儿六钱，水煎两次，分四次冲白糖服，血压降至150/90毫米汞柱。

材料来源：湖北省圻春县。

注：锦鸡儿（土黄芪）为豆科植物 Caragana sinica (Buchoz) Rehder

第六方：治高血压病。

方药：1. 血压高，主要有头昏、眩晕症状者：夏枯

305

1949

新 中 国
地 方 中 草 药
文 献 研 究
(1949—1979年)

1979

草、头晕药各一两； 2．血压高，主要有头痛症状者：夏枯
草、头晕药、歪头菜各一两； 3．血压高，主要有神经衰弱
症候群，特别是失眠者：夏枯草、头晕药、歪头菜各一两，
松针六钱； 4．经一般治疗无效者：夏枯草、头晕药、草决
明各一两，钩藤五钱。以上除草决明、钩藤为干品外，其余
均为鲜品药量，如为干品可减半量。

用法：均为每日一剂，水煎分三次服。

疗效：治疗26例，一般服用4～8剂出现效果，显效
（血压、自觉症状均明显好转）10例，有效（血压、自觉症
状均有不同程度改善）13例。无效3例。

病例：潘××，女，61岁。头昏、头痛12年，血压200/110
毫米汞柱，服药二剂后，头昏、头痛消失，血压160/86毫米
汞柱。

材料来源：贵阳医学院附属医院。

注： 1．头晕药为蔷薇科植物水杨梅 Geum japonic
um Thunb．

2．歪头菜为豆科植物 Vicia unijuga Al. Br.

第七方：治：1．高血压病人经降压药治疗后仍有头痛、
头晕、失眠等症状者。

2．血压不是太高，特别是老年人，但有较明显的头晕、
失眠等症状者。

3．神经衰弱。

方药：萝布麻叶。

用法：每天3～5克，泡水代茶饮用。

副作用：部分病人有腹胀，个别病人有恶心及腹泻、尿
多。

306

疗效：第一组（50人）使用降压药基础上用上药。头晕消失8人，减轻24人，头痛减轻6人，失眠改善24人。

第二组（40人）病人血压不太高，单用上药，头晕改善23人，失眠改善30人。

第三组（18人）用萝布麻水提取物制丸剂治疗。头晕消失3人，减轻11人，失眠改善10人。

三组病人用上药后血压下降均不明显，少数病人血压下降（舒张压）10～20毫米汞柱。有2例停用其他降压药，改用上药后血压升高。因此上药治疗早期高血压及作为治疗高血压的辅助剂有较好的疗效。

材料来源：中国医学科学院药物研究所。

注：萝布麻为夹竹桃科植物 Trachomitum lancifolium Schischk.（Apocynum lancifolium Russan.）

第八方：治高血压伴有颈项强硬和疼痛，经降压药治疗症状未消失者。

方药及用法：在降压药治疗基础上选加下药：（1）葛根：每天三至五钱（10～15克），水煎二次，分二次服。（2）葛根粉（葛根水提取物）：1克相当于生药5克。每天2克，分两次服用。（3）葛根黄硷体部分：每天二次，每次40毫克（相当于生药5克）。

副作用：74例中有2例皮肤过敏，遇有过敏应停药。

疗效：1．生药及粉剂组共52例。颈项痛消失者17例，颈项痛显著减轻者30例，无效5例。其他症状改善：头晕减轻11例，头痛减轻10例，耳鸣减轻2例。疗效在一周内出现者47例。

2．黄硷体部分组共22例，其中21例有明显颈项痛症

307

1949

新　中　国
地 方 中 草 药
文 献 研 究
(1949—1979年)

1979

状。用药后颈项痛消失6例，明显减轻13例，无效2例。其他症状改善：头晕消失及减轻5例，头痛减轻3例，听力及耳鸣显著改善2例。疗效在一周内出现者18例。

材料来源：中国医学科学院药物研究所。

（九）急性胃肠炎

第一方：治急性胃肠炎。

方药：鲜吹风散三十公斤，辣蓼草五公斤。

制法：取上药加水至126公斤，煎熬浓缩至42公斤，加2％尼泊金作防腐剂。

用法：每服10～20毫升，每日服三至四次。儿童减半。

疗效：治疗成人急性胃肠炎及小儿消化不良共435例，除部分病例伴有不同程度的脱水，除补液、补钾外，未用其它抗菌药物。其中384例服药1～5天痊愈。治愈率88.2％。

材料来源：云南省文山州医院。

注：(1)吹风散为木兰科植物异形南五味子藤 Kadsura heteroclita (Roxb.) Craib.

（2）辣蓼草为蓼科植物丛枝蓼 Polygonum caespitosum Blume

第二方：治急性胃肠炎，小儿消化不良，食滞腹痛。

方药：金不换(风痧藤)皮二斤，救必应二层皮一斤半，樟脑树皮一斤，香附子半斤（均为干品）。

制法：可制成丸剂，片剂，水剂。

用法：成人每次一至一钱半，小儿五分至一钱，每天三至四次口服。

308

疗效：详见下表：

病 种	病 例 数	治 愈	好 转	无 效
急 性 胃 肠 炎	58	50	7	1
肠 炎	92	75	12	5
小 儿 消 化 不 良	84	76	4	4
胃 痛	16	0	11	5
合 计	250	201	34	15

材料来源：广东省博罗县长宁公社新村大队合作医疗站。

注： 1．金不换（风痧藤）为木兰科植物长梗南五味子 Kadsura longipedunculata Finet et Gagnep. 以根皮入药。

2．救必应为冬青科植物铁冬青 Ilex rotunda Thunb. 以树皮（二层皮）入药。

（十）小 儿 腹 泻

第一方：治小儿腹泻。

方药及用法：葛根、蒲凉根各一钱至一钱半，土黄连一至三钱。水煎服，每天一剂，分次服完。以上为 2 岁以下剂量。2 岁以上者，前二味一钱半至二钱，末味二至三钱。严重病例可加肌注黄连素。

309

1949

新 中 国
地 方 中 草 药
文 献 研 究
(1949—1979年)

1979

疗效：治疗120例（1～5岁，但以1～3岁者多见）。临床上表现发热、呕吐、腹泻（每天十余次），粪质初呈蛋花样，后呈水样便以及不同程度的脱水征象，经服上药1～2剂后，多数患儿临床症状消失，最长者也不超过5天，无一例死亡。

材料来源：福建省政和县。

注：（1）蒲凉根，在福建别称紫荆皮，蒲允根，猴竹根。为木兰科植物盘柱南五味子 Kadsura peltigera Rehd. et Wils. 以根入药。

（2）土黄连为小檗科植物庐山小檗 Berberis virgetorum Schneid. 以根与茎入药。

第二方：治小儿单纯性腹泻。

方药：鬼针草一把（干的3～5株）。

用法：加水浸泡，煎取浓汁连渣放在桶内熏 洗 患 儿 两脚，一般熏洗三至四次，每次熏洗约5分钟。1～5岁熏洗脚心，5～15岁，熏洗到脚面，腹泻严重的，位置可适当提高。

疗效：治疗50例，痊愈45例，无效2例，未随访3例。

材料来源：江苏省高邮县人民医院，甘垛公社卫生所。

注：鬼针草为菊科植物婆婆针 Bidens bipinnata L. 以全草入药。

第三方：治肠炎，消化不良。

方药：柞树皮适量。

用法：水煎泡脚半小时。病重者，可服2～3匙，每日一至二次。

疗效：治疗130多人，效果显著。

310

病例：史××，男，5岁。患急性肠炎，每日腹泻稀水便十余次，用上方3日痊愈。

材料来源：吉林省东丰县拉拉河公社卫生院，吉林省浑江市城墙公社卫生院。

注：柞树皮为山毛榉科植物柞栎（蒙栎）Quercus mongolica Fisch. 的树皮。

第四方：治小儿肠炎、腹泻。

方药：独根草（全草）不拘量。

用法：用开水浸泡后，洗小腿和脚。

疗效：治疗12例小儿肠炎，均痊愈。

材料来源：河北省宣化县大白杨公社卫生所。

注：独根草为列当科植物黄花列当 Orobanche pycn- ostachya Hance

（十一）小儿消化不良（附：疳积）

第一方：治小儿消化不良。

方药：疳积散：建曲、山查、云苓、陈皮、麦芽、泽泻、白术各三钱，清半夏、藿香、苍术、厚朴、甘草各钱半。

制法：共研细末，每包重二分。片剂，每片0.3克。

用法：6个月以内，每天二次，每次半包；周岁以内，每日三次，每次半包；2岁以内，每日二次，每次一包。片剂：6个月以内，每日3～4片；周岁以内，4～6片；2岁以内，6～9片；均分为二至三次服。

疗效：治疗208例，其中48%曾服用抗菌素等西药无效。经服上药，156例痊愈（75%），39例好转，13例无效，

1949
新 中 国
地 方 中 草 药
文 献 研 究
(1949—1979年)
1979

有效率达94％。平均疗程三天。

通过21例粪便培养及细菌对药物敏感试验，证明上药对肠道细菌有抑菌作用。

材料来源：天津市儿童医院。

第二方：治小儿消化不良。

方药：高粱米第二遍糠。

制法：放锅上炒至褐色有香味为止，除掉上面多余的壳，即可服用。或制成片剂。

用法：每天三至四次，每次五分至一钱。

疗效：治疗104例，其中100例，多在服药6次以内治愈，4例无效。

材料来源：吉林医科大学一院。

注：高粱米糠含有大量鞣酸及鞣酸蛋白，具有较好的收敛止泻作用。

第三方：治小儿消化不良，菌痢。

方药：川椒末（黑白均可），暖脐膏药。

用法：以川椒末填满患儿肚脐眼，再贴上暖脐膏药，并以宽布带固定24小时，如未好转，可再贴一次。

疗效：治疗40例，除2例贴第二次外，其余均贴一次治愈。

材料来源：江苏省仪征县青山公社乌山大队。

第四方：治小儿消化不良。

方药：凤尾草、酸浆草（酢浆草）各150克，车前草75克。

制法：取上药（鲜全草）洗净，水煎，浓缩至300毫升。

用法：每天三次，每次服5～10毫升。

疗效：治疗16例，治愈12例，好转1例，无效3例，平

312

均住院天数为6.2天。

材料来源：云南省昆明医学院附一院。

第五方：治小儿消化不良。

方药：雄黄连三分，川芎、何首乌各一分。

用法：上药共研为极细末，一天分两次温开水冲服，有严重脱水者辅以补液。

疗效：治疗10例（包括中毒性消化不良4例），用药1～3天，痊愈9例，无效1例。

材料来源：湖北省恩施地区人民医院。

注：雄黄连为蓼科植物毛脉蓼 Polygonum multiflorum Thunb.var.ciliinerve Steward 以块根入药。

第六方：治小儿消化不良。

方药：地石榴（鲜全草）。

制法及用法：用上药150克，水煎去渣，浓缩至300毫升，每次10毫升，日服三次。

疗效：治疗10例，治愈8例，好转2例。住院时间2～6天。有明显止泻和止吐退热作用。

病例：梁××，男，9个月。腹泻一月余，每天4～5次，水样便，伴恶心呕吐，中等度脱水。诊断为消化不良腹泻。经输液纠正脱水，内服上药，次日大便减为每天一次，吐止，第三天大便成形，住院4天治愈。

材料来源：云南省昆明医学院第一附院。

注：地石榴为桑科植物地枇杷 Ficus tikoua Bur.以全株入药。

第七方：治中毒性消化不良，急性肠胃炎。

方药：地胆紫三斤。

313

1949

新 中 国
地 方 中 草 药
文 献 研 究
(1949—1979年)

1979

用法：加水1万毫升，煎至3千毫升。成人每次服100毫升，一日二次，小儿6个月以内的，每次20毫升，一日二次。7个月至1岁半，每次25～30毫升，一日二次。

疗效：治疗中毒性消化不良869例，其中住院观察217例，除5例配用西药外，其余均在2～4天痊愈。

材料来源：广西南宁　　　　　。

注：地胆紫为桑科植物地枇杷（霜坡虎）Ficus tikoua Bur. 以全株入药。

第八方：治中毒性消化不良。

方药：儿茶。

用法：以25～50毫克/公斤/日剂量，分三至四次口服。对呕吐频繁及重度脱水者佐以液体疗法。

疗效：治疗298例，有效295例，平均治疗天数为3.5天。儿茶便于小儿服用，无副作用，并可避免因抗菌素引起肠道细菌的菌群失调而招致霉菌感染等不良反应。5％浓度对致病性大肠杆菌均有抑制作用，尚未发现抗药菌株现象。

材料来源：福建省厦门市医院。

第九方：治小儿疳积。

方药：1．外敷：疳积草（鲜）五钱，姜、葱各一两，鸭蛋白一个。

2．内服：疳积草二两，猪肝三两。

用法：1．外敷：上药捣烂加入蛋白搅匀，外敷脚心一夜，隔三天一次，一般5～7次痊愈。

2．内服：疳积草切碎先煎，去渣后，加猪肝再煎，吃肝喝汤，连服5～6次。

病轻者，任选一法，病重者，二法并用。

314

疗效： 治疗600多例，均治愈。

病例： 谢××，男，4岁。1969年发病，3个月后，潮热，烦躁，口渴，食欲不振，消瘦。用上方外敷、内服六次，历时18天痊愈。

材料来源： 湖北省阳新县。

注： 疳积草为大戟科植物铁苋菜 Acalypha australis L. 的全草。

第十方： 治小儿疳积。

方药： 叶开花（夜开花）、半椿子树根各一两，麦芽、窖萝卜苋各二钱。

制法及用法： 叶开花、半椿根两药用蜜糖拌炙，再与后两味同入砂锅内以中等火力煎汤，口服代茶。

疗效： 治疗586人次（大多数为5岁以下小儿），治愈率为96.8%。

病例： 黄××，女，2岁。因腹胀，尿多，口干，消瘦1月余，高热40°C入院。诊断为消化不良，营养不良Ⅱ度，失水，低血钾症，口腔炎。服上药6天，痊愈出院。

材料来源： 湖南省邵阳县人民医院。

注： 1. 叶开花为豆科植物截叶铁扫帚 Lespedeza cuneata (Dum. Cours.) G. Don

2. 半椿子根为胡颓子科植物胡颓子 Elaegnus Pungens Thunb. 以根入药。

（十二） 胃　炎（附：胃痛）

第一方： 治急性胃炎。

315

1949

新 中 国
地 方 中 草 药
文 献 研 究
(1949—1979年)

1979

方药：蛇参（马兜铃）根一至二两，白酒半斤。

用法：洗净，切片，用酒泡，每日服 2～3 次，每次 5
毫升。

疗效：治疗2450例，2330例痊愈。

材料来源：湖北省宜昌、恩施地区。

第二方：治急性胃炎。

方药：向阳花。

用法：取根洗净晒干，切片研末。每天二次，每次
0.07克，开水送服，三天为一疗程（量大会致精神病）。

疗效：治疗46例，效果良好。

材料来源：昆明医学院第二附院。

注：向阳花为茄科植物曼陀茄 Mandragora caulescens C. B. Clarks

第三方：治慢性胃炎。

方药：蒲公英（全草）五钱，酒酿一食匙。

用法：水煎二次混合，分早、中、晚三次饭后服。

疗效：治疗70多例疗效满意。

病例：刘××，成年。患慢性胃炎十多年，经常发作，
近年逐渐增剧，各地医院治疗无效，经用此方治疗，服药7
天后，胃病即愈，至今8个多月未复发。

材料来源：安徽中医学院。

第四方：治慢性胃炎，胃痛。

方药：金不换（地不容）。

制法：将上药研粉压片，每片0.3克。

用法：每天服三次，每次 2～4 片。

疗效：治疗48例胃痛患者，效果良好。

316

材料来源：云南省思茅专区。

注：金不换为防己科植物地不容 Stephania delavayi Diels，以块根入药。

第五方：治胃炎，胃痛。

方药：青香桂（胃友）。

制法：将根洗净切成小段，或晒干研粉制丸。

用法：小段咀嚼后吞服。粉、丸开水送服。每次五分，每天三次。

疗效：治疗 5 例，效果较好。

材料来源：云南省。

注：胃友为黄杨科野扇花属植物清香桂 Sarcoccoca hookeriana Baill.

第六方：治胃腹痛。

方药：乌金草根、紫金砂根各等量。

制法：将上药根部晒干，共研细末备用。

用法：每次服一至二钱，每天三次，开水或酒送服。忌生冷食物。

疗效：治疗1000余例，多在服药后半小时痛止，并有镇静催眠作用。

材料来源：湖北省兴山县。

注：（1）乌金草为马兜铃科植物黑毛细辛（美丽细辛）Asarum pulchellum Hemsl.

（2）紫金砂为伞形科植物踵瓣芹 Pternopetalum vulgare (Dunn) H.-M.

第七方：治胃痛。

方药：寻骨风根三钱。

317

1949

新 中 国
地 方 中 草 药
文 献 研 究
(1949—1979年)

1979

用法：水煎服，或将药放入口内嚼烂吞服。每天一剂，服至病愈。

疗效：荆州地区藤店公社用本方治疗各种胃痛400多例，效果显著。

病例：王××，男，38岁。1958年秋起，上腹部经常疼痛，1968年经诊断为十二指肠溃疡，1970年服上药6剂疼痛消失，随访数月未复发。

材料来源：湖北省江陵县。

注：寻骨风根为马兜铃科植物绵毛马兜铃 Aristolochia mollissima Hance的根。

第八方：治胃痉挛。

方药：地雷根。

制法：将根洗净，切碎，烘干，研粉制丸。

用法：丸剂：成人每日3克，顿服。

疗效：治疗256例，多数能迅速止痛。

材料来源：湖南省资兴县彭市医院。

注：地雷根为毛茛科植物单叶铁线莲Clematis henry iOliv. 的根部。

第九方：治胃痛。

方药：毛茛（鲜全草）。

用法：洗净捣烂，加少许红糖调匀，置于有凹陷的橡皮瓶塞（如青霉素等瓶塞）内，倒翻贴在胃俞、肾俞二穴（或配加肓门、梁丘、阿是穴），约5分钟，局部有蚁行感时即弃去。如发生水泡，不必刺破，任其自行吸收。偶有感染，可用消炎敷料。

疗效：治疗因溃疡病等引起的胃痛178例，经一次治

318

疗，有94%患者在二个月左右不复发。6％病人无效。

材料来源： 福建省连城县防治院。

第十方： 治胃痛。

方药： 葛藤香根。

用法： 晒干，研末，用温开水冲服，每次服二至三分，每天服三次。

疗效： 治疗100余例，一般在服药半小时后胃痛显著减轻，连服1～2日疼痛消失。

材料来源： 湖北省恩施、宜昌地区。

注： 据报送单位介绍本药对风湿性关节炎也有效。

第十一方： 治胃痛，腹痛。

方药： 青木香20％，矮地茶根60％，威灵仙20％。

用法： 将上药根部洗净，晒干，研粉。每次1～2克，每天三次，开水冲服。

疗效： 治疗31人，28人有效。

材料来源： 湖南省郴县五里牌公社界牌大队合作医疗站。

注： (1)据报送单位介绍本方亦可治各种关节痛。

(2)矮地茶为紫金牛科植物紫金牛 Ardisia japonica Bl。

（十三）胃、十二指肠溃疡病

第一方： 治胃、十二指肠溃疡病。

方药： 甘楞散：瓦楞子五两，甘草一两。

用法： 将瓦楞子煅后研细末，甘草研细末，混匀。每服

全国中草药新医疗法展览会技术资料选编（下册）

1949
新　中　国
地方中草药
文　献　研　究
(1949—1979年)
1979

二钱，每日三次。

疗效：治疗124例，近期治愈59例，好转48例，无效 17例。疗程最短20天，最长56天。长期服用有个别患者可引起浮肿和血压增高或尿血现象。

病例：满××，男，39岁。上腹部疼痛一年之久，钡餐透视诊断为十二指肠球部溃疡，经服上药10天，疼痛消失，28天后钡餐复查基本痊愈。

材料来源：辽宁中医学院。

第二方：治胃、十二指肠溃疡病。

方药：楤木三至五钱，红木香、乌药、枳壳各三钱，甘草一钱。

用法：水煎服，每天一剂。

疗效：治疗100余例，有效率90％以上。

材料来源：浙江省台州医院。

注：1．楤木为五加科植物 Aralia chinensis L.以根皮及根入药。

2．红木香为木兰科植物长梗南五味子 Kadsura longipedunculata Finet et Gagnep.以根入药。

第三方：治十二指肠溃疡病，胃炎。

方药：土木香二至三钱。

用法：研末，冲开水服。

疗效：治疗十二指肠溃疡病58例，治愈56例。

材料来源：福建省福州市。

注：土木香为木兰科植物盘柱南五味子Kadsura peltigera Rehd.et Wils.以根入药。

第四方：治胃、十二指肠溃疡病。

320

方药及制法：1．瓦楞子800克，枯矾1000克，大黄50克，香附子200克，莨菪浸膏20克，炼蜜500克。将上药粉末按量调配混匀，加蜜制成片剂，每片0.7克。

2．瓦楞子1000克，枯矾1500克，吴茱萸500克，香附200克，大黄100克，炼蜜500克，制法同上。每片重0.7克。

疗效：用方1.治疗50例，一般服药3～5分钟即有止痛作用。用方2.治疗44例，多在药后30分钟止痛。分别服以上两方一个月后，自觉症状均能基本消除。

材料来源：武汉医药工业研究所。

第五方：治胃、十二指肠球部溃疡、炎症，胃粘膜脱垂，胃幽门痉挛。

方药："204胃药"：玄胡索粉一斤，乌贼骨粉三斤，枯矾粉四斤，蜂蜜三斤（制丸剂用六斤）。

制法：1．片剂：取前三药混匀，加入蜂蜜三斤调成湿砂状，过12目筛，放烘箱内（70～90°C）烘干，再过筛，加入硬脂酸镁（润滑剂）、1％干燥淀粉（崩解剂）拌匀压片，每片0.6克。（硬脂酸镁及淀粉要先过100目筛，将淀粉在90～100°C烘箱内烘3小时使之干燥。）

2．丸剂：取前三药末混匀，加入炼蜜六斤，制丸。每粒重一至二钱。

用法：片剂每日服三至四次，每次5～7片。丸剂每日服三至四次，每次二钱。有活动性溃疡者，一般以三个月为一疗程。

疗效：治疗284例，平均服药14.3天开始见效，止痛有效率达98.2％。经钡餐检查，龛影消失率达80％，龛影缩小及无效者各占10％。

321

1949

新 中 国
地 方 中 草 药
文 献 研 究
(1949—1979年)

1979

副作用：部分病例有便秘、胃部发嘈等症状。

材料来源：武汉医学院第一附属医院。

第六方：治胃、十二指肠溃疡病，慢性胃炎。

方药：两面针二份，水田七九份，七叶一枝花三份，白及一份。

用法：共研细末，每次服五钱，每天三次。

疗效：治疗226例，一般服药1个月症状消失。

材料来源：广西。

注：（1）水田七为蒟蒻薯科植物裂果薯 Schizocapsa plantaginea Hance，以块茎入药。

（2）七叶一枝花为百合科植物 Paris polyphylla Smith，以根茎入药。

第七方：治胃、十二指肠溃疡病，胃炎。

方药：苦参（蓝锡沙菊）。

用法：取上药洗净晒干，研细末，装入胶囊，每粒重0.31克。日服三至四次，每次3～4粒。

疗效：治疗35例，其中溃疡病24例，其余11例按胃痛对症治疗，多在15～30分钟内止痛，一次给药有效时间持续4小时以上。

病例：唐××，男。1965年起病，经钡餐造影确诊为十二指肠球部溃疡。服药前每二个月到半年发病一次，持续7～21天。1970年4月胃痛复发，服上药每天3克，泡开水服，3天后疼痛基本消失，效果良好。

材料来源：云南省昆明海口林场。

注：苦参为菊科植物蓝锡沙菊 Cicerbita cyanea(D. Don) Beauv.

322

第八方：治十二指肠溃疡病，急性胃炎。

方药：七叶莲针剂。

用法：每次 1～1.5毫升，肌肉注射。

疗效：治疗十二指肠溃疡等 8 种疾病共37人，结果显效者29人，有效 4 人，无效 4 人。一般注射后约15分钟即可镇痛，有效时间持续 3～6 小时。肌注后无副作用。

材料来源：云南省一院。

第九方：治胃、十二指肠溃疡病，慢性胃炎。

方药：两面针八分，古羊藤、乌风根、甘草各三钱，香附子二钱，乌贼骨四钱。

用法：将上药烘干，研末。每次服一克，日服三至四次。

疗效：治疗24例，显效16例，好转 5 例，无效 3 例。

材料来源：广西南宁医专附院。

注：（1）两面针为芸香科植物两面针 Zanthoxylum nitidum(Lam.)DC.

（2）古羊藤为萝藦科植物 Stroptocaulon griffthii Hook.f.

（3）乌风根为玄参科植物球花毛麝香 Adenosma indianum (Lour.) Merr.

第十方：治胃、十二指肠溃疡病，胃痛。

方药：青牛胆一两。

用法：将块根切片，晒干，研细末。每天服二次，每次一钱。儿童减半。

禁忌：生冷、酸辣等食物。

疗效：治疗胃、十二指肠溃疡23例，显效15例；治胃痛55例，均痊愈。

323

1949

新　中　国
地 方 中 草 药
文 献 研 究
(1949—1979年)

1979

材料来源：湖北省保康县。

注：青牛胆为防己科植物Tinospora sagittata(Oliv.) Gagnep.的块根，当地称青鱼胆。

第十一方：治胃溃疡病，慢性胃炎。

方药：大红袍根一两。

用法：取上药加鸡蛋（连壳）一个，共煮数小时后，服鸡蛋。每日一剂。

疗效：治疗20例溃疡病，效果良好。

病例：鲁××，女。上腹部疼痛二年多，空腹时呈持续性钝痛，有时因腹痛影响睡眠，食欲明显减退，曾多方治疗无效，经用上方二剂，上述症状均消失，近期效果良好。

材料来源：云南省维西县。

注：大红袍根为豆科植物毛菔子梢 Campylotropis hirtella Fr.的根部。

第十二方：治胃、十二指肠溃疡病，功能性胃痛。

方药：杨梅树根皮（去粗皮）、青木香（马兜铃根）各等量。

制法：均洗净切片烘干，共研细末，制成蜜丸。每丸含杨梅树根皮和青木香各一钱半。

用法：每日二次，每次一丸，温水送服。

疗效：治疗溃疡病12例，功能性胃痛8例，止痛迅速，作用持久。

病例：赵××，女，成人。患溃疡病已5年，近半月来右上腹痛发作较频，用解痉药治疗无效，大便柏油样，潜血试验强阳性，诊断为胃溃疡合并出血入院。给服药丸一粒，3分钟后痛渐止，配合使用西药止血，住院2天，疼痛未再

324

发，出血停止而出院。

材料来源：湖南省岳阳县卫生防治站。

第十三方：治胃、十二指肠溃疡病出血，上呼吸道出血。

方药：翻白叶根（鲜）二两。

用法：加水1200毫升，煎至300毫升，每日服三次，每次100毫升。

疗效：治疗溃疡病、上呼吸道出血共48例，平均3～4天止血。

病例：胡××，男，50岁。患十二指肠溃疡7年。因突感上腹胀痛，呕吐带血粘液约1200毫升急诊入院，当时血压测不到，经抢救并服上药治疗，次晨排暗黑色稀便约50毫升，又呕吐咖啡样液体1500毫升，第三天呕止，腹痛减轻，大便转黄，继服药17剂后病愈出院。

材料来源：云南省个旧市人民医院。

注：翻白叶为蔷薇科植物银毛委陵菜 Potentilla fulgens Wall. 以根入药。

第十四方：治胃、十二指肠溃疡病出血。

方药：青树跌打（假鹊肾树）三钱，三条筋（钝叶樟）一钱。

用法：研粉，每日服三次，每次一钱。亦可用碎米果根煎汤冲服。

疗效：治疗十二指肠溃疡病出血2例，在服药2～3天后呕血、黑便停止。

材料来源：云南省思茅专区。

注：1.青树跌打为桑科植物假鹊肾树 Pseudostreblus indica Bur.

325

1949

新　中　国
地 方 中 草 药
文 献 研 究
(1949—1979年)

1979

2．三条筋为樟科植物钝叶樟 Cinnamomum obtus-ifolium Nees

3．碎米果根为马鞭草科植物大叶紫珠 Callicarpa macrophylla Vahl 的根。

（十四）　肝　硬　化

第一方：治肝硬化腹水。

方药：九头狮子草（京大戟）。

制法：取其根洗净晒干，磨粉，用小火焙成咖啡色，装入胶囊，每粒0.3克。

用法：每3～7天服一次，每次13～16粒，儿童减半。早饭后2小时温开水送服，连服至腹水消失。腹水消失后可服人参养荣丸调理。

疗效：据536例信访统计，服药后病情有不同程度好转者485例，占90.29%。无效者53例，占9.71%。

材料来源：江苏省镇江市。

注：1．九头狮子草为大戟科植物京大戟Euphorbia pekinensis Rupr.

2．服药后有腹痛或呕吐，数小时即自行消失。服药期间禁食盐、鸡、鲤鱼、猪头肉。

第二方：治肝硬化腹水。

方药：香白芷（全草）一两。

用法：水煎服或用干粉二钱，和白糖冲服，每天二次。

疗效：治疗6例，5例近期痊愈，1例好转。

病例：何××，女，37岁。1965年患传染性肝炎，1969

326

年起下肢浮肿，腹水，腹壁静脉曲张，经某医学院附院诊断为肝硬化腹水，即服本方三天后，尿量增加，食欲好转，服20天后，全身浮肿消退，体重增加，基本恢复劳动力，半年来未复发。

材料来源： 广西钦州专区灵山华山农场。

注： 香白芷为伞形科植物 Angelica citriodora Hance

（十五）肝 脓 肿

主治： 肝脓肿。

方药： 鸡根、香樟、草血竭、菖蒲、通光散各五钱。

用法： 水煎服，每天一剂，分三次服。

疗效： 共治疗5例（其中2例有典型的阿米巴痢疾史），均取得一定疗效，其中3例痊愈出院。

材料来源： 云南省第一人民医院。

注： （1）鸡根为远志科植物假种皮远志 Polygala arillata Buch.-Ham.

（2）通光散为萝藦科植物美丽大花藤 Rhaphistemma pulchella (Roxb.) Wall.

（十六）再生障碍性贫血

第一方： 治再生障碍性贫血。

方药： 再生1号：生地一两，双花、公英、丹皮、龟板各五钱，当归、白芍各四钱，连翘三钱，阿胶二钱。

再生2号：黄芪一两，甘草六钱，龟板五钱，白术四钱，

1949
新　中　国
地方中草药
文　献　研　究
(1949—1979年)
1979

党参、陈皮各三钱，阿胶、肉桂各二钱。

再生3号：山药、生地各一两，龟板五钱，当归、白芍各四钱，熟地、首乌、枸杞、五味子各三钱。

维生素B_{12}，睾丸素等。

用法：中药水煎服，每日一剂，三方交换使用。

疗效：治疗26例，治愈5例，好转20例，无变化1例。

材料来源：吉林省梨树县人民医院。

第二方：治再生障碍性贫血。

方药：早期以补气养血为主，常用：黄芪、人参、党参、当归、白芍、阿胶、龙眼肉、酸枣仁、茯苓、白术、甘草等。

晚期着重滋阴温阳，常用：生熟地黄、首乌、枸杞子、女真子、菟丝子、五味子、鹿角胶、紫河车、天麦冬、黄精、肉苁蓉、肉桂等。

用法：中药水煎服。部分病例短期配合西药和输血治疗。

疗效：共治疗11例，完全缓解6例，明显进步3例，进步1例，无效1例。

材料来源：北京中医学院附属医院。

第三方：治再生障碍性贫血。

方药：四物汤（去川芎）为主加丹参，四君子汤，归脾汤及人参养荣汤配合辨症加减（并配合西药治疗）。

用法：水煎服。

疗效：共治疗10例，7例有效。

病例：张××，男，成人。心慌无力头晕一个月余，皮肤粘膜苍白，有出血点，肝脾不大，血红蛋白4.5克，红细胞120万，血小板7200，骨髓增生减低。经以上方药合并西药治

328

疗后，症状及体征消失，血红蛋白15克，红细胞465万，白细胞5200，血小板312000，骨髓增生活跃，三年后随访未复发。

材料来源：河北省保定地区第一医院。

第四方：治再生障碍性贫血。

方药：1．加减归脾汤：白术，台参，炙黄芪，白茯苓，远志，枣仁，广木香，黄连，炒山药，炙甘草，当归。

2．加减钱氏白术散：台参(党参)，白茯苓，炙甘草，藿香，广木香，葛根，枳实，白术。

用法：先割脂一次后即水煎服上述两方，一周后进行第二次割脂，继续服上述中药至病愈。

疗效：治疗10例病人，效果显著。

材料来源：山西省大同市。

注：割脂部位及方法：1．部位：第一次在两手的食指与中指的指蹼处，第二次在中指与无名指间指蹼处。

2．方法：酒精棉球消毒后，以小刀在指蹼处顺纹切开0.5～1厘米，深达皮下脂肪处，即用三棱针徐徐挑出皮下脂肪约小豆粒一块，用消毒剪剪去，再用磺胺粉撒伤口上，包扎即可。

第五方：治再生障碍性贫血。

方药：皂矾、红枣、核桃、飞麦面各四两，皂角树干叶一两，鲜桑叶三至五片或红糖适量。

制法：皂矾放锅内小炒，待溶化后加老醋适量，起泡后停火，冷后铲出研末。红枣开水煮后（去皮核）和核桃（去壳）共捣泥。皂角树干叶炒焦后研末。上述药品掺合均匀后，加飞麦面及适量水打成浆糊，做成豌豆大小之丸剂。

329

1949

新 中 国
地 方 中 草 药
文 献 研 究
(1949—1979年)

1979

用法：每天服三次，每次服三粒。男患者每次以桑┋3～5片煎水冲服，女患者以红糖煎水冲服。服至产生恶┋呕吐等反应而停药。

疗效：已有1例治愈，7例得到不同程度的缓解。

材料来源：江苏省淮阴专区泗洪县。

第六方：治再生障碍性贫血。

方药：Ⅰ方：白及一两，百合六钱，仙桃草二钱，三┋五分。

Ⅱ方：芦荟、地黄、白芍、丹皮、大黄、寸冬、银花┋各适量。

用法：两方各研细末，每天服两次，每次一钱，交替┋用，连服一个月。

病例：杨××，男，13岁。因故受伤，三天后大出┋血，止血无效，检查：血红蛋白20%，红细胞93万，白细┋4250，血小板36000，在××地区医院诊断为再生障碍性┋血，用上方治疗一个月后，得到缓解，复查血红蛋白80%，┋白细胞9750，血小板62000。

材料来源：湖南省邵阳市　　　　　。

注：仙桃草为玄参科植物蚊母草 Veronica peregrin┋L。

第七方：治再生障碍性贫血，溶血性贫血。

方药：黄根（狗骨木、黑子根）一两。

用法：炖猪骨（不加油盐）。每天内服二至三次。

疗效：治疗再生障碍性贫血两例，症状基本缓解，病┋主动要求出院，随访一个多月情况良好。治疗溶血性贫血┋例，服药18天痊愈出院，随访一个月情况良好。

330

材料来源：广西横县卫生服务组。

注：黄根为茜草科四蕊三角瓣花Prismatomeris tet-randra (Roxb.) K. Schum. 的根。

（十七）蚕 豆 病

主治：蚕豆病。

方药：田艾（梅县地区称白头翁）二两，车前草、凤尾草各一两，茵陈五钱。

用法：上药加水1200毫升，煮至800毫升，加白糖当饮料服。

疗效：治疗38例，均治愈。平均住院时间3天。

材料来源：广东省梅县专区人民医院，五华县人民医院。

注：1．田艾原单位未送检标本，据了解为菊科植物鼠曲草 Gnaphalium multiceps wall. 或其同属植物，志此以供参考。

2．凤尾草为凤尾蕨科植物剑叶凤尾蕨 Pteris ensiformis Burm.

3．广东省梅县专区人民卫生院等用田艾一两五钱，茵陈、槐花各五钱，煎水加糖代茶饮，治疗本病34例，平均2天痊愈。

（十八）粒性白细胞缺乏症

主治：放射线及化学药物引起的白细胞降低。

方药：血苏：小枣一两半，黑豆、生侧柏叶各一两，枸

331

1949

新 中 国
地 方 中 草 药
文 献 研 究
(1949—1979年)

1979

杞果四钱，骨碎补、党参各三钱，当归、冬瓜子、天冬、黄芪各二钱，甘草一钱半，乳香五分。

制法：1．将小枣剪碎水煮3小时过滤。滤液放置。渣与黑豆共煮2小时过滤，将滤渣扔掉，将两次滤液合并，继续煮熬成膏状。

2．其余十味药共煮，第一次煎煮4小时，过滤，将液放置，药渣第二次再煮2小时，过滤，药渣扔掉，两次液合并，继续熬成稀稠状。

3．将两者合并，微火共熬炼至滴水成珠，装瓶，每60毫升。

用法：每天60毫升，分两次服。

疗效：用于放射线和化学药物治疗肿瘤而产生的白细下降患者40余例，均有明显的疗效。

病例：梁××，女，47岁。因患肝癌入院。用环磷酰治疗，每天用量200毫克。6月16日开始注射第二天白细就由7250/立方毫米下降至2250/立方毫米，6月22日复查细胞仍为2950/立方毫米，用"血苏"治疗后白细胞逐渐高，6月25日白细胞8300/立方毫米。因此又继续用环磷胺治疗一直不间断，至7月8日环磷酰胺总量达3000毫克查白细胞7700/立方毫米。在使用环磷酰胺期间一直服用"苏"不间断。

材料来源：天津市东方红中药厂，天津市第一中心医院

（十九）血小板减少性紫癜

第一方：治血小板减少性紫癜。

332

方药： 水胶膏：水胶一两，朱砂(水飞)一分，香油适量。

制法： 将水胶打碎，加水适量，置于锅内，文火加热，频频搅拌至全部熔化，加入香油搅拌均匀即可。朱砂分成二等份。

用法： 早晚各服一次，朱砂冲服。

疗效： 共治疗原发性、继发性、过敏性紫癜共11例（单用水胶膏治疗5例，水胶膏与激素合用6例），10例症状全部消失，1例症状大部消失。

材料来源： 山东省海阳县医院。

注： 水胶即牛皮胶。

第二方： 治血小板减少性紫癜。

方药： 雪见草五钱至一两。

用法： 水煎服，每日一剂。

疗效： 治疗4例均获满意疗效。

病例： 耿××，女，17岁。因诊断为急性黄疸型肝炎入院。由于口腔粘膜反复出血，右臂注射部位发现紫癜而查血小板为23000。次日再查，结果仍是22000，即用雪见草五钱煎服六天后，复查血小板上升到148000。10天后复查血小板143000，病人的出血症状及紫癜完全消失。

材料来源： 江西省萍乡矿务局职工医院。

（二十）内 出 血

第一方： 治各种出血性疾患。

方药： 牛西西（巴天酸模、土大黄）。

制剂及用法： 1．片剂：每片含浸膏0.5克，每日服

333

1949
新 中 国
地 方 中 草 药
文 献 研 究
(1949—1979年)
1979

2～6次，每次1～2片。2．针剂：每支2毫升含生药█
克，每日肌注2～6次，每次1～2支。3．煎剂：每次█
钱，每日两次煎服。4．散剂：外用，用牛西西粉及乌贼█
粉各半制成。

疗效： 治疗子宫出血、肺结核支气管扩张咯血、溃疡█
呕血便血、再生障碍性贫血、牙龈出血等十余种出血性疾█
110例，结果显效69例（62.7％），有效39例（35.5％），无█
2例，总有效率98.2％。协作单位中国医学科学院血液研█
所观察30例，结果显效9例，有效13例，无效8例，总有█
率73％。用药后均无副作用。有效病例多在药后48小时发█
止血作用。其中子宫出血效果最显著，对牙龈出血、鼻衄█
皮下出血、消化道出血也有较好的止血效果，但无血小板█
量的上升。通过实验证明：该药能降低毛细血管的脆性和█
透性，改善微循环，以达到止血目的。

材料来源： 天津碱厂医院，天津市为民制药厂。

注： 1．牛西西为蓼科植物巴天酸模Rumex patient█
L．

2．河北医学院二院在天津市药品检验所的协作下，
从牛西西（土大黄）中提取有效成分大黄酚，制成大黄酚█
（每片含大黄酚10毫克），在临床试用中。

第二方： 治各种内出血。

方药： 头花千斤藤根。

用法： 将上药研末，每次服二分，每天三至四次。如█
量过大，可引起恶心、呕吐。

疗效： 治疗各种内出血50余例，均有显著止血作用。

材料来源： 浙江省东阳县。

334

注：头花千斤藤为防己科植物 Stephania cephalantha Hay. 以块根入药。

第三方：治各种出血。

方药及制法：（1）"11号止血粉"：紫珠草、茜草、白及各等量，分别研细后过100目筛，混匀，用15磅高压消毒15分钟后，装入消毒塑料袋或瓶内备用。

（2）50%紫珠草注射液：紫珠草一斤切碎，加水煎二次，每次半小时，冷却沉淀后过滤，将滤液浓缩至700毫升，加95%酒精1200毫升，冷置12小时后，过滤加热去酒精，加蒸馏水至500毫升。另取苯甲醇和"吐温80"各10克，加蒸馏水500毫升使之溶解，将两液合并、搅匀过滤分装，用0.7公斤压力灭菌半小时即成。

用法：（1）内服每日三次，每次二钱。外用按创面大小放药后轻轻压迫。

（2）每日肌注2～3次，每次3～5毫升。

疗效：用上两药治疗上消化道及妇科各种出血疾患6例，多在3～8天止血。

病例：1．秦××，男，55岁。入院诊断为肝硬变食道静脉曲张破裂出血，经服"11号止血粉"3天，呕血停止，好转出院。

2．黄××，男，38岁。因十二指肠球部溃疡大吐血而入院，经每日肌注50%紫珠草液3毫升，8天后大便潜血阴性，转外科手术。

材料来源：甘肃省人民医院。

第四方：治各种内出血。

方药：吐血莲一、二颗（一钱半至三钱）。

335

1949

新 中 国
地 方 中 草 药
文 献 研 究
(1949—1979年)

1979

用法：研末，开水冲服。

疗效：湖北中医学院附院治疗 4 例，其中属于肺结核咳血 2 例，支气管扩张、食道静脉曲张出血各 1 例，均在服药一次（三颗）后两小时内止血。

材料来源：湖北省麻城县。

注：吐血莲为多孔菌科的一种菌核。

第五方：治内伤出血。

方药：紫金龙粉（又名黑牛膝、串三七、串枝莲）。

用法：每日三次，每次服七分，开水送服。本药随症加味，尚可治头痛、牙痛、胃痛、关节痛、高血压、子宫脱垂、习惯性流产等。

病例：张××，男，25岁，工人。因翻车左胸受伤，呼吸困难，咯血不止，经服上药 3 日后，痰中仅带少量血丝，十天咯血停止。

材料来源：云南省大理州永平县。

注：紫金龙为紫堇科指叶紫堇属植 物 Dactylicapnos scandens Hutch。

第六方：治上消化道大出血。

方药：白及粉、三七粉各一钱半。

用法：二味混合，用30°C微温水搅拌成乳浊液，加水至10毫升内服。每日三次，服后用清水漱口。

疗效：治疗10例，其中胃、十二指肠溃疡病 5 例，肝硬变 3 例，肝癌、急性粒细胞性白血病各 1 例。有 6 例服药一次后呕血停止， 4 例服药 2 ~ 3 次后黑便减少，无一例因此血死亡。

材料来源：西安医学院第二附属医院。

336

（二十一）弥漫性肾小球性肾炎

第一方：治急性肾炎。

方药：方1：珍珠草、白花蛇舌草各三钱，紫珠草、石韦各五钱。

方2：白茅根、沙梨树寄生各五钱，糯稻根、一点红各一两。

用法：水煎服，每日一剂。先用方1浮肿消退后用方2巩固疗效

疗效：治疗15例，痊愈6例，显效6例，有效3例。

病例：林××，女，3岁。因浮肿、尿化验有蛋白卄、红细胞卌，诊断为急性肾炎入院。服肾炎方1六天后浮肿明显消退，13天后尿化验正常。

材料来源：广州市第四人民医院。

注：1．珍珠草为大戟科植物叶下珠 Phyllanthus urinaria L. 以全草入药。

2．白花蛇舌草为茜草科植物二叶葎 Oldenlandia diffusa (willd.) Roxb. 以全草入药。

3．紫珠草为马鞭草科植物大叶紫珠 Callicarpa macrophylla Vahl，以叶入药。

4．一点红为菊科植物 Emilia sonchifolia (L.) DC. 又名羊蹄草，以全草入药。

第二方：治急、慢性肾炎水肿。

方药：山猫儿眼根。

制法：上药洗净，刮去粗皮，切片，每斤加食盐三钱，

337

1949

新中国
地方中草药
文献研究
(1949—1979年)

1979

加水混匀，烘干呈淡黄色，研成细末，放入胶囊内。

用法：日服两次，每次1.5～2分，隔日服一次，空腹温开水送下，6～9次为一疗程。服药期间用低盐饮食。

禁忌：1．禁食生冷、辛辣，鱼及猪头肉等发物。2．孕妇禁用。

副作用：服药后有不同程度恶心、呕吐、腹泻。

疗效：观察60多例，对急、慢性肾炎水肿有显著消肿作用，对小便变化也有一定的改善。对肝硬化腹水也有一定作用。

材料来源：湖北省南漳县。

注：山猫儿眼为大戟科植物京大戟 Euphorbia pekinensis Rupr. 以根入药。

第三方：治急、慢性肾炎。

方药：酒瓶花根一两，血满草五钱，山皮条、石椒草各四钱。

用法：水煎服，每日一剂。血压高、呕吐、腰痛者加千只眼二钱，大伸筋三钱；心衰者加双肾参（肾经草）四钱；水肿难消者加积雪草五钱至一两；将血满草加到一两（应慎重，容易引起虚脱）。

疗效：共治疗急性肾炎13例，慢性肾炎7例，肾盂肾炎4例，结果24例中21例有效。对急、慢性肾炎的消肿和降血压较为满意。

材料来源：云南省玉溪专区。

注：1．酒瓶花为杜鹃花科植物小杜鹃。

2．血满草为忍冬科植物贴生接骨草 Sambucus adnata Wall. 又名红山花。

338

3．山皮条为豆科植物毛荛子梢 Campylotropis hir-tella Fr．

4．石椒草为芸香科植物 Boenninghausenia sessil-icarpa Levl．

5．千只眼为芸香科植物山小桔 Glycosmis erythr-ocarpa Hay．

6．大伸筋为木兰科植物小花五味子 Schisandra mi-crantha A．C．Smith 的根。

第四方：治急、慢性肾炎，肾盂肾炎。

方药： 1．石韦（小石韦）二十片叶子左右（相当于2～3克）。

2．石韦片剂（肾炎片），每片含生药0.5克。

制法及用法： 1．煎剂：加水500～1000毫升，煎服,每天一次或二次服均可。亦可用开水浸泡，当茶饮。

2．片剂：将石韦晒干，粉碎，过10目筛，置于非金属（或不锈钢）容器内，加8倍重量的水，煮沸2小时，共煮2次，合并煎液，过滤后静沉4～8小时，取澄清液置容器内进行减压浓缩至稀膏状，冷却备用（每毫升约相当于原生药2克）。取干淀粉425克放入搅拌器内，加入稀浸膏250克拌成软料，置颗粒机内过20目筛，制粒干燥（100°C）。最后加入2％滑石粉压片，压成1000片，每片含生药0.5克。每天服三次，每次2～3片。

疗效：观察102例,有效率93％。治愈率为54.9％。其中急性肾小球肾炎39例，36例有效；20例肾盂肾炎，17例有效。根据临床观察，患者服用2～3天后，即尿量增多，浮肿逐渐消退，利尿表现在先增加排尿次数，继而增加每次排尿

339

1949
新 中 国
地 方 中 草 药
文 献 研 究
(1949—1979年)
1979

量。又石韦在降低尿蛋白、红细胞、脓细胞，消除或降低颗粒管型，降低血非蛋白氮，提高二氧化碳结合力等方面有较好的作用。

对于慢性肾小球肾炎，一般三个月左右为一疗程，急性肾小球肾炎一般疗程为十天左右。

病例：熊××，患肾炎。服药前体重103斤。尿常规：蛋白廾，红细胞1～3，管型1～3。非蛋白氮41毫克，酚红排泄试验15%，经服片剂40天，体重90斤。尿常规：蛋白±，红细胞及管型均为阴性。非蛋白氮37毫克，酚红排泄试验25%。

材料来源：山东新华制药厂青岛分厂。

注：石韦（小石韦）为水龙骨科植物有柄石韦 Pyrrosia petiolata (Christ) Ching

第五方：治急、慢性肾炎，肾盂肾炎。

方药：1．扁蓄二两，侧柏一两，甘草一钱，大枣四枚。

2．扁蓄二两，侧柏五钱，甘草一钱，大枣四枚。

3．扁蓄、侧柏各二两，甘草一钱，大枣四枚，荠菜一两。

制法及用法：将药切碎，每剂加水1500毫升，煎成50毫升，分三次服，一天服完。

疗效：治急性肾炎46例，治愈27例，减轻11例，无效8例；肾盂肾炎59例，治愈32例，减轻9例，无效18例；慢性肾炎76例，治愈24例，减轻20例，无效32例。

材料来源：天津铁路分局天津医院。

第六方：治慢性肾炎。

方药：大蓟干根一两五钱，兖州卷柏、积雪草、车前草

340

各五钱，中华石荠苎四钱（后四味均为干全草）。

用法：加猪瘦肉四两同煮，早晚饭前分服。

禁忌：糯米，鸡，鸭，鱼腥，盐，牛肉，竹笋，霉豆腐。症状消失后须再忌口一年，才不复发。

疗效：治疗125例，追访110例，结果痊愈15例，好转82例，无效13例。

病例：刘××，男，成人。1959年就诊时患慢性肾炎已一年半，全身浮肿，尿蛋白卌，曾住院治疗无效，改服上方治疗10天，水肿减轻，尿蛋白卅，再服10剂，水肿消退，尿蛋白+，又服10剂，尿蛋白转阴，迄今10年未复发。

材料来源：福建省宁化县城关保健院。

注：1.兖州卷柏为卷柏科植物 Selaginella involvens (Sw.) Spring，以全草入药。

2．积雪草为伞形科植物 Centella asiatica (L.) Urban，以全草入药。

3．中华石荠苎为唇形科植物 Mosla chinensis Maxim.以全草入药。

第七方：治肾病综合征。

方药及用法：Ⅰ号：棕树根一至二两，薏苡根、白茅根各二两，白马骨、黄栀子根各五钱，加瘦肉二两，水煎服。每日一剂，分二次服，连服4～6周浮肿消失，即改服Ⅱ号。

Ⅱ号：甲珠、天冬、金银花、茯苓皮、薏苡仁、木通、车前子各三钱，荆芥、泽泻各二钱，五加皮五钱。水煎服。至尿蛋白消失为止。随症加药：

（1）有感染者加连翘、桔梗各二钱，土茯苓五钱。

341

1949
新 中 国
地 方 中 草 药
文 献 研 究
(1949—1979年)
1979

（2）有**浮肿**者加白茅根五钱，灯芯草一两（湿）。

（3）体质弱者加黄芪、党参、怀山药、龟板各三钱。

（4）对大量蛋白尿及病情危重者，在开始用Ⅰ号的同时，配合短期（30天左右）的激素治疗。

（5）服药期间酌情给低盐或无盐饮食。

疗效：治4例，2例用上药治愈。其余2例曾辅以50毫克左右去氢考的松治愈。

材料来源：江西省萍乡矿务局职工医院。

注：白马骨为茜草科植物六月雪 Serissa serissoides (DC.) Druce，以全株入药。

（二十二）肾 盂 肾 炎

第一方：治肾盂肾炎。

方药：海金沙、一见喜各五钱，车前草、马兰根、蒲公英、金钱草、扁蓄草各一两，生甘草二钱。

用法：水煎服，每日一剂。尿中白细胞多加大蓟根、灯花心、薏苡根；尿中红细胞多加地锦草、脱力草（仙鹤草）、五爪金龙；腰酸加川断肉、金狗脊。

疗效：治疗18例。其中12例单独用中草药治疗，尿培养由阳性转为阴性，尿常规检查恢复正常，症状消失。其余例中，5例中西药合治获得满意效果，仅1例无效。

病例：姚××，女，36岁。1964年患肾盂肾炎，用抗菌素治疗一度好转，以后每年反复发作，发时尿急尿频尿痛，尿培养一直有大肠杆菌生长，菌落计数＞10万，曾使用各抗菌素治疗无效，1969年12月入院时，症状及尿培养如故，

342

经上方治疗三周后，三次中段尿培养均为阴性，症状消失出院。

材料来源：上海市东新医院。

注：1．一见喜为爵床科植物穿心莲 Andrographis paniculata Nees，以全草入药。

2．金钱草为唇形科植物连钱草Glechoma longituba (Nakai) Kurz以全草入药。

3．五爪金龙为葡萄科植物乌蔹莓 Cayratia japonica (Thunb.) Gagn.以全草入药。

第二方：治肾盂肾炎，膀胱炎，尿道炎。

方药：金钱草八钱，车前草、海金沙、银花各五钱。感染严重加七枝莲三钱，尿痛加两面针二至三钱。

用法：每日一剂，水煎服。

疗效：共治疗急性肾盂肾炎、慢性肾盂肾炎急性发作，急性膀胱炎、尿道炎等共285例，疗效显著。

病例：庄××，女，22岁。慢性肾盂肾炎急性发作，发热，尿频，尿急，尿痛，曾用中、西药治疗未见效，小便呈脓尿，蛋白卌，红细胞卝，上皮卅，管型卝，服药数剂后症状消失，连服14剂，小便检查正常，痊愈半年多，未见复发。

材料来源：广东省徐闻县人民医院。

注：金钱草为豆科植物广金钱草 Desmodium styracifolium (Osb.) Merr.

第三方：治肾盂炎，膀胱炎。

方药：鹰不扑一两,金钱草三钱,粪箕笃、韧芦各五钱。

用法：每天一剂，每天三次水煎服。

1949

新 中 国
地 方 中 草 药
文 献 研 究
(1949—1979年)

1979

疗效：治疗20例，效果显著。

材料来源：广西百色专区。

注：1．鹰不扑为五加科植物广东楤木 Aralia arma⸗
(Wall.) Seem.

2．金钱草为豆科植物广金钱草 Desmodium styra⸗
cifoilum (Osb.) Merr.

3．粪箕笃为防己科植物 Stephania longa Lour.

（二十三）糖 尿 病

主治：糖尿病。

方药及用法：1．松树二层皮（干）二两（老大松树⸗
佳）炖猪骨内服，每天一剂。

2．熟地、怀山药各一两，党参、复盆子各五钱，五⸗
子一钱五分，五倍子一钱。水煎内服，每天一剂。

疗效：共治疗4例，痊愈3例。

病例：钟××，男，成年。1969年11月11日自觉疲倦⸗
失眠，小便增多，体重日益减轻，尿糖（卅）而入院，同⸗
11月19日查空腹血糖356毫克％，诊断为糖尿病。入院后⸗
上述二方治疗，至12月25日为期44天，尿糖消失。1970年⸗
月14日空腹血糖74毫克％，于同年1月16日痊愈出院。

材料来源：广东省龙川县人民医院。

（二十四）地方性甲状腺肿

第一方：治地方性甲状腺肿。

344

方药：海藻，昆布。

制法：上药各等分，水泛为丸。

用法：每次一钱，每天两次。每疗程40天，中间休息20天。

疗效：治疗167人，治愈141人。其余均有效。

病例：刘××，女，44岁。甲状腺肿Ⅲ度，常年气喘，不能做体力劳动，颈围42厘米，服上药1个月后，颈围37.5厘米，三个疗程以后，颈围32厘米，痊愈。

材料来源：山西省沁源县。

第二方：治地方性甲状腺肿。

方药：柳叶。

制法及用法：1．柳叶膏：取柳叶若干，切碎，加水浸泡一天，过滤，滤液加温浓缩成膏（当其成稀粥状时，掏入盆内，以水浴浓缩成膏）。敷患处，每隔3～5天换药一次。

2．柳叶流浸膏片：将柳叶膏干燥后研细，加适量淀粉压成片子。每片0.5克。每次服0.5～1.0克，6～8小时服一次。

3．柳叶注射液：取柳叶、苯甲醇、"吐温80"制成注射液。穴位注射每次0.5～1毫升，肌肉注射每次2毫升。

疗效：治疗弥慢型和结节型共8例，用药数次，脖粗显著缩小。上药对治疗淋巴腺结核、恶性疮疖也有效。

病例：郑×，女，18岁。甲状腺Ⅱ度肿大，自8月25日至9月18日，用药7次，脖粗由原来的38.4厘米逐渐减小到33.5厘米，甲状腺肿基本消失。

材料来源：吉林省通化市金厂子公社卫生院，吉林省地

345

1949

新 中 国
地 方 中 草 药
文 献 研 究
(1949—1979年)

1979

方病第二防治所。

注：经吉林省地方病第二防治所测定，每公斤鲜柳叶含碘10,000微克。高于一般食物数千倍，仅次于海带、紫菜、发菜而列居于第四位。

（二十五）克 山 病

主治：克山病。

方药：樟木、五灵脂各五钱，小救驾草三钱，红花二钱。

用法：上药加水1500毫升，煎1小时左右，澄出药液，加黄酒一两为引，每次服100毫升，早晚各一次。

禁忌：服药期间忌食糖和鸡蛋，并较长时间忌食生冷。

疗效：治疗100多例，其中系统观察31例，效果显著。以急性型和小儿患者为好。

材料来源：陕西省黄龙县。

注：小救驾草为败酱科缬草属植物缬草 Valeriana officinalis L.

（二十六）大骨节病

第一方：治大骨节病。

方药：川牛膝、草乌、川乌各半斤，红花一斤。

制法：混合制成散剂。

用法：每次服三分，每日二次。每疗程40天。

346

疗效：治疗66人，其中前驱期7人，Ⅰ度19人，Ⅱ度26人，Ⅲ度14人。结果治愈30人，有效29人。

病例：牛××，男，27岁。大骨节病Ⅱ度。服上药30天后觉四肢发麻，关节发热，疼痛减轻，一个疗程后休息２０天；再进行第二疗程。２０天后左肘关节疼痛消失；三个疗程结束后病人基本恢复健康，再服药１个月，痊愈。

材料来源：山西省沁源县。

第二方：治大骨节病。

方药：松节十五斤，蘑菇一斤半，红花一斤。

制法：上药加水100斤，煮沸至50斤，滤过加白酒10斤。

用法：每次服20毫升，一日二次。

疗效：共治62人，其中前驱期15人，Ⅰ度16人，Ⅱ度18人，Ⅲ度13人，治愈42人。其余均有不同程度好转。

病例：李××，男，成年。大骨节病Ⅲ度，1970年1月20日开始用上药，20天后感觉关节发麻，30天后右肘、指关节疼痛减轻，并有发热感。40天后，关节红肿减轻，且较前灵活。3月5日又开始第二疗程，至4月15日即能离拐行走。再休息10天后，进行第三疗程。四个疗程后，除两肘关节偶有疼痛外，其余恢复正常，已能参加劳动。

材料来源：山西省沁源县。

第三方：治大骨节病，关节炎。

方药：杨树皮，柳树皮，槐树皮，松树皮，桑树皮各等量。

制法：上药用45％酒精浸泡24小时后，过滤备用。

用法：每次15～25毫升，一日三次。

疗效：观察30多例大骨节病和关节炎有效。

1949
新 中 国
地 方 中 草 药
文 献 研 究
(1949—1979年)
1979

材料来源：吉林省伊通县营城公社。

第四方：治大骨节病。

方药：水三七（干茎叶）三钱。

用法：水煎，每天分二次饭前服。

疗效：观察3例，有显效。

病例：常××，男，43岁。大骨节病Ⅱ度，1970年3月26日起每天服药，三周后，踝膝关节疼痛消失，功能障碍基本改善，肘关节疼痛消失，现已参加集体生产劳动。

材料来源：黑龙江省大骨节病研究所。

注：东北水三七为菊科植物土三七 Gynura japonica (Thunb.) Juel.又名菊三七、红背三七、紫背三七等。

（二十七）风湿性关节炎
及类风湿性关节炎

第一方：治风湿性关节炎。

方药及用法：1．银花、乌梅、草乌、川乌、甘草、大青盐各二钱，用60°白酒一斤泡21天。每天服三次，每次5毫升。用于男性病人。

2．红花、乌梅、草乌、川乌、甘草各三钱，用白酒一斤泡7天，服法同上。用于女性病人。

禁忌：高血压、心脏病、风湿热、严重溃疡病患者忌服。

疗效：治疗2610例，治愈1986例，好转457例，有效率93.6%。

材料来源：辽宁省旅大市新金县中心人民卫生院。

348

第二方：治风湿性关节炎。

方药：水蜈蚣（遍地香）、五爪龙、见肿消、活血藤各等量。

制法：将前三药共捣烂如泥，活血藤研末，再加桐油适量，调匀备用。

用法：先用三棱针刺云门、渊液、环跳、五里、血海等穴，每天轮取一穴（或取天应穴），刺出血后拔火罐。再将上药外敷针刺穴位，并选配加敷大椎、解溪、昆仑、足三里、肾俞等穴，每天换一次。敷药过程中有些发痒，勿需处理。

禁忌：孕妇禁用。禁食生冷，注意避风。

疗效：治疗300多例，一般治疗三次即可控制疼痛。曾治愈4例因风湿性关节炎引起的瘫痪病人。

病例：陈××，男，38岁。1966年两下肢患风湿性关节炎，合并心脏病，一年内两下肢瘫痪。曾到武汉、上海等地治疗无效。1969年5月采用上法治疗，九天已能行走，40天恢复健康，已参加劳动。

材料来源：湖北省荆州汉河区。

注：1．水蜈蚣为莎草科植物 Kyllinga brevifolia Rottb.

2．五爪龙为葡萄科植物乌蔹莓 Cayratia japonica (Thunb.) Gagn.

3．活血藤为木兰科植物华中五味子Schizandra sphenanthera R.et W.的根部。

第三方：治风湿性关节炎。

方药：锅巴盐。

用法：1．内服法：成人每天3～4次，每次一钱。开

1949

新 中 国
地 方 中 草 药
文 献 研 究
(1949—1979年)

1979

水300～500毫升化开服。儿童15岁以下每天二钱，分三次开水化服。

2．换盐法：用量同上。放入无盐菜内，停吃一般食盐。

3．外用法：（1）局部湿热敷：用开水将盐配成1％的溶液，用适当大小的棉垫蘸盐水敷患处，棉垫上再放一热水袋，进行湿热敷，每天二次，每次30～60分钟。（2）局部浸泡法：用1％的盐溶液浸泡手或足，每天二次，每次半小时。

疗效：观察70例，痊愈48例，好转19例，无效3例。对急性风湿性多关节炎见效较快。

病例： 1．张××，女，22岁。两踝关节肿胀疼痛二天。诊断为急性风湿性关节炎。入院时疼痛剧烈，经用上法内服、外洗，两天后即可下床行走，第三天肿胀消失，此时右股外侧部又出现疼痛，经局部湿热敷后消失。住院第八天复查，白细胞及血沉正常，痊愈出院。三周后随访，已参加田间劳动。

材料来源：陕西省中医药研究所。

注： 1．锅巴盐盛产于陕西渭北的卤泊滩，群众用作食盐，价廉。有关单位对锅巴盐进行了分析，其成分比较复杂，含数十种无机盐。

2．内服或外用锅巴盐治疗时，部分病人可能出现多种反应，本组出现反应者21人，其中荨麻疹1人，食欲亢进者4人，疼痛加重或疼痛部位增加者16人，肠鸣增加和大便变稀则为普遍现象。这些反应多可自行消失。

第四方：治风湿性关节炎。

方药： 1．白龙须三至四钱。

2．红浮萍适量。

350

用法：1．内服：白龙须用猪肥肉或鸡一只炖好，于晚间临睡前服，每隔五天服一次，连服三次。服药一、二天感觉全身无力，但可自行消失，不必停药。

2．外洗：用红浮萍水煎液，每天洗患处一次。

疗效：共治61例，痊愈30例，好转20例，无效11例（多为病程太久或有瘫痪者）。

材料来源：贵州省黔东南专区三穗县。

注：白龙须为八角枫科植物八角枫 Alangium chinense (Lour.) Rehd. 的根部。有小毒，体强者一次用量最多不超过八钱。

第五方：治风湿性关节炎。

方药：枫荷梨(半枫荷)七钱，过山香、穿山龙各一两。

用法：每天一剂，两次煎服。

疗效：治疗48例，治愈率72%。

材料来源：福建省福州市。

注：原单位未送检标本，根据我们了解的情况附注如下：

1．枫荷梨（半枫荷）为五加科植物木五加 Dendropanax chevalieri (Vig.) Merr. et Chun.

2．过山香为芸香科植物九里香 Murraya paniculata (L.) Jacq.

3．穿山龙为卫矛科植物南蛇藤 Celastrus articulatus Thunb.

第六方：治风湿性关节炎。

方药：鲜姜注射液：鲜姜50克，氯化钠8克，注射用水1000毫升。

制法：将鲜姜50克切成小块，用5倍量注射用水浸煮1

351

1949

新 中 国
地 方 中 草 药
文 献 研 究
(1949—1979年)

1979

小时，趁热过滤，滤渣再加5倍量水浸煮1小时，趁热过滤，合并两次滤液，减压浓缩至50毫升，加3倍量95％酒精沉淀杂质，静置过夜后，滤除沉淀，滤液在减压下回收酒精，再置水浴上蒸发至25毫升，放冷，加4倍量酒精再沉淀杂质，静置过夜，滤除沉淀，回收酒精后，在水浴上蒸尽酒精。取注射用水稀释至1000毫升，并加入氯化钠8克，溶解后，经3号垂熔玻璃漏斗过滤，分装于2毫升安瓿中，100℃ 30分钟灭菌即得。

用法：穴位封闭治疗。每穴注0.5～1.0毫升。每天或隔天一次，直至见好为度，可酌情用药与选穴。亦可肌肉注射，但肌注较痛。

取穴：以局部穴为主（包括阿是穴），配合少量远端穴位。下肢用足三里，外膝眼，阳陵泉，血海，风市，环跳，条口，悬钟，昆仑等；上肢用外关，曲池，肩髃，手三里等；腰痛用肾俞，命门俞，至阳等穴。

疗效：治疗38例，治愈14例，显效15例，有效6例，无效3例。

病例：陈××，男，28岁。发烧28天，腿痛甚剧，踝关节略有肿胀，局部运动受限，诊断为急性风湿症。即用鲜姜注射液在两侧肾俞、足三里封闭，当日症状未减轻，第2天仍按常规治疗，腿痛减轻，第4天疼痛基本消失，要求出院，当时血沉60毫米，出院后继续门诊治疗，至第25天血沉12毫米，以后又注射三次，停止治疗。

材料来源：吉林省营城子卫生院。

第七方：治风湿性关节炎，跌打扭伤。

方药：破天菜（野烟）。

352

制法： 将全草切碎，用75％酒精浸7～10天，酒精用量以浸过药面为度。

用法： 外用。每天擦三、四次。

禁忌： 本品有剧毒，忌内服，有破损伤口者禁用。

疗效： 治疗急性风湿性关节炎10例，跌打扭伤500例，一般3～7天消失。

材料来源： 广西百色专区。

注： 破天菜（野烟）为桔梗科植物 Lobelia segninii Levl. et Vant.。

第八方： 治风湿性关节炎，跌打损伤。

方药： 川乌、雪上一支蒿、马钱子、叶子烟（烟叶）、花椒各一两，刘寄奴、十大功劳、肉桂、石菖蒲、苍术、茜草、干姜、白芷各二两，樟叶、桉叶各三两，刺老包根四两，独一味、酸浆草(鲜)、石指甲(鲜)各六两，冰片三钱。

制法： 将上药粉碎或切片后，加入70％酒精6立升，在水浴上回流2小时，冷却过滤，收集抽提液，残渣再加70％酒精3立升，仍在水浴上回流2小时，冷却过滤，合并滤液，约得6立升药酒，加入冰片后即成。

用法： 外用，涂擦患处，本药酒有剧毒，切忌内服。

疗效： 本药酒有活血散淤，消肿止痛的作用，临床观察120例，疗效达87.5％，对新伤疗效显著，陈旧伤也有一定疗效。用于风湿性关节痛，手足麻木，也能止痛、消肿。

材料来源： 四川省中药研究所。

注： 1. 雪上一枝蒿又名铁棒锤、铁棒七、三转半，为毛茛科乌头属植物 Aconitum brachypodium Diels var. crispulum的块根。有剧毒。

353

1949

新　中　国
地 方 中 草 药
文　献　研　究
(1949—1979年)

1979

2．刘寄奴为菊科植物红陈艾 Artemisia vulgaris L．var. 的全草。

3．十大功劳为小蘗科植物阔叶十大功劳 Mahonia bealei (Fort.) Carr. 的根及茎。

4．刺老包根为五加科植物楤木 Aralia chinensis L. 的根。

5．独一味为唇形科植物 Lamiophlomis rotata (Benth.) Kudo 的根及根茎。

6．石指甲为景天科植物垂盆草 Sedum sarmentosum Bunge的全草。

第九方：治风湿性关节炎，跌打挫伤，腰部劳损。

方药：跌打风湿药酒：靳党根、小果蔷薇根各一两二钱，山花椒根八钱（均干品）。

制法：用三花酒一斤浸泡上药半个月即可。

用法：1．急性扭挫伤：首次顿服100毫升，以后每次50毫升，每天二次并适量外擦。

2．风湿性关节炎、腰部劳损：睡前顿服 100 毫升，或每次50毫升，每天二次，20天为一疗程。病重者可连续服用1～2疗程，出现咽喉燥热时，停药数天后可继续服用。

禁忌：忌与肥肉及腥味香燥之品同服，感冒发热、孕妇，月经期及溃疡病患者不宜服。

疗效：观察122例，有效率86％。疗效见下表：

354

病　　　名	治疗例数	症状基本消失	有　效	无　效
腰部劳损	74	38	24	12
风湿性关节炎	18	12	4	2
肥大性关节炎	20	0	17	3
跌打挫伤	7	5	2	0
肩关节周围炎	3	1	2	0
合　　　计	122	56	49	17

病例： 宋××，男，59岁。左肩关节周围炎已3年，经常作痛，反复治疗未愈，1969年11月疼痛又发作，左肩关节内旋、外展及抬举困难，左臂只能屈肘抬举平颈部。用药酒治疗三天后，疼痛明显减轻，举臂超过头部，用药8天后，肩痛消失，关节活动正常。

材料来源： 广西壮族自治区中医药研究所。

注： 1．簕党为芸香科植物 Zanthoxylum avicennae (Lam.) DC.

2．小果蔷薇为蔷薇科植物 Rosa cymosa Tratt.

3．山花椒为芸香科植物竹叶椒 Zanthoxylum plauispinum Sieb. et Zucc.

第十方： 治风湿性关节炎，跌打损伤。

方药： 八百力一两，三钱三根五钱，薄荷脑、樟脑、冰片各少量。

制法： 1．药酒：将上药浸泡于一斤三花酒中，七天即

355

1949

新 中 国
地方中草药
文 献 研 究
(1949—1979年)

1979

得。

2．**药膏**：先将八百力和三钱三根加水适量，煎1～2小时，过滤去渣，煎至糊状，再将其余药物研细末放入，搅匀即得。

用法：1．药酒：外用擦患处，每天数次，因有大毒，不可内服。

2．药膏：外敷患处，每1～2天换药一次。

疗效：治疗风湿性关节痛、跌打损伤、腰痛等90余例，效果显著。

材料来源：广西桂林专区卫生防治服务站。

注：1．八百力又名天下无敌手，为大戟科植物巴豆 Croton tiglium L. 以根、叶入药。

2．三钱三根为杜鹃花科植物黄杜鹃（闹羊花）Rhododendron molle (Bl.) G. Don 的根部。

第十一方：治风湿性关节炎，类风湿性关节炎等。

方药：石龙芮（或毛茛）。

制法：将全草洗净，切碎，捣成糊状，加粮食适量，混匀后分装瓶内，密封，置干燥处备用。

用法：发泡疗法：1．将鲜全草捣成糊状物，放入直径约4厘米的酒杯内，平杯口为度，不要压紧。

2．外敷患处，一般取其穴位或压痛点，如病变在膝关节，则敷双膝眼；在肘关节，敷曲池；在脊柱，敷在痛点上；哮喘、肺气肿病人可取膻中穴；风湿性心脏病患者可取步廊穴。

3．外敷后用脱脂棉条围在杯口周围，再用胶布固定，防止药液外流。

356

4．敷药约8～10小时，病人觉敷处有烧灼痛感或蚂蚁走动奇痒感时，即将酒杯取下，局部可见许多小水泡逐渐融合成大水泡，由淡黄色变成深黄色。

5．用消毒镊子撕去深黄色水泡的皮肤，可见黄色分泌物外流或见黄色凝固体。

6．放泡后，局部切勿用凡士林纱布处理，只能用无菌敷料覆盖。如果局部有渗透液溢出，可以勤换无菌纱布；无渗透液时，局部可见到出血点，此时用四环素软膏或金霉素眼膏轻涂表面，以无菌纱布覆盖，一、二天后揭开，即痊愈。

注意事项：（1）在发泡和放泡时，要鼓励病人，增强战胜疾病的信心。（2）冬天发泡时，可在局部用热水袋热敷，促使其药液渗入到体内。（3）放泡必须无菌操作，以防感染。（4）体弱年老者在放泡时，因药物刺激而致周身不适，可饮温糖水缓解。（5）深部脓肿、疖肿、癌症、肺气肿患者在发泡后，一般来说仅有少量液体，皮肤可不撕去，但要覆盖消毒纱布。（6）孕妇慎用。

疗效：治疗关节炎200余例，疗效显著。

材料来源：江苏省扬州专区。

注：石龙芮为毛茛科植物 Ranunculus sceleratus L. 其同属植物毛茛亦同供药用。

第十二方：治风湿性关节炎，类风湿性关节炎。

方药：鸭脚莲（七叶莲）根、入地金牛根各7.5克，过岗圆龙、宽筋藤各5克，威灵仙、鸡骨香各2.5克。

用法：上药制成注射液，成人每次2～4毫升，每天2～3次，肌肉注射，小儿酌减。

疗效：观察300例（风湿性关节炎186例，类风湿性关节

1949
新中国
地方中草药
文献研究
(1949—1979年)
1979

炎48例，腰腿痛65例，坐骨神经痛1例），痊愈185例，明好转72例，好转36例，无效7例。

材料来源：广东省博罗县长宁公社新村大队合作医站。

注：1．鸭脚莲（七叶莲）根为木通科植物假荔Stauntonia chinensis DC. 的根部。

2．入地金牛为芸香科植物两面针 Zanthoxylum nitidum（Lam.）DC. 的根部。

3．过岗圆龙为豆科植物过岗龙 Bauhinia champion Benth.

4．鸡骨香为大戟科植物鸡骨香 Croton crassifoliu Geisel. 的根部。

第十三方：治风湿性关节炎，类风湿性关节炎。

方药：八角枫根（粗根称"白荆条"，须根叫"白龙须"）。

制法：取干白龙须一两洗净晒干，研成细末，加蜂蜜量，搅拌，做成大小均匀的药丸三十个。亦可制成水煎剂、酊剂。

用法：1．煎剂：干根，水煎服。本品略有毒性，所服药应从小剂量开始，粗根干品初用一两，须根则不超过钱。量加大至病人出现不同程度的软弱无力、疲倦感觉为度。

2．丸剂：每丸含白龙须三分，每次服一丸，每天三次，湿开水送服。

疗效：治疗近100例风湿性及类风湿性关节炎患者，效显著。

病例：王××，男，53岁。患多年风湿性双膝关节炎，于1965年1月发作严重，不能行动。经服白龙须蜜丸三天，

358

就能下床活动，一周后，疼痛消失，追访几年未发作。

材料来源：贵州省中医研究所。

注：①八角枫为八角枫科植物八角枫（华瓜木）Alan-gium chinense（Lour.）Rehd.，其同属植物瓜木 Ala-ngium platanifolium（Sieb. et Zucc.）Harms的根部在湖北亦称八角枫，治疗关节炎也有效。

②八角枫临床应用的主要副作用是头昏和无力。民间使用须根（白龙须）经常发生中毒事故。主要表现为四肢软弱无力。

③一般草药文献记载，八角枫粗支、根每天用二钱，须根不超过一钱，较为安全。据贵州省中医研究所报导：粗、支根如只用二钱效果不好，有的患者日服一两有效，有的日服三两才有效，他们的经验是根据患者体质而定药量。逐渐由小而大。

第十四方：治风湿性关节炎，类风湿性关节炎。

方药：抗风湿药酒：透骨草（全草）、大红袍（根）、掉毛草（根）、草本反背红（全草）、满山香（根）、九子不离母（黄山药根）、大伸筋（根）各五钱，白龙须（八角枫根）、柳叶见血飞（全草）、土黄芪（根）各四钱，风藤（全草）、白花矮陀（根）各三钱，棉花杜仲（根茎皮）一钱。

制法：将上药混合泡酒一公斤，浸泡三天后即可服用。

用法：每次服5～10毫升，每天2～3次。从小剂量开始。服用后每天在药酒中添入所服用的酒量，保持一公斤酒浸泡上药。

禁忌：豆类、羊肉、酸冷。孕妇忌服。

359

1949

新 中 国
地 方 中 草 药
文 献 研 究
(1949—1979年)

1979

疗效：临床观察30例，其中风湿性关节炎15例，类风湿性关节炎12例，腰椎间盘脱出1例，腰椎裂1例，骶椎裂1例，效果均良好。

病例：岳××，女，72岁。四肢关节疼痛，手指关节变形，弯曲，不能伸直，肢体肌肉萎缩已四年，经县医院诊断为类风湿性关节炎，用西药治疗效果不明显。改服上药酒，疼痛消失，手指能伸直，功能有恢复。

材料来源：云南省通海县扬广公社卫生所。

注：1．透骨草为杜鹃花科植物滇白珠树 Gaultheria yunnanensis (Fr.) Rehd.

2．大红袍为豆科植物毛莸子梢 Campylotropis hirtella Fr.

3．掉毛草为卫矛科雷公藤属植物昆明山海棠 Tripterygium hypoglaucum (Levl.) Hutch. 以根皮入药。有大毒。

4．风藤为萝摩科植物滇杠柳（飞仙藤）Periploca forrestii Schlecht.

5．草本反背红为菊科植物 Gynura pseudo-china DC.

6．柳叶见血飞为毛茛科植物克氏铁线莲 Clematis clarkeana Levl. et Van.

7．满山香为木兰科植物滇北五味子 Schisandra henryi Clarke var. yunnanensis A.C.Smith

8．棉花杜仲为卫矛科植物冬青叶卫矛 Euonymus ilicifolium Fr.

9．土黄芪为锦葵科植物肖梵天花 Urena lobata L.

360

10.白花矮陀为楝科植物思茅地黄连 Munronia henr-yi Harms

11. 大伸筋为木兰科（五味子科）植物小花五味子Schi-sandramicrantha A.C.Smith

第十五方：治类风湿性关节炎，类风湿性脊柱炎。

方药：乌风蛇、蝮蛇、眼镜蛇蛇酒。

用法：每天一至二次，每次25～50毫升。一斤蛇酒服10天，不善饮酒者一斤服15～20天。

疗效：经治74例，症状基本消失。

病例：王××，男，35岁。两膝红肿酸痛24年，1952年起波及右肩，至1964年发展至骶髂关节、脊柱、腰、胸部。正常弯曲度消失，上海××医院诊断为"类风湿性脊柱炎"经中西医各种治疗不愈而用蛇酒治疗，服完15斤时，腰背酸痛基本消失，两大腿抬高试验阴性，并足弯腰，两手已能离地10厘米，能平卧。血沉由26毫米降至正常。并恢复了劳动能力。

材料来源：浙江省杭州药物试验场。

第十六方：治类风湿性关节炎。

方药：内服药：1．五加风一两，绣花针、香榧木、白茅根、土牛膝、乌泡刺根各五钱，木梓树根三钱（继用则减为二钱）。

2．生姜二钱，青葱、辣椒各三钱。

外洗药：生姜一两，青葱、苏叶、艾叶各二两，乌药三两，水菖蒲四两。

用法：内服药：方1水煎加酒冲服；方2同面条煮食，至汗出为度。

361

1949
新　中　国
地方中草药
文　献　研　究
(1949—1979年)
1979

外洗药：加水煎开后，熏洗患处，以蒸到有粘液泌出为度。

疗效：曾治50余例，效果良好。走访 2 例，均在服药10天左右症状消失。

材料来源：湖北省阳新县。

注：1．五加风为五加科植物细柱五加 Acanthopanax gracilistylus W. W. Sm.

2．绣花针为茜草科植物虎刺 Damnacanthus indicus Gaertn.

3．香槲木为金缕梅科植物槲木 Loropetalum chinensis Oliv.

4．土牛膝为苋科植物牛膝 Achyranthus bidentata Bl. 的野生品。

5．乌泡刺根为蔷薇科植物川莓 Rubus setchuenensis Bur. et Fr. 的根。

6．木梓根为大戟科植物乌桕 Sapium sebiferum Roxb. 的根。

（二十八）面神经麻痹

第一方：治面神经麻痹。

方药：马钱子。

制法：将马钱子湿润后，切成薄片（18～24片约重一钱二分），排列于橡皮膏上。

用法：敷贴于患侧面部，约 7～10天调换一张，至恢复正常为止。一般轻症二张即可痊愈。

362

疗效：治疗15000人次，约80％患者有效。

材料来源：上海市南市区药材区店。

第二方：治面神经麻痹。

方药及用法：取蜈蚣一条，用瓦焙干研末，加甘草粉一钱，分成两包。每天服两次，每次服一至二包。用温开水或用钩藤、南蛇藤各五钱煎水送服。

疗效：治疗7例皆痊愈。

病例：张××，女，27岁。十二天前因受凉，突感右面颊动作不灵，嘴歪斜，新针治疗效果不明显。用上法治疗18天痊愈。

材料来源：湖南省醴陵县中医院。

（二十九）精 神 病

第一方：治精神病。

方药：芫蒿粉。

用法：每日4～10克，饭前顿服。10～20天为一疗程。

禁忌：发热、体弱、消化道疾患、孕妇忌服。

疗效：治152例，有效率73％。

病例：蒋×，1969年11月11日入院，诊断为精神分裂症妄想型，用上药每日5克顿服，服药四日后，妄想消失，同年12月9日痊愈出院。

材料来源：北京⬛⬛⬛⬛⬛。

注：芫蒿为瑞香科植物黄芫花（河朔荛花）Wikstroemia chamaedaphne Meisn.以花蕾及叶研粉入药。

第二方：治精神病。

363

1949

新　中　国
地 方 中 草 药
文 献 研 究
(1949—1979年)

1979

方药：桐油树根二至四两，土牛膝（六月雪）、单竹茹（或牛角竹四两）、竹茹各二两，白矾三至六钱。

用法：上药加四大碗水煎至一大碗，一次服下。轻症每天服一剂，重症每天服两剂，一般连服5～10天。重症加芦根二两，病情好转加石菖蒲三钱。

疗效：治狂躁型精神病9例，木僵型精神病1例，均于4～17天痊愈。上方治疗癫痫效果亦好。

病例：罩××，男，50岁。1958年发病，1969年10月发作，患者极度烦躁，打人，四处乱走，自食大便，初用冬眠灵注射无效，后灌食此药，三天见效，无狂躁，懂人事，继续用药8天，每日二剂，恢复正常出院，至今无异常。

材料来源：广东省罗定县。

注：1．桐油树为大戟科植物木油树 Aleurites montana(Lour.)Wils.以根入药。

2．土牛膝（六月雪)为菊科植物华泽兰 EuPatorium chinensis L。

3．单竹为禾本科植物粉箪竹 Lingnani chungiium Mc Clure

第三方：治精神病。

方药：马桑寄生一大两，红锡金一株。

制法：熬成煎液，第一次煮沸后熬50分钟，第二次煮沸后熬30分钟，将两次煎液合并,在火上直接加热浓缩为100毫升（即熬成50％溶液）。

用法：按治疗要求及体重给药，达到惊厥反应者，每50公斤给药0.8～1.2两。达到呕吐反应者，每50公斤给药0.5～0.8两。

364

药物反应及处理：空腹服药，一般在服药后 1～2 小时病人出现恶心、呕吐。根据药量大小可产生不同反应，如出汗、心慌、脉缓、面色苍白、肌肉抽搐、惊厥等。治疗中应定时给予大蒜红糖淘米水 1～2 匙。若出现心律不齐或脉搏低于50次者，可注射阿托品 1 毫克。若惊厥发作次数过多（多于 5 次）或发作间隔时间不及半小时者，则静脉注射 5％葡萄糖50毫升内加维生素丙500毫克，同时用10％ 水合氯醛20～30毫升灌肠以控制惊厥持续发作。治疗反应一般持续12小时左右。治疗后应注意有无肝、肾损害。

疗效：治疗 6 人，痊愈 2 人，显著好转 1 人，好转 2 人，无效 1 人。

病例：周××，男，26岁。患精神分裂症一个月。服药后 1 点43分开始惊厥，惊厥 4 次后即注射葡萄糖及抗惊厥药物，共惊厥 6 次，服药后 8 小时30分未再惊厥。次日下午即自述头脑清醒。住院观察20天，疗效巩固出院。

材料来源：四川医学院。

注：1．马桑寄生为桑寄生科植物 Loranthus sutchuenensis Lecomte

2．红锡金为菊科兔耳风属植物 Ainsliaea sp.

第四方：治精神分裂症。

方药：千层塔根二两，鲜射干一两，紫竹根尺余，浓米汤七匙。

用法：水煎至棕褐色，一次服用。

禁忌：年老体弱、心脏病患者不宜用。

疗效：治疗30余例，70％痊愈。

病例：熊××，男，17岁。1967年起病，昼夜不眠，狂

1949

新 中 国
地 方 中 草 药
文 献 研 究
(1949—1979年)

1979

言乱语，经各地精神病院和其他医疗单位医治无效，后服用上方一剂，服后吐痰一碗，腹泻2天，7天后复诊，又服一剂而愈，继服中药养心安神汤五剂，至今未复发。

材料来源：湖北省黄冈县。

注：1．千层塔根为大戟科植物 Euphorbia erythraea Hemsl.的根。

2．紫竹根为禾本科植物紫竹 Phyllostachys nigra (Lo-dd.) Munro。

第五方：治精神分裂症。

方药：白龙须粉。

用法：每次2～3克，日服三次。

疗效：共治17人，治愈6人，好转7人，无效4人。

病例：王××，女，27岁。患"精神分裂症"。内服白龙须粉，每次2克，每日三次。12天后精神症状基本消除。

材料来源：云南省精神病院。

注：白龙须为八角枫科植物八角枫 Alangia chinense (Lour.) Rehd.的须根。

第六方：治精神分裂症。

方药：矢鸹鸹一只，朱砂五分至一钱。

制法：将矢鸹鸹拔毛洗净，切块或捣烂加朱砂拌匀，蒸熟备用。

用法：一次服完。

疗效：治疗6例，均见效。

病例：单××，女36岁。发病后烦躁不安，大吵大骂，不思饮食，诊断为精神分裂症狂燥型，给予上方治疗后，症状消失，神志逐渐恢复正常。

366

材料来源： 云南省楚雄州。

（三十）癫　痫

主治： 癫痫

方药： 红蓖麻根（红茎红叶者）二两，鸡蛋1～2个，黑醋适量。

用法： 将鸡蛋破壳煎熟，后放黑醋、蓖麻根共煎服，每日一次，连服数日。

疗效： 治疗72例，能总结的38例，近期疗效50％。

病例： 张××，女，17岁。于1967年患癫痫病，每日发作1～2次，经服西药无效，后按上方治疗，每日一剂，连服三日停止发作。

材料来源： 广州市第十人民医院。

（三十一）神经官能症

第一方： 治神经衰弱失眠。

方药： 酸浆草（酢浆草）十斤，松针（云南松）二斤，大枣一斤。

制法： 取鲜酸浆草（全株）洗净，与松针加水8000毫升煎1小时，过滤去渣。另将大枣捣碎加水2000毫升煎1小时，过滤去渣。将两液混合，加适量糖及防腐剂，分装备用。

用法： 每日三次，每次服15～20毫升。

疗效： 治疗5000余例，有一定镇静、安眠效果。

材料来源： 昆明医学院附属第一医院。

367

1949
新 中 国
地 方 中 草 药
文 献 研 究
(1949—1979年)
1979

注：1.酸浆草为酢浆草科植物酢浆草$Oxalis\ cornicu-lata\ L.$的全草。

2．松针为云南松$Pinus\ yunnanensis\ Franch.$的针状叶。

第二方：治神经衰弱，顽固性失眠。

方药：酸枣树根（不去皮）一两，丹参四钱。

用法：每日一剂，水煎1～2小时，分二次于午休和晚上睡前服。

疗效：治疗7例，一般服15剂后痊愈。

材料来源：湖北省。

注：酸枣树为鼠李科植物酸枣$Zizyphus\ jujuba\ Mill.\ var.spinosus\ Hu.$

（三十二）各种中毒

第一方：治农药1059、1605等中毒。

方药：金鸡尾、金银花各四两，甘草二两。

用法：水煎，一次灌服二大碗。

疗效：治13例，有显效。

病例：夏××，男，26岁。给棉花打农药1059时未戴口罩，收工时腹痛、呕吐、昏倒。用上法抢救，2小时后逐渐清醒，次日继服一剂，两天后恢复健康。

材料来源：四川省金堂县安乐公社。

注：金鸡尾为凤尾蕨科植物$Pteris\ multifida\ Poir.$

第二方：治苯胺中毒。

方药：1．蒲公英、铁扁担、金钱草、小蓟炭各一两，

368

红枣七个，水煎服十二剂。

2．党参、鸡血藤各五钱，当归、延胡索、白芍各四钱，生甘草二钱，陈佛手一钱，水煎服二十剂。

用法：先用中草药清理夹杂症，继用枳术丸、炙鸡金、麦芽等健胃，最后用上方解毒、养血、疏肝，对失眠及关节痛等配合新针治疗。

疗效：治15例，有效。

材料来源：江苏省苏州市人民卫生防治所。

第三方：治慢性苯中毒。

方药：女贞子，白花蟛蜞草，岗稔根。

制法：上药各等份，研成细末，炼蜜为丸，如龙眼样大（约二至三钱）。

用法：每天三次，每次一至二粒。一般以10天为一疗程,但亦可以服到血象正常为止,正常后按下列两种方法处理：1．体质较好，中毒较轻者可停药。2．体质较差、中毒较重者或中毒不重但有肝功能损害者，要继续服药，巩固疗效。每天服一至二次，每次一粒。

疗效：治疗9例，痊愈、显效、好转各3例。

病例：梁×，接触苯时间有20年。头晕、腹痛、厌食、失眠，白细胞3～4千，血小板5万，经二年多西药及鸡胚胎疗法无效，改用本方治疗，服药21天后，症状消失，食欲体重增加，白细胞升至8千，血小板11万。

材料来源：广东省广州市越秀区第一人民医院。

注：白花蟛蜞草为菊科植物 Eclipta alba (L.)Hassk.

第四方：治磷化锌、野荸荠、野一支蒿、野皂角等中毒。

方药：石蒜一两。

1949

新　中　国
地方中草药
文　献　研　究
(1949—1979年)

1979

用法：加水1000毫升，煎至500毫升，每4小时服一次，每次100毫升。

疗效：治疗磷化锌、野荸荠、野一支蒿，野皂角等中毒各1例，有效。

病例：沈××，男，48岁。食磷化锌毒死的鸡后4小时出现中毒症状，阵发性腹绞痛，呕吐，腹泻，昏迷。给上药后一天好转，二天痊愈。

材料来源：云南省文山州砚山县医院。

注：石葱为兰科植物 Oberonia yunnanensis Rolfe

第五方：治苦杏仁中毒。

方药：杏树皮二两。

用法：上药削去外表皮，仅留中间纤维部分，加水500毫升，煮沸20分钟，去皮取汁，放温，灌服。

疗效：治80余例，均治愈。

病例：胡××，女，12岁。食炒苦杏仁一两，二小时后恶心，呕吐，口唇发绀，呼吸困难。神志不清。用上法治疗，一小时后神志渐清醒，三小时后恢复正常。

材料来源：河南省兰考县第二人民防治院。

第六方：治木薯、断肠草中毒。

方药：松树梢（去叶）八条，韭菜（全草）一把，马鹿角（全草）五钱至一两。

用法：共捣烂，冲水半碗，取滤液服。

疗效：治断肠草中毒10例，木薯中毒70例，均好。

病例：李××，误服断肠草中毒，牙关紧闭，不省人事，经用本方一剂，片刻即清醒脱险。

材料来源：广西桂林平乐县大扒公社卫生科。

370

注：马鹿角为石松科植物铺地蜈蚣 Lycopodium cer-nuum L．

第八方：治嗜盐菌食物中毒。

方药：生无莿根一两半，生姜五钱。

用法：加水二碗煎，一次或分次服。小孩、老人及症状轻者用量酌减。

疗效：治疗71例，全部治愈。服1剂治愈者66例，服2剂治愈者5例。

材料来源：广东省饶平县燕坑农场卫生站。

注：无莿根为葡萄科植物粤蛇葡萄 AmpeLopsis can-tonensis（H．et A．）PLanch 的根部。

第九方：治河豚鱼中毒。

方药：喃木（二层皮）二至四两。

用法：加水300～600毫升，煎至200～400毫升，顿服或灌服。

疗效：治疗38例，均痊愈。

病例：孙××，男，23岁。因食河豚鱼二小时后感胃部不适，四肢麻木，口唇、舌、全身麻木相继出现，吞咽困难，腹壁及提睾反射消失，四肢运动障碍，触痛觉消失。入院诊断：河豚鱼中毒。给上药液300毫升，服药20分钟后，手足开始恢复自主运动，说话、吞咽方便，第二天口唇、四肢麻木消失，能自由活动，第三天痊愈出院。

材料来源：广西北海市防治院。

注：喃木为漆树科植物厚皮树 Lannea grandis（De-nnst）Engl．

371

· 白 页 ·

外 科 疾 病

（一）消　毒

第一方：泡手消毒。

方药：鲜大叶桉树叶。

制法：取上药1公斤，洗净切碎，加水11升，煮沸，浓缩至9升，成棕色溶液。

用法：按一般手术洗手常规，用肥皂水擦手三次，抹干后浸泡于上液中，5分钟即可。更换时间，一般在冬季手术少的情况下，每周更换一次，4月份后手术较多情况下，每3天更换一次。

效果：使用于外科手术泡手217例（包括无菌、半无菌和有菌手术），除1例无菌手术感染、5例半无菌手术感染外，均未发现无菌手术感染现象。又使用于妇产科及五官科手术73例，均未发现感染现象。4月份天气转暖后，曾将用上液消毒后之手在血平板上划痕培养，发现有葡萄球菌生长，乃在上述10升消毒液中加苯甲酸20克，每次培养观察1周，共培养3次，未发现任何细菌生长。

材料来源：广东省惠阳专区。

注：大叶桉为桃金娘科植物 Eucalyptus robusta Sm。

第二方：皮肤消毒。

1949

新　中　国
地 方 中 草 药
文 献 研 究
(1949—1979年)

1979

方药： 20%大叶桉叶溶液。

制法： 用大叶桉叶1公斤，水6升，放在器皿里煮沸半小时，约剩5升溶液即成(如有小叶桉则用1/4的小叶桉叶，3/4的大叶桉叶同煮，效果更好)。

用法： 用于针灸及皮下、肌肉和静脉注射前皮肤消毒。

效果： 共用3000余例次，均未发生过化脓感染，故可代替酒精和新洁而灭。

材料来源： 广东省广州市第八人民医院。

注： 该院还用1克精制的桉叶结晶体，冲水400毫升，作皮肤消毒用。

（二）麻　　醉

第一方： 局部麻醉。

方药及用法： 25%九里香注射液，0.5%两面针注射液。单独或混合使用作局部浸润，也可作粘膜表面麻醉用。

效果： 用于阑尾切除、胃次全切除、甲状腺次全切除、脑脓肿开颅引流等手术173例，年龄最小9个月，最大72岁，均取得良好效果。一般小手术不需用麻醉前用药；较大手术术前使用苯巴比妥钠100毫克或杜冷丁100毫克，肌肉注射。0.5%两面针注射液用于鼻息肉、鼻甲手术表面麻醉，效果亦满意。其优点是麻醉效率高，镇痛时间长，无不良反应。缺点是：（1）腹部手术腹肌较紧张，故对深部手术较为困难；（2）前者开始作用时间10～20分钟（比普鲁卡因长），后者开始作用时间短（3～6分钟），两种混合使用，可使开始作用时间缩短。

374

材料来源：广东省梅县专区人民医院。

第二方：表面麻醉。

方药及制法：取鲜九里香一斤，洗净，捣烂，加三花酒（或50％酒精）1升，浸泡24小时，取滤液备用。

用法：直接涂于咽喉部粘膜表面。

效果：用于扁桃体挤切术110例，效果良好。涂后数分钟出现麻醉作用，**药效持续10分钟左右**。

材料来源：广西壮族自治区人民医院。

注：九里香为芸香科植物小叶九里香 Murraya paniculata（L.）Jack. var. exotica（L.）Huang

第三方：表面麻醉。

方药：生草乌、生南星、生半夏、土细辛各１０克，蟾蜍、花椒各４克。

制法：取上药共研细末，浸于70％酒精100毫升内２天即成。

用法：用时在少量浸液内加适量樟脑及薄荷脑，用小棉球蘸浸液贴于手术部位。

效果：拔牙69例，脓肿切开12例，囊肿切除２例，均在无痛下完成手术，无副作用。

材料来源：江西省。

第四方：表面麻醉。

方药：花椒30克，蟾酥0.0167克，75％酒精100毫升。

制法：选择大而成熟的花椒（干品），压碎，置于酒精中浸泡36小时（经常振摇），取上清液加已研细的蟾酥，再浸24小时，取棕红色上清液密封备用。（行浅部皮肤手术者另加薄荷脑0.1克）。

375

1949

新 中 国
地 方 中 草 药
文 献 研 究
(1949—1979年)

1979

用法：用棉球蘸药液涂于手术部位（或塞入鼻腔手术处），5分钟后刺激无痛觉即可手术。

效果：进行鼻息肉摘除术4例，扁桃体挤切术2例，效果良好。

材料来源：河北省武清县医院。

（三）止　痛

第一方：

方药：雪上一支蒿。

制法：将雪上一支蒿块根洗净，晒干，取100克研成粉，浸于0.5当量盐酸溶液500毫升中3天，过滤。滤渣中再加0.5当量盐酸溶液250毫升，浸泡2天，过滤。两次滤液合并，用5％氢氧化钠中和至PH6左右，加注射用氯化钠6.7克，搅拌溶解，加注射用水至4000毫升，煮沸30分钟，放冷后过滤至澄明，分装封口，用15磅高压30分钟消毒，即可供肌肉注射。每支1毫升，相当于生药25毫克。

用法：成人每次肌注10～25毫克（儿童3～5毫克），每日一至二次，日总量不超过50毫克（儿童不超过10毫克）。也可口服，成人口服安全量为150毫克以内。

效果：共用过12111人次，镇痛效果明显。昆明医学院用注射剂治疗创伤、术后疼痛及晚期肿瘤疼痛72人次，59例有效。其中创伤及术后疼痛者36例，全部在用药后15～20分钟显效，药效持续12～36小时，不必用其他止痛剂。

材料来源：云南省东川矿务局医院等。

注：1．雪上一支蒿为毛茛科植物 Aconitum bulla-

376

tifolium Levl.var.homotrichum W.T.Wang 或 Aconitumbrachypodium Diels 以块根入药。

2. 本药有毒，必须严格控制用量。中毒轻者嗜睡，口腔灼热感，分泌物增多；重者全身发胀发麻，恶心，呕吐，流涎，头昏，有便意。重笃者瞳孔散大，血压下降，呼吸困难，或有抽搐，可因循环、呼吸衰竭死亡。抢救办法：（1）竹笋、竹根、竹子、竹叶、荒荽、防风、茶叶、甘草，任选2～3种各五钱，水煎服；（2）猪油、红糖、蜂蜜，任选一种煮稀饭吃；（3）用阿托品皮下或静脉注射。

第二方：

方药及用法：鸭脚莲（全株）。煎剂：干品一至三钱水煎服；片剂：每片0.3克（相当于生药0.3钱），每次服三至四片；注射剂：每安瓿2毫升（相当于生药1.5克）。

效果：用于手术后止痛等209例，181例有效，一般用药后20～30分钟见效，每日口服三次可维持24小时，肌肉注射2毫升可维持3～4小时。对晚期癌肿引起的疼痛效果更好。

病例：黎××，男，39岁。肠系膜及盆腔晚期癌肿引起疼痛，必须注射冬眠药物及吗啡才能止痛。用鸭脚莲注射剂一支即可止痛。

材料来源：广东省广州市第一人民医院等。

注：鸭脚莲为木通科植物尾叶假荔枝 Stauntonia hexaPhylla Decne var.urophylla H.-M.当地又名土牛藤。

第三方：

方药及用法：小白撑块根。洗净晒干备用。成人每日一至二次，每次100毫克，用酒或温开水送服。

禁忌：5岁以下儿童禁服。

1949

新 中 国
地 方 中 草 药
文 献 研 究

(1949—1979年)

1979

效果：对骨折、腰肌劳损、扭挫伤、风湿性关节炎等十余种疾病进行止痛观察，在188例中有效者176例，12例无效。

材料来源：云南省昆明医学院第二附属医院。

注：小白撑为毛茛科植物美乌头 Aconitum pulchelIumH.-M.或具泡乌头的块根。含乌头碱，有毒。要严格控制剂量。如中毒可用竹叶或竹皮、竹根煎水服，服糖水也可解毒。

第四方：

方药及用法：山藤藤秧（根、藤）。煎剂：制成10％煎剂，每次口服10～20毫升：注射剂：制成15％注射液，每次肌注2毫升。

效果：用于外伤痛、胃肠道疼痛、神经性头痛、术后疼痛等共169例，显著止痛者占87％。

材料来源：河北省迁西具。

注：山藤藤秧为葡萄科植物山葡萄 vitis amurensis-Rupr.

第五方：

方药及用法：黄荆子。煎熬多次，浓缩后，用酒精提纯，制成100％浓度注射液，每支2毫升含生药2克。成人每次肌肉注射2毫升。

效果：共治手术后疼痛、急慢性胃炎、胆囊炎、胆道蛔虫病等126例，其中对胃肠绞痛及手术后疼痛较好，对癌肿引起的疼痛效果较差。

材料来源：四川省成都市第一人民医院。

第六方：

方药及用法：那藤一两。加水浸没药面，煎成30毫升，

378

疼痛时服。必要时一天服三次。

效果：对113例病人进行止痛效果观察,其中手术后疼痛35例,非手术疼痛78例,一般服药后15分钟止痛,药效持续4小时以上。未发现副作用。

材料来源：广西梧州专区人民卫生服务站,贺县皮肤病医院。

注：那藤为木通科植物Stauntonia hexaphylIa De-cne又名七姐妹藤。

第七方

方药及用法：暗板虫（鼠妇虫,潮虫）。口服液：将暗板虫洗净,按1：15～1：20加水煎至含量为10%,用三层纱布过滤,加适量防腐剂即成,每次口服5～10毫升。胶囊：将虫洗净,用温水将虫杀死,置方盘中,在60°C干燥箱中烘6～8小时,研细过筛,加入淀粉和糖使成10%散剂,分装胶囊,每粒含暗板虫0.1克,每次服2～4粒。也可制成脱蛋白的注射剂。

效果：用于各种手术后病人100余例,有明显止痛镇静作用。

材料来源：青海省第二人民医院。

第八方

方药及用法：王瓜根。洗净,晒干,切成薄片。成人每次一至二分,嚼烂吞服,每日用药次数,根据病情酌定。儿童减量。

效果：治疗外伤痛、手术后疼痛、胃肠道疼痛等65例,48例治愈,11例减轻。一般用药后5～30分钟见效,药效持续半小时至72小时。

379

1949

新 中 国
地 方 中 草 药
文 献 研 究
(1949—1979年)

1979

材料来源：福建省龙岩县医院。

注：王瓜根为葫芦科植物王瓜 Trichosanthes cucumerroides Maxim.的根。

第九方

方药及用法：金腰莲块根。洗净，切片，晒干，碾成细粉。痛时服0.3～0.5克。

效果：共治外伤痛、牙痛、喉痛、腹痛等60余例，一般服药后2～5分钟止痛，药效持续40分钟至6小时。

材料来源：四川省峨眉县医院，五通县医院。

注：金腰莲为葫芦科植物雪胆 Hemsleya amabilis Diels又名金盆、金龟莲。

第十方

方药及用法：积雪草（全草）。晒干研细，成人每日一至一钱半，三次分服。

疗效：共治疗胸、背及腰部外伤性疼痛42例，27例止痛，14例好转，1例无效。

材料来源：福建省厦门市向阳人民医院。

注：积雪草为伞形科植物 Centella asiatica (L.)Urb.

第十一方

方药及用法：青骨藤根。晒干研细，压片，每片0.5克。成人每次服2～4片。

效果：对产后宫缩痛、手术后痛等32例进行止痛观察，一般服后15～30分钟显效，药效持续5～20多小时。

材料来源：云南省。

注：青骨藤为石竹科植物稍粘女蒌菜 Melandryum viscidulum (Bur.et Fr.) Williams

380

第十二方

方药及用法：止痛草。按伤处大小取鲜全草三至五两捣烂，外敷患处。

效果：共治20例，其中有较大型骨折3例，敷药后止痛效果显著。一般敷药一次，止痛作用可达28小时。

病例：陈××，男，25岁。X线透视诊断为下肢胫腓骨横断、开放性骨折。夹板固定后，疼痛剧烈，用西药止痛无效，改用上药二两捣敷患处，10分钟后痛减，随后逐渐消失。

材料来源：湖北省广济县。

注：止痛草为报春花科植物泽珍珠菜(星宿菜)Lysima-chia candida Lindl.

第十三方

方药及用法：大救架皮。每次0.1～0.3克，水煎服。也可制成散剂或片剂。

效果：对15例外伤痛、头痛、牙痛、腹痛、肝区痛等病人进行止痛效果观察，一般用药后3～5分钟止痛，药效持续6～8小时。

材料来源：山西省永济县。

注：大救架原单位未送检标本，只附送一份不清楚的照片，从照片看来，很象瑞香科植物黄芫花 Wikstroemia chamaedaphne Meisn.志此以供参考。

第十四方

方药及制法：取两面针根、七叶莲叶切碎，置有盖容器内，加70%酒精适量浸渍12小时，装入渗漉筒，以每分钟5毫升速度渗漉至滤液呈无色，取滤液减压浓缩，回收酒精，

381

1949
新 中 国
地 方 中 草 药
文 献 研 究
(1949—1979年)
1979

静置过滤，加注射用水稀释至全量，滤液分装灭菌（煮沸半小时）即得。

用法：肌注，每次 2 毫升（每毫升相当于生药两面针0.5克、七叶莲 1 克）。

效果：对205例病人进行止痛效果观察，有效率达95％，一般用药后 3～10分钟止痛，药效持续 4～8 小时，对胆道蛔虫病、肠蛔虫病、溃疡病等尤佳。

材料来源：福建省福州市第二医院。

注：两面针为芸香科植物 Zanthoxylum nitidum (Lam.) DC.以根入药，又名入地金牛。

第十五方

方药：七叶莲。

用法：制成注射剂，每支 2 毫升（相当于七叶莲干叶 3 克）。

效果：临床应用12例，注射后 5～15分钟见效，持续止痛效果 4～10小时。

病例：刘×，61岁。右股骨颈骨折痛极而晕倒，注射本品 2 毫升，10分钟疼痛缓解，30分钟消失。

材料来源：广东省博罗县长宁公社新村大队医疗站。

注：七叶莲为木通科植物尾叶假荔枝 Stauntonia hexa phylla Decne var.urophylla Hand.-Mazz.

第十六方

方药及用法：天茄子。秋后果熟时摘下晒干，压破取种子，同时挖根，洗净切片，晒干研细粉。痛时服根粉 1 克，儿童酌减。种子置烧红之瓦片上，用竹管吸烟熏之。

效果：胃痛等服药粉，种子烟治牙痛。共治235例，一

382

般用药后3～5分钟止痛，药效持续2～4小时。

材料来源：四川省峨眉县医院，中国人民解放军40医院。

注：天茄子为茄科植物刺天茄 Solanum surattense Burm.f.

第十七方

方药及用法：通城虎。晒干，研成细粉备用。成人每日一至三次，每次服一至五分，小儿减半。也可取适量撒于患处。

效果：共治各种疼痛病人185例，179例痊愈，6例好转。

材料来源：广西玉林县防治院。

注：通城虎为马兜铃科植物 Aristolochia aff. henryi C.Y.Wu

第十八方

方药：披麻草、一支蒿、洋金花各20克，麝香2克，制草乌、独定子（金铁锁）、广血竭、三七各100克，重楼150克，心不甘（万年青）、制川乌各50克，元胡索250克。

用法：上药共研细末，成人每日二次，每次服0.5克。

效果：治疗外伤性疼痛、风湿性关节痛、腹痛等138例，36例止痛，102例好转。

材料来源：云南省昆明市第二人民医院。

注：披麻草为百合科植物蒙自藜芦 Veratrum mengtzeanum Loesn.f.或大理藜芦 Veratrum taliensis Loesn.f.

（四）烧 伤

第一方

383

1949

新 中 国
地 方 中 草 药
文 献 研 究
(1949—1979年)

1979

方药及用法：（1）虎杖根研细末，食油调涂，用于轻症患者；（2）虎杖根浓汁调涂创面，用于重症患者。

疗效： 共治1000余例，效果良好。

病例： 羊××，男，37岁。烫伤面积80%，有水泡。经上药调涂5天见好，10天后长出肉芽。

材料来源： 浙江省金华地区（综合材料）。

注： 虎杖为蓼科植物 Polygonum cuspidatum Sieb. et Zucc.

第二方

方药及制法： 虎杖粉（虎杖根洗净晒干，研细）800克，茶液（陈茶叶100克，加水3000毫升，炖后取液）2800毫升，调成糊剂，隔水炖半小时备用（也可用茶油调敷）。为防治感染，可用虎杖粉五两、白及、地榆、土黄柏（十大功劳）各一两，鸡内金二个，冰片适量，磨成细粉调一见喜汁外涂。

用法： 创面清洗后涂虎杖糊剂，每日数次，保持药痂不干裂，待药痂自行脱落，即愈。

疗效： 治疗不同深度、面积18～40%的烧伤34例，一般用药4～5天后药痂龟裂，6～7天自脱。深Ⅱ度及Ⅲ度烧伤，治疗时间略长。

材料来源： 福建省罗源县医院等。

第三方

方药及制法： （1）虎杖液：取虎杖根500克，洗净，切片，加水2000毫升，煎至500毫升备用。（2）虎杖一号：虎杖粉（根洗净晒干，研细过筛）40克，加浓茶水（茶叶25克加水500毫升煎成）300～400毫升，调匀煮沸消毒备

384

用。（3）虎杖二号：虎杖粉40克，马桑杆25克，猫泡草10克，地柏5克，加浓茶水500毫升，调法同上。

用法：用消毒毛笔（或棉签）蘸一号或二号药均匀地涂在清创后的创面，一日数次，以创面不干裂为度。如有药膜下感染应早期开窗引流或剪去部分药痂，改用虎杖液湿敷。虎杖液也可内服，每次100毫升，每日二次，小儿酌减。

疗效：治Ⅰ、Ⅱ、Ⅲ度烧伤病人21例。无感染者7天左右脱痂痊愈，已感染者大部分10～14天痊愈。

材料来源：贵州省遵义医学院附属医院。

注：马桑为马桑科植物 Coriaria sinica Maxim．有剧毒。

第四方

方药及用法：虎杖一两，雷公藤、乌韭各二两。用水二斤煎至一斤，过滤去渣，药液湿敷伤面。

疗效：用上方配合西医支持疗法，治愈过一例7岁患儿。烧伤面积82％，Ⅲ度占61％，就诊时已处于严重休克状态，经四个月治疗后痊愈。

材料来源：江西省萍乡市上栗镇卫生院。

注：1．雷公藤为卫矛科植物 Tripterygium wilfordiiHook．f．

2．乌韭为林蕨科植物 Stenoloma chusana （L．） Ching

第五方

方药及用法：秋葵（黄蜀葵）花，在油内浸泡两周即可应用，浸泡时间越久越好。外搽患处，一日多次。

疗效：治疗1000余人，效果良好。

385

1949
新　中　国
地 方 中 草 药
文　献　研　究
(1949—1979年)
1979

病例：张××，男，40岁。炸药烧伤Ⅱ～Ⅲ度，当时人事不省，经外用上药后，1～2小时清醒，痛时搽油，三星期痊愈。

材料来源：安徽省嘉山县邮电局。

注：秋葵为锦葵科植物黄蜀葵 Abelmoschus manihot L.以花入药。

第六方

方药：秋葵（黄蜀葵）花1000朵，大黄、黄连、细生地各五斤，黄柏一斤，银花、赤芍、丹皮、甘草各二斤，当归三斤，冰片十两，薄荷脑二十两，净菜油一百斤。

制法：除冰片、薄荷脑外，余药切成小片，置菜油中浸泡半个月，然后用文火熬炼，保持120～130°C左右，三小时后趁热过滤，过140目筛去渣，待冷后加入冰片、薄荷脑，混匀分装即得。

用法：小面积烧伤直接涂敷，大面积者可向患处喷雾，每2小时一次。

疗效：在群众中已传用数十年。治疗Ⅰ、Ⅱ度烧伤有较好效果。

病例：赵××，男，34岁。脸及手部电热灼伤（Ⅱ度）。用上药五天后脸部基本痊愈，第七天手部也愈。

材料来源：江苏省镇江中成药厂。

第七方

方药：松香、黄蜡、铜绿、漳丹、铅粉（粉锡）、龙骨各一两，冰片六钱，芝麻油半斤。

制法：将麻油在砂锅内文火加热至沸，先入松香、黄蜡使溶，再依次加入铜绿、漳丹、铅粉，边放边用槐树枝搅

386

拌，加龙骨时砂锅离火，放在冷水盆中，加速搅拌，待无泡沫时再继续加热，半小时后撤火，再过40分钟加入冰片搅匀。成品滴水成珠，色黑。

用法： 清创后，将药膏摊在麻纸上，敷在伤面，外用敷料包扎。轻者每日一换，重者每日换药两次。

禁忌： 用药期间忌食豆腐、榆皮面、酸、辣等刺激性食物。

疗效： 三十多年来，治过2000余例，效果良好。随访20例中，Ⅱ度烧伤4～20天治愈，Ⅲ度者20～25天治愈。

材料来源： 河北省行唐县城关公社卫生所。

第八方

方药： 苍术、宣木瓜、生地榆、黄柏、玄胡索、汉防己、郁金各一两，白及二两，冰片一钱（冷后加），煅石膏、煅炉甘石粉各八两（十两制），麻油二斤。

制法： 苍术等前八味药切片浸于麻油内24小时；上述药物及油同置钢精锅内文火煎2～2.5小时（200°C左右），至药材呈焦黄状，滤弃药渣；药油再用文火熬2～2.5小时（勿超过200°C）至滴水成珠；趁热加入煅石膏与煅炉甘石粉，随加随搅，保持微沸，加热2～2.5小时后，可取出少量放冷，如已成半固体膏状，即可停火。成品为灰棕色，略具光泽之粘厚软膏。

用法： 创面周围消毒后，将药膏均匀涂在膏药纸上，剪成小块，贴于创面，另用纱布绷带包扎，换药时用干棉球拭去分泌物，勿用水冲洗创面，注意保护新生上皮。脓多时每天换药一次，少者2～3天一换。

禁忌： 忌食海鲜、雪里红、咸菜等。

387

1949
新　中　国
地 方 中 草 药
文　献　研　究
(1949—1979年)
1979

　　疗效：共治500余例（Ⅰ、Ⅱ、Ⅲ度烧伤均有，多数已有感染）。对于无感染的浅Ⅱ度烧伤，7天左右长好新皮，已感染者2～3周可愈；深Ⅱ度及Ⅲ度约需1～2个月痊愈。

　　材料来源：上海市。

　　第九方

　　方药及制法：大黄（断面有朱砂点的）五斤，陈石灰七斤。先用文火把石灰炒活，再放入大黄，炒至石灰变桃红色、大黄变黑灰色时，筛出石灰，将大黄晾凉，研细备用。

　　用法：将大黄粉撒在伤面（如有水泡应刺破）；如只有红肿，将大黄粉调麻油或桐油外涂。热天暴露患处，冷天注意保温。

　　疗效：共治415例，效果良好。

　　材料来源：湖南省衡阳地区祁东县人民医院。

　　第十方

　　方药及用法：红冬草。全草洗净，切细捣烂，加水适量煎煮一小时，去渣取浓汁，加等量麻油，再在锅内煮半小时即成。外搽创面。

　　疗效：共治Ⅱ度中等面积烧伤300例，均有良好效果。

　　病例：权××，男，27岁。下肢、双手Ⅱ～Ⅲ度烧伤，面积40％。用此方治疗一月痊愈。

　　材料来源：湖北省黄冈县，圻春县。

　　注：红冬草为玄参科植物长穗腹水草 Botryopleuron stenostachyum Hemsl. 或腹水草Botryopleuron axillare (Sieb. et Zucc.) Hemsl.

　　第十一方

　　方药及用法：3～5％漂白粉上清液、蓖麻油各等量混

388

匀呈乳状液。涂于患处，需要时隔日换药。

疗效：共治300例。一般Ⅰ度烧伤用药一次即愈；Ⅱ度烧伤无感染者3～5天治愈，已感染者5～7天见效，Ⅲ度烧伤7～10天见效，重者15天左右。

材料来源：天津市红桥区第一防治院。

第十二方

方药及制法：寒水石、炉甘石、赤石脂、生石膏各五两。四味药共研细,另将梅片二钱研细,混合装玻璃瓶备用。

用法：先用1％碱水清创,将上药加适量香油调成糊状，轻涂在伤面上，不必包扎（臀、背等处可在涂药后贴一层油纸以防沾污衣物），每天早晚用碱水洗去陈旧药物再涂，直至愈合。治疗期间可每日服牛黄解毒丸1～2丸。

疗效：共治200余例，疗效良好。

材料来源：黑龙江省绥化县针织制帽厂。

第十三方

方药及制法：五眼果树二层皮（内皮）一至二斤，加水5升，煎4～5小时后过滤弃渣，再浓煎成500毫升，加防腐剂备用。

用法：创面先用1‰高锰酸钾液或生理盐水清洗，然后涂药，每天一至二次，涂药后创面暴露，以后视情况每1～2天涂药一次。感染伤面应除去痂皮，清洗局部后撒适量黄连粉，每天涂药一至三次。

疗效：共治疗196例,均愈。烧伤面积最大达45％。隆安县用此方治Ⅲ度烧伤只用15天即愈。

病例：韦××，男，23岁。烧伤面积32％Ⅱ度，用上方治疗，每天涂药一次，六天后相继脱痂，第八天痊愈。

389

1949

新 中 国
地 方 中 草 药
文 献 研 究
(1949—1979年)

1979

材料来源：广西壮族自治区（综合材料）。

注：五眼果树为漆树科植物Choerospondias axillaris（Roxb.）Burtt et Hill 又名酸枣树、南酸枣树。

第十四方

方药及制法：货郎果（五眼果）树皮80％，金银花藤20％，冰片（单独用）。将前二药洗净切碎，加水煎5小时后过滤去渣，药液浓缩备用。

用法：患部用呋喃西林液冲洗，再将上方药液涂上，撒适量冰片粉，每日换药一次。

病例：梁××，男，22岁。火药爆炸烧伤面部和四肢，为Ⅱ度烧伤，用上方治疗20天痊愈。

材料来源：云南省文山州。

第十五方

方药：金樱根。

制法：1．金樱根油：鲜根水煎，去渣，继续煎成半流浸膏，按4：1的比例加入花生油，高压消毒备用。

2．金樱根煎剂：金樱根（干）一斤，加水没过药面2～3寸，煎成浓汁一斤半至二斤。

用法：涂创面，每日四至五次。

疗效：共治180例，均愈。

病例：吴××，男，40岁。Ⅰ～Ⅱ度烧伤，面积35％，涂上药后迅速干燥结痂，5～8天脱痂愈合，14天痊愈出院。

材料来源：广西壮族自治区（综合材料）。

第十六方

方药及制法：棵麻树皮。切成小块，加水煎二小时，倒出药汁，药渣加水再煎，如此三次，将三次药汁合并过滤，

390

浓缩，装瓶备用。

用法：局部清创后，将上药加水稀释至适当浓度外用，每日二至三次，至脱痂为止。

疗效：共治125例，一般用药后第二天开始结痂，一周左右痊愈。

病例：韦××，男，12岁。烧伤面积30%，其中Ⅱ度占15%，Ⅲ度5％，用上药治疗7天痊愈。

材料来源：广西壮族自治区。

注：1．轻度者药汁宜浓，重者宜稀；2．涂药以形成薄膜为度，已结痂或痂已脱者不必再涂；3．上皮脱落或有渗出液时用穿山甲烧灰外撒，待干后再涂药汁。

第十七方

方药：桐花四两，桐油一斤。

制法：将鲜桐花浸于桐油中，加盖密封，离地保存，三个月后即可使用。

用法：清创后涂用上药，每日三次，以痂壳润泽不痛为度。

疗效：治Ⅰ、Ⅱ度烧伤109例，均获良好效果。

材料来源：湖南省常德县许家桥公社卫生所。

第十八方

方药：生地榆、当归、黄芩、黄柏、槐米、大黄、五倍子、米壳各六两，苦参、忍冬藤、红花、栀子、白芷、生侧柏叶、紫草、血余炭各四两，生山甲二两，冰片五两，麻油二十斤，蜂蜡二斤八两。

制法：将麻油置铁锅中加热180～200℃，投入生山甲、生地榆、苦参、当归、大黄、黄柏、黄芩、忍冬藤、五倍

1949
新 中 国
地 方 中 草 药
文 献 研 究
(1949—1979年)
1979

子、血余炭，不断搅拌至药呈深褐色，再加入栀子、白芷、米壳、槐米不断搅拌，炸10分钟至药呈深褐色，再加入红花、生侧柏叶炸10分钟，去渣过120目筛，待温度降至100°C时将紫草投入炸5～6分钟取出药渣，过140目筛，加入蜂蜡，熔化后加入冰片搅匀，待冷凝即得。

用法：剪破水泡，清洗感染创面，将药膏涂于创面，复盖纱布或暴露。

疗效：治疗105例，其中中、大面积烧伤25例，效果良好。

病例：姬×，女，30岁。烧伤面积60%，深Ⅱ度至浅Ⅲ度。入院时烦躁不安，24小时后体温升高、昏迷，应用抗菌素，外敷上药后，创面迅速软化，用药10天创面清洁，分泌物极少，肉芽新鲜，上皮开始生长，用药18天创面全部愈合。

材料来源：天津市工农兵药厂，第一中心医院。

第十九方

方药：大黄、黄连、黄柏、黄芩、紫草、苍术，蒲黄、乳香各五钱，土茯苓、蒲公英、夏枯草、白芷、地榆、白及各一两，煅炉甘石粉、煅石膏粉各三两，麻油（或菜油）二斤。

制法：大黄等前十四味药切片用油浸泡1～7天，再加热1.5～2小时（文火），过滤，弃渣，药油继续用文火熬1.5～2小时至滴水成珠；在药油中加煅炉甘石粉及煅石膏粉（以成软膏为度），加大火使药油面冒出白烟，不断搅拌，加热1～2小时，至再度滴水成珠，成品冷后为红棕色细腻软膏。

392

用法：对于Ⅰ、Ⅱ、Ⅲ度烧伤可涂药油（即未加炉甘石及石膏粉者），按病情每日涂数次；软膏可涂于纱布或油纸上敷于创面，脱痂前每日换药一次，脱痂后如创面清洁可每周换 2～3 次。

疗效：治疗100余例。优点是抗菌力强、去腐生肌力佳、痛苦少、上皮恢复快、药源广、大大缩短了病程（浅Ⅱ度10天内痊愈，深Ⅱ度16～21天左右痊愈）。

病例：田××，男，24岁。火药爆炸烧伤，烧伤总面积87％，其中：Ⅰ度1％，浅Ⅱ度41％，深Ⅱ度44％，Ⅲ度1％。伤后除对症给予输血、补液、内服中药解毒及全身应用抗菌素外，外用上药 4 天大片脱痂，第12天创面大量出现新生上皮岛。深Ⅱ度创面第16～20天痊愈，Ⅲ度第25天痊愈，第45天全部恢复排汗功能，毳毛再生。

材料来源：四川省涪陵地区。

第二十方

方药：黄芩0.9克、马尾连9.3克，地榆、紫草、大黄各6.24克，冰片0.5克，蜂蜡2克，苯酚0.45毫升，香油130.2克。

制法及用法：将前五味药置香油中浸泡 2～3 天，加热炸至黄黑色（140～170°C），用两层纱布过滤，加蜂蜡，降温至50°C，加冰片，连续搅拌降至常温加苯酚。外涂创面。

疗效：治Ⅰ、Ⅱ度烧伤，疗效良好。

材料来源：山东省新华制药厂。

第二十一方

方药及用法：1．生大黄四钱，生山栀、元参、银花、川连、连翘各三钱，条芩、白芷各二钱，生甘草一钱。水煎

393

1949

新 中 国
地 方 中 草 药
文 献 研 究
(1949—1979年)

1979

服，每日一剂。

2．生大黄二两，川连五钱，黄柏、条芩各三钱，生牡蛎、龙骨、白芷各二钱，梅片五分，樟脑五钱（后两味另研）。上药研细，用麻油或青油调敷。

疗效：治疗近100例，均愈。

病例：徐×，女，8岁。背部及二臂烫伤，面积50%，深Ⅰ度，经上方治疗月余而愈。

材料来源：浙江省云和县沙溪区沙湾诊所。

第二十二方

方药及制法：玉簪花一斤，用香油四斤浸泡两个月，取油备用。

用法：清创，无菌操作吸出水泡内容。用消毒棉球蘸药外涂，每1～2日一次，热天患处暴露，冷天用浸药的纱布敷患处包扎。

疗效：治疗100余例。一般5分钟左右止痛。Ⅰ度烧伤用药一次可愈，Ⅱ度烧伤三至四次，Ⅲ度烧伤五至十次可愈。

材料来源：河北省石家庄市工农兵门诊部。

注：玉簪花为百合科植物玉簪 Hosta plantaginea Aschers. 形将开放的花蕾。

第二十三方

方药及用法：小青树根皮或叶。晒干研成极细末，棉油或菜油调涂，每天一至二次。

疗效：治疗60例中、小面积烧伤，搽药后半小时止痛，一般一周左右痊愈。某医院用此法治疗1例面积达70%的Ⅱ度烧伤，两周痊愈。

394

材料来源：湖北省咸宁县。

注：小青树为马鞭草科植物腐婢Premna microphylla Turcz。

第二十四方

方药及制法：1．黄连、地榆根、酸筒根（虎杖）、凤尾草（全草）、翠云草（全草）各20克，上药洗净，晒干切碎，碾成细粉，与研细的明矾、冰片各5克混匀，加麻油500毫升调制即成。

2．上方药粉混匀后取80克与200克凡士林调匀。

3．黄连、地榆、酸筒根、凤尾草各20克，翠云草10克，七叶一枝花（全草）10克，明矾、冰片各5克，麻油500毫升。制法同方1。

用法：外敷创面，每日一至三次。创面暴露。若有感染应清洁创面后再涂。

疗效：共治46例，均愈。

材料来源：湖南省常德地区人民卫生防治院。

注：翠云草为卷柏科植物Selaginella uncinata (Desv.) Spring

第二十五方

方药及用法：1．紫草三钱，轻粉、冰片各一钱，香油四两，凡士林适量。紫草用香油炸至焦枯，用三层纱布过滤去渣，加入研细的轻粉、冰片，再加适量凡士林调膏备用。涂抹患处，每日一次。

2．酸枣树皮，60％酒精。将酸枣树皮晒干研细，用60％酒精浸没药面，48小时挤出浸液过滤备用。直接涂于患处。

395

1949

新 中 国
地 方 中 草 药
文 献 研 究
(1949—1979年)

1979

疗效：治疗 5～50％面积烧伤40例，均愈。一般10天左右可愈，对Ⅲ度烧伤效果稍差。

病例：吴××，男，8岁。烫伤面积50％，用方1涂药5次，10天痊愈出院。

材料来源：河北省邢台地区人民医院。

注：河北的酸枣树为鼠李科植物酸枣 Zizyphus jujuba Mill.var.spinosus Hu

第二十六方

方药：地榆酒精浸液80毫升，冰片酒精浸液20毫升，缩丁醛8～10克，新洁尔灭0.1克。

用法：清创后可用棉签涂抹或用喷雾器喷洒。可以反复使用直至成膜。成膜前不要接触水。

疗效：共治Ⅰ、Ⅱ度烧伤40例。药膜在5～7天与表皮或痂皮一并脱落，多数病人在2～21天痊愈。

材料来源：辽宁省本溪钢铁公司职工总医院。

第二十七方

方药及制法：1．全当归、生地各二两，黄蜡三两，香油一斤。先将油熬热再加前两药，炸至焦黄后过滤去渣，加入黄蜡即成。

2．全当归、生地各一两，五味子、硼砂、明矾、石榴皮各二钱半，黄蜡一两半，香油半斤。制法同上。

用法：简单清创后，未破处用方1外敷，已破处用方2。涂后纱布包扎或暴露。每日涂药一次，涂前先刮去陈旧药物，无感染处可多涂些，有脓处少涂些，脓过多处应先湿敷，待脓减少后再涂药。

疗效：治疗中、小面积烧伤37例，一般10～14天痊愈。

396

材料来源：湖北省。

第二十八方

方药及用法：红药子一斤，冰片五钱。分别研细，按量混合，用芝麻油调涂患处。

疗效：治疗23例，一般用药后1～2周可愈。用药后不必包扎。

材料来源：河南省郑州市第一人民医院。

注：红药子为蓼科植物翼蓼 pteroxygonum giraldii Dammer et Diels 当地又名红要子，以块根入药。

第二十九方

方药：三星草、凤尾草（井口边草）、骑马桑（以上药用茎和叶）、爆格蚤叶（稍多些）各等量。

制法：上药洗净，切碎，放入铁锅内用武火炒焦存性，凉后碾细过筛，装瓶备用。

用法：每100克药粉加冰片2克，用青油调成稀糊状，每日涂创面1～4次，好转后减少涂药次数。创面有渗出或感染，直接用药粉撒布。

疗效：当地已沿用五十多年。专、县医院用此方治疗20例烧伤（包括总面积78%和Ⅲ度占25%伴有绿脓杆菌感染的病人），均收到较好效果。

材料来源：四川省雅安地区芦山县。

注：1．三星草为中国蕨科乌蕨属植物 Onychium japonicum (Thunb.) Kuntze

2．骑马桑为金丝桃科植物 Hypericum przewalskii Maxim.

3．爆格蚤为木犀科植物女贞 Ligustrum lucidum A-

1949
新中国
地方中草药
文献研究
(1949—1979年)
1979

it.

第三十方

方药及制法：老松树皮。烧成炭，研为极细末，过筛装瓶备用。

用法：清创后，患处有渗出液或化脓时直接撒粉；无渗出液者用香油将药粉调成糊外敷。

疗效：共治19例，均有效。

病例：刘××，男，20岁。烧伤面积56%，其中Ⅰ度9%，Ⅱ度44%，Ⅲ度3%，用上方治疗20天痊愈。

材料来源：辽宁省本溪县偏岭地区医院等。

第三十一方

方药：毛冬青（全株）三份，三角青（二层皮）三份，漆大姑（全草）二份。

制法：加水过药面煎二小时，过滤后药渣再如上法煎一次，两次药液合并，加热浓缩成100%药液，纱布过滤分装，每500毫升药液加冰片二分，高压消毒备用。

用法： 1．涂抹法：用消毒毛笔或棉球蘸药涂于创面，干后形成薄痂，以后不再涂药。适用于Ⅰ、Ⅱ度烧伤创面。

2．间歇湿敷法：用消毒小纱布块蘸药液敷贴创面，每四小时在纱布上滴药一次。创面有脓时，每天用0.1%新洁而灭液清洗创面后，再如上敷药，至小纱布块不能从创面取下时止。适用于深Ⅱ度、小面积Ⅲ度和感染的烧伤创面。

疗效：治7例烧伤（其中烧伤面积69～72%的3例，10～25%的4例），均于两周内脱痂痊愈。

病例：陈××，男，40岁。烧伤面积69%，深Ⅱ度占53%，经多种措施不能控制创面感染，出现早期败血症，用

398

间歇湿敷法治疗 3 天后，创面分泌物显著减少，逐渐结痂，10天后脱痂痊愈。

材料来源：广东省肇庆专区人民医院。

注：1．毛冬青为冬青科植物Ilex pubescens Hook. et Arn.

2．漆大姑为大戟科植物毛果算盘子树 Glochidioneriocarpum Champ.

第三十二方

方药及制法：下果藤叶及茎。捣烂加适量冷开水浸泡。

用法：取浸出液涂搽创面，每日三次。

疗效：治疗 3 例，有明显效果。

病例：波××，男，成年。烧伤面积38%，其中Ⅲ度占 2%，Ⅱ度25%，Ⅰ度11%，用上方治疗后自觉创面清凉，疼痛明显减轻，脓液减少至消失，经治20天创面全部愈合。

材料来源：云南省。

注：下果藤为鼠李科植物 Gouania leptostachya D-C.

第三十三方

方药及制法：蜂蜡一两，豆油九两，煮沸成膏。

用法：伤面简单清创后，外涂上药，每日涂药数次。

疗效：治50例，3 例死于败血症或休克，其余均愈。

病例：金××，男，4 岁。开水烫伤，Ⅰ度30%，Ⅱ度12%，用上药治疗很快止痛，12天后痊愈出院，Ⅲ度烧伤处未植皮。

材料来源：吉林省延边人民防治院。

第三十四方

399

1949

新 中 国
地 方 中 草 药
文 献 研 究
(1949—1979年)

1979

方药：烧伤三号：地榆浸液40毫升，大黄浸液30毫升，麻黄浸液、忍冬藤浸液、冰片浸液各10毫升，盐酸普鲁卡因0.5克。

制法：上述中药浸液是以50％的二甲基亚砜水溶液100毫升内加中药10克，煮沸2小时，收集滤液。按方药剂量配制。

用法：清创后，喷雾或涂擦创面，每5小时一次。Ⅲ度创面可用三层纱布湿敷，至脱痂痊愈。

疗效：治疗35％以下面积的烧、烫伤35例，其中Ⅰ或Ⅱ度烧、烫伤2～10天治愈，Ⅲ度者15～30天治愈。中、小面积者不需特殊的消毒、隔离、紫外线照射、抗菌素和其他药物配合。

病例：刘××，男，成年。头面部、颈部Ⅲ度烧伤，面积8％。清创后，外涂上药，8小时一次，治疗三天痊愈。

材料来源：辽宁省本溪市漆片厂，本溪市第二人民医院，鞍钢铁西总院。

（五）冻　伤

第一方

方药及用法：1．干红辣椒（研末）三两，干姜（研末）一两，生大蒜头（切细）一两，樟脑三钱，先用酒精一斤浸前三味药，一周后收集滤液，药渣再加酒精半斤浸数天，过滤去渣，两次滤液合并，加入樟脑，密贮备用。用于未破溃的冻疮。用药棉蘸药水频擦患处。

2．当归、紫草、黄蜡、白蜡各一两，赤芍、白芷各五

400

钱，生乳香、血竭各三钱，轻粉、梅片各一钱。先将当归、赤芍、白芷、紫草浸入一斤麻油中7天，然后置铜勺内加热熬枯，过滤弃渣，再依次将乳香、血竭、轻粉、梅片、黄白蜡放入溶化，收膏，退火、密贮备用。用于已破溃的冻疮。药膏外擦患处，直至痊愈。

3．当归、白芍、生姜各三钱，川木通、甘草各一钱半，大枣四枚，细辛八分（另包后入）。水煎二次合并，分二次温服，一日一剂。用于预防冻疮。

疗效：治疗6000余人，疗效良好。

病例：王××，男，41岁。每年冬天必患冻疮，经用本方法治疗后，1～2天即愈。

材料来源：江西省吉安市人民防治院。

第二方

方药及用法：鲜松毛丝一大把。煎水洗患处，每日二次。已溃、未溃均适用。

疗效：治100余例，效果良好，连洗2～3天即愈。

病例：吴××，女，6岁。冬季四肢、耳郭发生冻疮，奇痒，流水，用上方三天，痒痛消失，结痂而愈。

材料来源：湖北省圻春县。

第三方

方药及用法：鲜樱桃放瓶内，埋在地下，入冬时取出即可供外涂。

疗效：治疗7例，都是每年患冻疮者，均痊愈。

病例：沈×，自幼两手足每年入冬即发生冻疮，曾多次使用冻疮膏治疗，效果不好，用上方三天即愈。

材料来源：河南省。

401

1949

新　中　国
地 方 中 草 药
文　献　研　究
(1949—1979年)

1979

第四方

方药：冻伤一号：辣椒，水杨酸甲酯，樟脑，二甲基亚砜。

制法：1．用50％二甲基亚砜水溶液制备辣椒浸液50毫升。2．水杨酸甲酯6克加二甲基亚砜制成20毫升溶液。3．樟脑3克加二甲基亚砜制成30毫升溶液。将上述三种制剂混合即得。

用法：涂擦患处。每6小时一次。

疗效：上药系强渗透性局部刺激性药物，可促使血管扩张，加强循环，促进肌肉组织功能恢复。治疗13例Ⅰ、Ⅱ度冻伤患者，全部治愈。多数用药1～2次（48小时内）即愈。

材料来源：辽宁省本溪市漆片厂，本溪市第三人民医院。

注：二甲基亚砜是一种溶解能力极强的溶剂，本溪市漆片厂生产。

（六）感　　染

第一方：治疗疮、痈疽、丹毒、蜂窝组织炎等。

方药：陈小麦（新的亦可），醋。

制法：取陈小麦二斤，加水三斤浸泡三天，捣烂过滤，去渣，静置沉淀后，去上清液，沉淀物晒干，用小火炒，不断搅动至焦黄成块状时，取出研成细末，过筛，冷却，装瓶备用。

用法：取药末加醋适量调成糊膏，外敷患处。敷药范围要大于病灶，未破敷肿痛处，已破敷四周，中间留小孔排

402

脓。

疗效： 治疗9516例，痊愈8230例，显效1123例，无效163例，有效率98.3％。试治结核性瘘管5例，腰椎、尾椎结核各1例，全部治愈。

材料来源： 江苏省高邮县。

第二方： 治疮疖、蜂窝组织炎、无名肿毒等。

方药： 大杨叶、槐叶、柳叶各等分。

制法： 上药加水适量，煎汁去渣，慢火熬成膏。

用法： 外敷患处。

疗效： 治疗疮疖、蜂窝组织炎、无名肿毒、毒虫螫伤、腮腺炎等1243例，痊愈938例，好转305例。

材料来源： 河北省盐山县刘范公社。

第三方： 治疖肿、皮肤外伤感染、深部脓肿等。

方药： 野荞麦叶（以鲜者为好）适量。

用法： 将上药捣烂外敷患处，每日换药一次。如炎症严重，病人有恶寒、发热、疼痛者，另用鲜野荞麦叶一至二两，每日一剂，两次煎服，或用干末三至五钱，每日二次，开水冲服。

疗效： 治疗疖肿、皮肤外伤感染、急性乳腺炎、蜂窝组织炎、深部脓肿等436例，疗效良好。

材料来源： 江西省吉安市船厂。

注： 野荞麦为蓼科植物Fagopyrum cymosum(Trev.)Meisn。

第四方： 治痈，疔疮。

方药： 回消膏：木鳖子、月黄（藤黄）、四脚蛇、白胡椒、五倍子各二钱，四虎散、蟾酥各五钱，白矾(或红矾)、

403

1949

新 中 国
地 方 中 草 药
文 献 研 究
(1949—1979年)

1979

红升各一钱，熟明矾、熟石膏、红糖、烧酒、醋各一两，朱砂三钱，冰片二钱，松香五钱。

制法： 取糯米三两加水熬得二斤半米汁，再放入砂锅内熬10分钟，放入前10味药搅匀，再熬30～40分钟，加入糖、醋、酒，直至成稀糊状为止，稍凉后放入朱砂、冰片、熟石膏调匀，待冷后调入松香末即成。

用法： 痈疔初起未破时（已破溃者不用），外涂患处。涂的范围比患部大一倍，厚度约4～5张纸厚。每日换药一次。换药前先用热水湿润涂药处，以免撕破皮肤。涂药后如局部起泡，将白及末敷在起泡处，待泡消再用。

疗效： 治疗861例，其中痈340例，疔335例，乳腺炎79例，颈淋巴结肿大77例，其他疮毒30例，均获痊愈或显效。

材料来源： 江苏省镇江专区溧阳县。

第五方： 治痈，疖，疔疮。

方药： 地丁草（犁头草）。

用法： 炎症初起有红肿痛热者，以鲜全草捣烂，湿敷于患部，干后就换；亦可制成粉剂或软膏使用。

有全身症状者，可取干草一两，水煎服。或用鲜草洗净，捣汁约一酒杯，内服，效果更显著。

疗效： 治疗40余例，效果良好。

病例： 周××，男，19岁。下唇生一疔疮，伴畏寒发热，用上药捣烂外敷，同时用鲜草二两水煎服，次日疼痛减轻，体温正常，两天即愈。

材料来源： 安微省。

注： 地丁草（犁头草）为堇菜科植物 Viola inconspicua Bl.

404

第六方：治痈疖早期未破溃者。

方药及用法：盾叶薯蓣根茎（鲜品）二至三两，研末，与凡士林适量混合调匀，每日一次外敷患处。亦可与菊叶、次黄连或苦参适量，共捣外敷。

禁忌：皮肤溃烂者忌用。脓已形成敷药无效。

疗效：治疗各种皮肤急性化脓性感染80例，软组织损伤20例，蜂螫伤30例，阑尾炎2例，一般外敷2～3次即见效或痊愈。

材料来源：湖南省澧县人民医院。

注：盾叶薯蓣为薯蓣科植物Dioscorea zingiberensis C.H.Wright又名黄连参，地黄姜，野洋姜。

第七方：治痈，疖。

方药：1．鲜田基黄（全草）三斤（洗净）。

2．鲜田基黄（全草）、三桠苦（根、茎、叶）各一斤，入地金牛（两面针根皮）三两。

制法：方1与方2制法相同。分别加水10公升，煮沸浓缩至3公升，用双层纱布过滤，分瓶盛装密封，每500毫升内加防腐剂0.1钱,高压蒸气消毒后备用。

用法：1．感染伤口：用方1药液浸棉球清洁创口后，用该液浸湿消毒纱布敷盖创面，外加凡士林纱布一层，盖上纱布，绷带固定。每天换药一次。如感染严重，可改用方2，效果较好，用法同上。

2．早期脓肿、疖、痈：按病灶范围大小，取天仙子适量捣烂，用方1或方2药液拌和，使成糊膏状，敷于患处，外加一层油纸及纱布包扎，每天换药一次。

3．脓肿切开排脓后，可用方1或方2药液浸纱布条填

405

1949

新 中 国
地 方 中 草 药
文 献 研 究
(1949—1979年)

1979

塞引流。

疗效：治疗多种皮与皮下软组织化脓性感染患者1000余例，效果良好。

材料来源：广东省人民医院。

注：1．田基黄为金丝桃科植物地耳草HyPericum japonicum Thumb。

2．三桠苦为芸香科植 物Evodea lepta（Spreng.）Merr。

第八方：治痈。

方药及制法：鲜芋头、鲜生姜各适量，洗净去粗皮，共捣烂如泥，再加适量面粉调匀。

用法：外敷患处。每日换药一次，每次敷3小时。

疗效：治疗30多例，均痊愈；又外敷右下腹治疗急性阑尾炎10余例，未用内服药，亦均痊愈。本方亦能治跌打损伤。

材料来源：湖北省洪湖县峰口区。

第九方：治疗疮。

方药及制法：冰片、雄黄各少许（研末），飞廉一株（捣烂取汁），甘草五钱（开水泡汁约一两），疗虫不拘多少，共放入梳头油内浸泡备用。

用法：将浸在油内的疗虫取出一只，放于疗头，用布或纸固定。

疗效：治疗100多例，效果良好。一般在3天内好转或痊愈。

材料来源：江苏省高邮县，安徽省马鞍山钢铁公司医院。

406

注：1．飞廉为菊科植物 Carduus crispus L.

2．疗虫即苍耳草茎内的苍耳蠹虫，秋季采集（在秋分到寒露节之间最易找到）。浸在油内时间越长越好，浸一天也可用。

第十方：治疖肿。

方药：蟾蜍二只，桃枝、杏枝、桑枝、槐枝、柳枝各八节（每节一寸长），香油半斤、头发、漳丹各适量。

制法：蟾蜍去内脏、四肢。待香油煎沸后，将蟾蜍、五种树枝同时放入炸20分钟，再加入头发少许，待蟾蜍、头发炸枯，过滤去渣，再放入漳丹，熬至滴水成珠状，收膏备用。

用法：疖肿初起时外敷患处，已破溃者贴敷其四周。

疗效：治疗45例，有效43例。

材料来源：河北省霸县康仙庄公社栲栳圈大队。

第十一方：治疗肿。

方药及用法：石荷油膏：石荷适量。晒干研粉，用凡士林调配成30%软膏。外敷患处，每日一次。

疗效：治疗疖肿、蜂窝组织炎、慢性溃疡等共78例，结果痊愈66例，好转12例。

材料来源：湖南省龙山县石碑地区医院。

注：石荷为景天科植物石莲。

第十二方：治皮肤化脓性感染创面。

方药及用法：一见喜叶。研末，制成1：4水溶液，浸纱布外敷创口。

疗效：用于500例，效果与雷佛奴尔、呋喃西林等疗效相仿。

材料来源：福建省。

407

1949

新 中 国
地 方 中 草 药
文 献 研 究
(1949—1979年)

1979

注：一见喜为爵床科植物穿心莲 Andrographis pan-iculata (Burm.f.) Nees

第十三方：治蜂窝组织炎，无名肿毒。

方药：青刺台（叶茎），糯米粉。

用法：先将青刺台捣烂，将糯米粉以水调捏成团煮熟，两者混合捣成糊状，外敷患处，每天换药一次。局部有微痛，无须处理。

疗效：共治20例，均治愈。

材料来源：湖北省宜都县。

第十四方：治髂窝脓肿。

方药：当归、金银花各五钱，生黄芪四钱，穿山甲、白芍、川芎、皂角刺、牛蒡子各一钱。

用法：每日一剂，两次煎服。一般五剂为一疗程。

疗效：治疗35例，有的已成脓肿，服五至十剂，均治愈。

材料来源：福建省同安县人民医院。

第十五方：治慢性溃疡，各种无名肿毒。

方药：加吊藤软膏：加吊藤（研粉）20克，凡士林80克。

用法：软膏外敷。

疗效：治疗387例，治愈率88％。

病例：江××，女，34岁。左下肢溃疡面积 6×8 厘米已4年，久治无效。用上药外敷，三次见效，七次痊愈。

材料来源：福建省福州市，泉州市。

注：加吊藤为海金沙科植物长叶海金沙（柳叶海金沙）Lygodium flexuosum (L.)Sw.

408

第十六方：治外科化脓性疾患。

方药：金银花。

制法：取干燥金银花，水蒸气蒸馏二次所得的饱和溶液，过滤，灌封于安瓿内，灭菌即得。

用法：肌肉或静脉注射，每4～6小时一次，每次10毫升，轻症每日一次，每次5～10毫升(股动脉注射一日一次，每次10毫升，用时加0.5%普鲁卡因5～10毫升，适用于下肢炎症)。肌肉注射，每次加入2%普鲁卡因1～2毫升，以免局部疼痛。局部封闭取金银花注射液10毫升，加入0.8%普鲁卡因10～20毫升，一日一次，常用于急性乳腺炎。

疗效：治疗痈疖、丹毒、阑尾炎穿孔、局限性腹膜炎、急性乳腺炎等10余种外科化脓性疾患千余例，疗效良好。

材料来源：浙江省杭州铁路医院。

第十七方：治多种炎症。

方药：地苦胆。

用法：1．内服：每日三次，每次二至三钱，开水泡服。

2．外敷：研末，适量。

疗效：治疗乳腺炎、阑尾炎、疔疮、急性及慢性扁桃体炎、口腔炎、腮腺炎、急性菌痢等500余例，有效率达90%以上，一般用药2～3天后痊愈或见效。

材料来源：湖北省恩施地区矿厂医院。

注：地苦胆为防己科植物青牛胆 Tinospora sagittata (Oliv.) Gagn.

第十八方：治多种炎症。

方药：飞天蜈蚣。

用法：上药研末，每次服1克，开水送服。

409

1949
新 中 国
地 方 中 草 药
文 献 研 究
(1949—1979年)
1979

疗效：治疗急性乳腺炎、急性陷窝性扁桃体 炎 等 80 余例，效果良好。

病例：浦××，女，28岁。左侧乳房红肿热痛已 9 天，诊断为急性乳腺炎，口服飞天蜈蚣 1 克，次日见效。

材料来源：云南省昭通县永丰公社绿荫大队。

注：飞天蜈蚣为菊科植物西南蓍草 Achillea wilsoniana Heinn。

第十九方：治多种炎症。

方药：桦树皮（内皮为好）。

制法：上药一斤，加水二斤，用铝锅煎至500毫升，加糖适量。

用法：每日服二次，每次250毫升（当茶水喝）。

疗效：治疗急性乳腺炎、急性扁桃体炎、肺炎等多种炎症，获得显效。

材料来源：吉林化工医院、龙潭医院、浑江城墙公社卫生院等。

第二十方：治多种急、慢性炎症。

方药：扫帚鸡儿肠（全草）。

用法：1．内服：上药干者五钱或鲜者一两，水煎，日服二至三次；或上药晒干，轧细末，水泛为丸，日服二至三次，每次一至二钱。2．熏洗：上药一两（鲜、干均可），水煎熏洗患处。

疗效：治疗痈肿、黄水疮、扁桃体炎、腮腺炎 等 共 523例，痊愈459例，占87％；效果不佳64例，占13％。对急性炎症比慢性炎症效果好。

材料来源：河北省景县王谨寺公社。

410

注：扫帚鸡儿肠为菊科植物 Asteromoea integrifolia (Turcz.) Loes. (Astel integrifolius Franch.)当地称野菊花。

第二十一方：治多种感染。

方药：枣树皮。

制法：上药切碎，研磨成粉，分装入胶囊。

用法：每日 2～4 克，分 3～4 次服。

疗效：治疗急性尿路感染26例，14例治愈，12例服药3天后不见效，即改用其他药物治疗；治疗肠炎及细菌性痢疾150例，治愈率90%；治疗上感、支气管炎等94例，治愈31例，明显好转48例，无效15例；治疗感染创面，有收敛、消炎、止痛效果。

材料来源：天津市人民医院。

第二十二方：治多种感染。

方药：曲莲。

制法：用其块根，洗净切片，晒干研末，制成多种剂型。

用法：粉剂：每次一至四分，日服二至三次，小儿酌减。

片剂：每片含0.3克，每次一至二片，日服二至三次。

胶囊：每粒含0.3克，每次一至二粒，日服二至三次。

膏剂：含量10%，外敷患处。

疗效：治疗泌尿、皮肤、消化、呼吸、五官等多种感染性疾病，效果良好，还可以治疗消化不良、溃疡病等非感染性疾病。

材料来源：云南省曲靖专区，中国人民解放军69医院，

411

1949

新 中 国
地 方 中 草 药
文 献 研 究
(1949—1979年)

1979

昆明市第二人民医院，昆明医学院附属第二医院。

　　注：曲莲为葫芦科植物雪胆 Hemsleya amabilis Diels

（七）破 伤 风

第一方

方药：红骨蓖麻根（鲜）四至八两。

用法：每日一剂，水煎分次口服。也可加用入地金牛五钱，或牛疮叶（鲜、全株）、假辣椒（鲜、全株）各二至三两。儿童剂量酌减。另椎管内注射破伤风抗毒素5000～10000单位（儿童用3000～6000单位），或肌肉注射1～3万单位，一般只注射一次，轻型病例可以不用。为控制抽搐可使用少量冬眠药物。

疗效：共治161例，150例治愈。

材料来源：广东省中医院等。

注：蓖麻根不用久煎，加水1500毫升，煎3～4沸，整日当茶饮。

第二方

方药及用法：羌活、大黄、川乌、清半夏、白芷、川芎、草乌、防风、南星、蜈蚣、全蝎、天麻、僵蚕、蝉蜕、甘草各三钱，附子四钱。水煎成600毫升，三次分服，每日一剂。另以琥珀二钱，朱砂一钱，研粉，匀分三包，每次冲服一包。共服3～6剂。并肌注破伤风抗毒素3～6万单位。必要时使用少量镇静剂。

疗效：共治131例，治愈率89.5%。

材料来源：北京市工农兵医院。

412

第三方：

方药： 石膏二至八两，蝉蜕一至二两，全蝎、白附子各三至五钱，蜈蚣五至二十条，勾藤五至八钱，黄芩三钱，桑叶五钱，南星二钱。

用法： 水煎服，每天一剂。在病初期上方加葛根五钱。如发热口渴，大汗出，体温高可以重用石膏四至八两，加知母三钱。病中期，潮热、大便秘结者，用大黄、芒硝各五钱，不入煎剂，用开水浸泡，浓汁饮之。末期，有阴虚症者，上方减去石膏、黄芩、桑叶、白附子，加麦冬、元参、花粉、沙参、白芍；阳虚者减去滋阴药物加党参、生芪各五钱，当归四钱。咳嗽痰涎壅盛者，加橘红、半夏、桔梗各四钱。产后破伤风，产妇多伤气血，上方加当归一两，川芎三钱，去黄芩、石膏。

疗效： 治疗69例，治愈60例。

材料来源： 河北省承德医专附属医院。

第四方

方药： 棉籽三两，黑扁豆一两半，老葱白（连须，去叶不去皮）一斤，高粱原酒二两半。

制法： 1．棉籽炒焦至棉仁成酱紫色，碾碎，过筛去壳；2．葱白加水4～5碗，煎成汤；3．酒温热；4．黑扁豆放大铁勺内炒，先冒白烟，后冒青烟，至黑豆90%炒焦时离火，把温酒倒入铁勺，过滤，留酱紫色酒液。

用法： 棉籽粉与酱紫色酒液混合，加适量葱汤搅如稀饭样，灌服，服后盖被发汗。葱汤连服1～2天。服药期间忌食腥冷食物。

疗效： 共治62例，有效者56例，多数服一剂见效。

413

1949

新 中 国
地 方 中 草 药
文 献 研 究
(1949—1979年)

1979

材料来源：安徽省利辛县。

第五方

方药及用法：蝉蜕。去头及足，焙干研细。成人每日三次，每次三至五钱，用黄酒二两冲服。小儿酌减。同时按病情需要配合西医措施，如必要时加用镇静剂、抗菌素、气管切开等。

疗效：共治23例，22例治愈，1例死亡。

材料来源：河北省坝县人民卫生院。

注：1．服药后24～48小时病人全身出汗，颜面潮红，5～7天时全身有散在性小皮疹，体温持续在38～39°C之间，若白细胞总数不高，可不必处理，停药后自消。

2．中药服至病人张口自如，腰背腹肌肉持续性痉挛状态消失时始可停药，在阵发性抽搐停止后可酌情减量。

第六方

方药及用法：党参、云苓、川芎、羌活、独活、枳壳、柴胡、前胡、桔梗、甘草各三钱，地榆八钱，竹根三寸。水煎服。

疗效：治疗25例，治愈21例。

材料来源：山东省郯城县人民医院。

第七方

方药：麻黄、防风、荆芥、川乌、草乌、川芎、全蝎、甘草各三钱，羌活、石斛、当归各四钱，细辛二钱，茅苍术、天麻、雄黄各六钱，首乌五钱。

用法：水煎服，每日一剂。冬季服一剂后如未发汗，可再服一剂，以得汗为度。以后去麻黄、羌活、荆芥、防风、细辛，视病情加蜈蚣、僵蚕、蝉蜕等。

414

疗效：治疗10余例，一般服药1～2剂即可见效。

材料来源：云南省绥江县医院。

第八方

方药：大麻皮四两。

用法：上药烧存性，研成细粉，分为四份，每次服一份，根据患者酒量大小，加入适量黄酒（或白酒），另以开水送服。服后盖被使患者出汗。每日服2～3次。

疗效：共治10例，9例已愈，1例正在治疗中。一般服药后1～2天内即见效。

材料来源：江苏省沭阳县人民医院。

第九方

方药：鲜嫩桑树枝。

制法：取直径约1寸、长3尺的桑树枝，架空，中间用火烧。两端即滴出桑木油，收集备用。

用法：成人每次10毫升加红糖少许，服后出汗。

疗效：共治10例，全部治愈。

材料来源：河南省封邱县。

第十方

方药：苦麻子、白蜡、甘草各一两。

用法：每日一剂，水煎三次分服。

疗效：共治8例，均愈。

病例：冯××，女，33岁。右手拇指外伤20天后出现张口困难，间有抽搐，苦笑面容，角弓反张。按上方治疗，连服7天痉愈。

材料来源：广东省定安县医院。

第十一方

415

1949

新 中 国
地 方 中 草 药
文 献 研 究
(1949—1979年)

1979

方药：好麻根一两二钱五分，黄蜡、掐不齐草各二两。

用法：水煎服，服后盖被使发大汗，轻者日服一剂，重者二剂，小儿减半。

疗效：共治8例，除1名小儿外，7例均治愈。服药后，快者14小时缓解，一般1～2周内治愈。

材料来源：河北省沧州市人民卫生防治病。

注：1．好麻根，原单位未送原植物标本，我们初步认为原方"好麻根"可能是指"火麻根"，即大麻科植物大麻Cannabis sativa L.志此以供参考。

2．掐不齐草为豆科植物鸡眼草 Kummerowia striata (Thuub.) Schindl.以全草入药。

（八）急性乳腺炎

第一方

方药：银花一两，蒲公英、陈皮各五钱，连翘、赤芍各三钱，青皮、黄芩、生甘草各二钱。

用法：每日一剂，两次煎服。脓肿形成加乳香、没药各二钱。

疗效：治疗200多例早期患者，多在2～3天治愈。对病程长、炎症重、已形成脓肿者效果多不满意，应配合切开引流。

材料来源：内蒙古磴口县卫生工作站。

第二方

方药：1．陈皮一两，连翘、柴胡各三钱，金银花一钱五分，甘草二钱。

416

2．陈皮一两，甘草二钱。

3．陈皮一两，甘草、赤芍、丹皮各二钱，牛蒡子三钱。

用法： 水煎服，每天一至二剂（最常用的是方1）。

疗效： 共治111例，治愈101例，化脓10例，用药时间2～6天。

材料来源： 北京市工农兵医院。

注： 该院曾用抗菌素治疗急性乳腺炎26例作对照，治愈21例，化脓5例，用药时间也是2～6天。初步认为中草药疗效略比抗菌素好。

第三方

方药： 鲜芫花根皮（二层皮）。

制法及用法： 取鲜根洗净，刮去外表栓皮，剔除中心木质部，剩下二层皮切碎捣烂，视鼻孔大小，搓成小团，塞于鼻孔内，约20分钟左右，即有热辣感，再等5分钟取出。因鲜药不易保存，亦可制成100％浸液，用棉球吸收后装入玻璃管或塑料管内保存，用时取出棉球塞于鼻孔内，产生热辣感的时间比鲜药稍长（约60分钟），其疗效亦不够稳定。孕妇禁用。

疗效： 治疗200例，有效168例，无效32例。起病在3天内者有效率可达92.5％。

材料来源： 南京新医学院第一附属医院。

第四方

方药： 生半夏一至二钱，葱白二至三根。

用法： 取上药共捣烂，揉成团塞于患乳对侧鼻孔，每日二次，每次塞半小时。

417

1949
新 中 国
地 方 中 草 药
文 献 研 究
(1949—1979年)
1979

疗效： 共治早期乳腺炎72例，一般塞鼻二至三次痊愈。

材料来源： 湖北省武汉市第十医院，湖北医学院第一附属医院。

第五方

方药： 牛蒡子叶（干品三钱，鲜品一两）。

用法： 水煎服或煎后当茶饮。

疗效： 治疗50例，治愈40例，对早期未化脓 者 效 果 较好。

病例： 袁××，女，36岁。患左侧乳腺炎，局部红肿疼痛，有硬块，发冷发烧已３天，服上药二剂痊愈。

材料来源： 河北省丰润县中门庄公社中三大队卫生室。

第六方

方药： 小草。

用法： 取其全草15～20株，煎水300毫升，以米酒一杯送服。

疗效： 治疗30余例，均服药２～３天痊愈。

材料来源： 安徽省宿松县。

注： 小草据原单位报送材料记载为远志科植物细叶远志的全草。但送检标本为檀香科植物百蕊草 Thesium chinense L。

（九）淋巴结结核

第一方： 治颈淋巴结结核。

方药： 白降丹：火硝（硝石）、皂矾（青矾、绿矾）、青盐（戎盐）、水银、食盐、明矾、胆矾、月石（硼砂）各

418

一两。炼制成丹。

制法：将水银、皂矾共研，至基本不见水银星为度，再将月石、胆矾、青盐研细末；将研好的药与火硝、明矾、食盐共拌和，放入锅内，堆成馒头状，取大瓷碗倒扣药上，以无名异（又名黑石子、土子）围碗口四周，露出碗底三分之一。然后将药锅移置火上，先以文火烧1小时，继用中等火烧1小时，最后用武火烧1小时。将锅轻轻取下，俟冷，用大汤匙将无名异去净，翻开瓷碗，碗底有色白如霜的针状结晶物，即是白降丹。每料药应炼制成白降丹约一两二钱，最多为一两五钱，如不足一两，可用上法再烧。

用法：根据病情，如肿核大小，创口深浅，有无瘘管等情况，有如下几种用法：

1．拔核饼：

白降丹一两，白面粉五分。先将面粉调成糊状，再将研细的白降丹粉调入其中，制成药饼，大饼重二分，中饼重一分五厘，小饼重一分，晒干备用。

药饼以拔除淋巴结结核为主。核子直径1厘米者可选用小饼；直径1.5～2厘米，核体较深者，可选用中饼或大饼。

2．拔核丁：

白降丹一两，加适量汤团皮，拌捣均匀，制成直径0.3厘米粗的药丁，晒干备用。

药丁以拔除瘘管或窦道为主。每支药丁可作用于其周围0.8厘米厚的外围组织。治疗结核性瘘管有效。本药插入颈部较深的瘘管或窦道时应注意患处的解剖部位，防止意外。

3．白降药纸捻：

将白降粉少许卷入绵皮纸中，搓成捻子，瓶贮备用。其

419

1949

新　中　国
地 方 中 草 药
文　献　研　究
(1949—1979年)

1979

药力不及拔核丁峻猛，使用较为广泛。

4．白降粉：

白降丹研成极细粉末备用。在拔核后，若疮面腐苔较多，宜用此药。

疗效：治疗975例，痊愈率达97.3％，好转率2.7％。

材料来源：江苏省南通市中医院。

注：1．拔核疗法，往往有疼痛反应。轻者可用止痛片，重者可用针灸止痛，如疼痛而发热重，并有口臭或皮疹，或下痢等症者服四味解毒汤（银花、土茯苓、绿豆衣各一两，生甘草五钱），水煎服。

2．炼药时有毒性气体放出，须注意防护，制药者勿站在炼药炉的下风处。

第二方：治颈淋巴结结核。

方药：皂矾、明矾、白硝、食盐各五钱，水银二钱五分。炼制成丹。

制法：取上药混合放入碗中，用文火烧，将药物熔化，逐渐烧干，然后将此药碗倒扣另一大碗中，以粘土封口，放在面盆里，面盆内放水离碗口五分，用武火烧3小时，待碗冷却后，除去封口的泥土，把大碗底的降丹刮下，用米饭粒研匀，做成辣椒子大小的药粒（一粒米饭要做10～30粒），晒干备用。

用法：将药粒放在膏药中间，贴在患处，5天一换，一般5～10天，患病淋巴结即随膏药一同脱落。脱落后，涂敷少量生肌粉（九一丹等），即迅速愈合。如颈淋巴结结核多，可用轮流取法，即第一天和第二天各贴一张，最多相继贴三张，视患者体质而定。

420

疗效：南陵县用上方治疗淋巴结结核已有40余年，效果良好。

病例：沈××，女，21岁。患颈淋巴结结核，1965年2月用上方住院治疗，取出患病淋巴结20多个，同年8月，痊愈出院。

材料来源：安徽省芜湖专区南陵县。

第三方：治淋巴结结核。

方药：脱核丹（一打灵）：秋石、明矾、皂矾、水银、硝酸钾各30克。

制法：将上药炼制成丹。

用法：1.脱淋巴结结核：将药粉敷在患病淋巴结的中心，加少量普鲁卡因粉止痛，外敷二虎膏密封与固定，3天左右核脱出。然后用生肌散换药，两周左右痊愈。少部分病人脱核后，数月内又可出现患病淋巴结。此药对治疗表浅的或单发的淋巴结结核尤为适宜。

2.脱各种瘘管：将药粉卷入凡士林纱布作为引流条插入瘘管，次日换药，瘘管壁随引流条脱出，然后配合生肌散，换药二周左右愈合。上药有强烈的腐蚀作用，靠近大血管、神经和重要脏器处慎用。

疗效：治愈淋巴结结核56例，除3例延期愈合外，其余53例均收到良好效果。又试行10余例各种瘘管脱除，也获成功。

材料来源：安徽省马鞍山钢铁公司医院。

第四方：治颈淋巴结结核。

方药：狗骨常山（紫珠）根半斤。

用法：取上药同鸡蛋三个煮3～4小时，只服鸡蛋，一

1949

新 中 国
地方中草药
文 献 研 究
(1949—1979年)

1979

次吃完。

疗效：治200余例，效果良好。

材料来源：湖北省恩施县。

注：狗骨常山为马鞭草科紫珠属植物Callicarpa bod-inieri Levl.var.giraldii (Rehd.) Rehd.以根入药。

第五方：治淋巴结结核。

方药：痰药二至四两。

制法：取上药与鸡蛋三至五个，加红糖适量共煮，蛋熟后剥去蛋壳再煮。

用法：将药汁过滤去渣与鸡蛋同服，成人每日服一剂，连服2天，以后每隔4天再连服两剂，一般一月可愈。

疗效：治疗100余人，有效率98％。

材料来源：湖北省阳新县白洲公社卫生所。

注：痰药为卫矛科卫矛属植物 Euonymus Sp. 以根入药。

第六方：治颈淋巴结结核。

方药及制法：1.鼠疮膏：烟梗十斤（或碎烟叶），加4倍水煮沸4～5小时，纱布过滤，滤液中加入研细的信石五分（2.5克），浓缩至二斤左右，呈黑色膏状，如太干可加适量的液体石蜡。

2.龟板膏：取龟板洗净焙干，碾细过120目筛，配制成40％凡士林软膏。

用法：1.浸润硬结型淋巴结结核：鼠疮膏外敷，每日或隔日换一次。用药三至四次后，肿块渐小，中央软化，小者逐渐吸收，较大的结节可在局麻下切开，排尽干酪样物质，再按溃疡型治疗。敷药后如局部皮肤出现水泡，可暂停

422

数日，如出现砷剂过敏反应，停用。（信石每次可用0.01克，相当于此膏4～5克，一般不会中毒，极个别患者出现局部皮肤坏死，可在分界清楚后，将皮肤连同腐烂的核一并切除，再按溃疡型治疗）。

2.溃疡型淋巴结结核：用龟板膏外敷，较深的窦道在搔刮后以龟板膏纱条引流（鼠疮膏不得用于溃疡型）。

疗效：1970年4～7月观察65例，均未用链霉素，少数病例同时服异烟肼，结果治愈4例，其余接近治愈或明显好转。

病例：王×，女，24岁。病期3年。右颈部、耳下两处慢性溃疡，各为1.5×1及0.3×0.5厘米，常有微热，乏力。曾多方治疗无效。用龟板膏治疗七次，历时十余天创面完全愈合。

材料来源：黑龙江省伊春市医院。

（十）胆 道 感 染

主治：胆道感染。

方药：柴胡一至二两，黄芩五钱至一两，大黄二至五钱。

用法：加水浓煎至400～500毫升，每日一剂，分三至四次服。重症每日二剂。

有胆道梗阻、便秘和腹部胀满者，除加重大黄用量外，另加芒硝三钱至一两。

感染严重者，除加大柴胡、黄芩用量外，还可加用蒲公英、胆草、紫花地丁等。

423

1949

新 中 国
地 方 中 草 药
文 献 研 究
(1949—1979年)

1979

有大热大汗、大渴喜饮凉水等症者，加石膏、知母。

有腹痛者，选加广木香、青藤香（马兜铃根）、郁金、玄胡索等1～2味。

有恶心呕吐者，选加姜半夏、陈皮、竹茹等1～2味。

有腹水者，加泽泻、茯苓、车前草等。

舌苔厚腻，食欲不振者选加苍术、厚朴、藿香、佩兰等1～2味。

气血虚者酌加当归、黄芪、党参。

阴液伤者酌加北沙参、麦冬、石斛、花粉等1～2味。

胆道蛔虫患者加苦楝根白皮二两（约每公斤体重1克），连服二剂后即宜停用。也可另加槟榔、使君子等。安蛔可加乌梅或醋。

疗效：治疗29例胆道蛔虫合并感染，效果良好。绝大多数体温均在2～4天内复常，症状、体征及白细胞也相应消失或复常。

材料来源：四川医学院附属医院。

（十一）胆 石 症

主治：胆石症。

方药：金钱草、茵陈各一至二两，广木香三至六钱，枳壳、枳实、栀子、厚朴、大黄各三至四钱，芒硝四至六钱（后入）。

用法：水煎服，每日一剂。可连服三至六剂，停3～4日再服。

随症加减：合并感染，热症明显者，减木香、枳、朴用量，加连翘、蒲公英、败酱草、苡仁等；疼痛显著者，加川

424

楝子、延胡索等；病久体虚者，加党参、黄芪等。

疗效：治疗72例，其中阳性结石69例，阴性结石1例，胆管残余结石2例；并发胆道感染43例，胆道出血1例。治疗中部分病例配合针刺、输液及西医对症处理。72例中除2例自动出院外其余临床症状均获减退，其中排出结石者50例，消失者1例（阴性结石），排石有效率为70.8%。

病例：夏××，女，60岁。患者以右上腹部阵发性剧痛2天，痛向右肩背放散，伴恶心呕吐已2天而入院。以往有类似发作。白细胞12200，中性82%。超声波检查：结石波型及胆囊增大。胆囊造影：胆囊、胆管均显影不满意，边缘不清，密度不均匀。即用上方加减治疗，于服药第12、15天先后从大便排出如花生米及黄豆大之结石6块，随之症状消失，白细胞计数正常，胆囊造影复查：胆囊、胆管显影满意，脂餐后胆囊影未缩小，意见：无结石，功能轻度障碍。继服中药调理，痊愈出院，随防4年未复发。

材料来源：陕西中医学院附属医院。

（十二）急性阑尾炎

第一方

方药：大蒜头十二个，芒硝、大黄末各二两，醋适量。

用法：先将蒜头去外皮洗净，和芒硝同捣成糊状，用醋先在压痛处涂擦，再敷上药约一寸厚，周围以纱布围成圈，防止药液外流，2小时后去掉，以温水洗净，再以醋调大黄末敷12小时。

疗效：共治534例，统计374例，其中痊愈340例，显效

1949

新 中 国
地 方 中 草 药
文 献 研 究
(1949—1979年)

1979

20例，无效14例，有效率96.2％。

材料来源：江苏省高邮县，淮安县。

第二方

方药："661"片：红藤提出物六斤，蒲公英提出物、大黄提出物各九斤，厚朴流浸膏十两，淀粉5％，硬脂酸镁1％。

制法：取前三药细粉和淀粉按比例混匀，加入厚朴流浸膏混匀，再加淀粉浆适量作粘合剂制成软材，过14目筛制成颗粒，60ºC烘干，干颗粒过16目筛，加1％硬脂酸镁作润滑剂，压片即得。

用法：每日三次，每次服四片。症状、体征消失后须再服5～7天以巩固疗效。

疗效：治疗急性单纯性及化脓性阑尾炎354例，近期治愈率达98.8％。

材料来源：上海中医学院附属龙华医院，上海县中心医院，浙江省嘉兴第二医院。

第三方

方药：阑尾消炎片：银花、红藤、蒲公英、大青叶、败酱草各一两，大黄、黄芩、木香、冬瓜子各三钱，赤芍四钱，炒桃仁、川楝子各二钱。制成片剂，每片0.5克。

用法：每日三次，每次服10～15片，根据病情增减；或用上方水煎分三次服，每日一剂。

疗效：治疗52例，治愈49例。平均治愈时间6.8天。

材料来源：山东省青岛市。

第四方

方药：春花胡枝子（鲜全草）二两。

用法：用冷开水洗净捣碎，入第二次淘米水（米用冷开

426

水洗）250毫升和匀，绞汁服，每日二至三次。如有恶 心 呕 吐加食盐二钱；大小便不通加鲜乌桕叶五钱。

疗效：治疗12例，均痊愈。平均治愈日数为 3 天。一般服药半小时后腹痛减轻，次日右下腹麦氏点反跳痛消失，体温及白细胞总数恢复正常。

材料来源：福建省平和县人民卫生院。

注：春花胡枝子为豆科植物Lespedeza dunnii Schindler

第五方

方药：白芍六钱至二两五钱，甘草、柴胡各二至四钱，枳壳、丹皮、黄柏各三至五钱。

用法：以上为成人一日量，水煎三次分三次服。病重者每日服二剂，分五至六次服。

加减法：1．腹痛不止加玄胡索、广木香；2．局部脓肿形成时加紫地丁、黄连，重用黄柏、丹皮，3．高烧头痛加银花、连翘或白芷、防风；4．呕吐加竹茹、黄连；5．便秘加栀子、麻仁。

疗效：治疗206例（其中急性或亚急性者176例，慢性阑尾炎急性发作30例），近期治愈率92.2％。平均住院日数4.1天。

材料来源：四川省泸州医专。

（十三）肛门直肠脱垂

第一方

方药：吊鱼杆、铁马鞭（马鞭草）各一钱半至三钱，刺

1949
新 中 国
地方中草药
文 献 研 究
(1949—1979年)
1979

黄连一至一钱半。

用法：将上药洗净切片，用淘米水煮开放凉泡服，每天一剂，分三至五次服，每次30毫升。连服二至三日。

疗效：治疗60余例，小儿全部治愈，成人大多数治愈。

病例：何孩，男，5岁。脱肛2年，经服上药3天后见效。

材料来源：湖北省恩施县。

注1.吊鱼杆为玄参科植物长穗腹水草 Botryopleuron stenostachyum Hemsl.

2．刺黄连为小蘗科植物细柄十大功劳 Mahonia gracilipes (Oliv.) Fedde

第二方

方药：七叶一枝花。

用法：取其根茎用醋磨汁，外涂患部后，用纱布压送复位。每日可涂二至三次。

疗效：治疗35例，均痊愈。

病例：班××，患脱肛已10年，经用上药7天痊愈，随访2年未复发。

材料来源：广西百色专区凌云县加龙公社卫生所。

注：七叶一枝花为百合科植物Paris polyphylla Sm.以根茎入药。

（十四）泌尿系结石

第一方

方药：金钱草、石韦、红穿破石、冬葵子各六钱，扁蓄、

428

海金沙各四钱，瞿麦、泽泻、茯苓各三钱，木通一钱半。

用法：水煎服，每天一剂。腰痛加牛膝，体虚加党参。

疗效：治疗180例，排出结石者126例，排石率70％。

材料来源：广西玉林县云东公社卫生院。

第二方

方药：金钱草五钱，鸡内金、冬葵子、车前子、瞿麦、泽泻各三钱，甘草一钱，血珀一钱半，怀牛膝一两。

用法：上药加水两碗半，煎至一碗半，空腹服后一小时进行5～10分钟跑步，以利结石排出。

疗效：治疗100多例，系统观察60例，其中排出结石者25例，血尿消失者28例，好转者7例。结石在直径0.8厘米以下者，排出较快。

病例：陈××，男。X线诊断右肾结石、输尿管结石，经服上方40多剂，排石五次，共排出碎米大小结石30多粒，经X线复查，结石阴影消失。

材料来源：广东省清远县清城卫生院。

第三方

方药：金钱草一至二两，鸡内金、木通、川牛膝、瞿麦、车前子各三钱，甘草梢三至五钱，滑石五钱，琥珀一钱半。

用法：水煎服，每日一剂。如疼痛剧烈者每日可服两剂。尿检红细胞增多者加生地五钱至一两。有脓球者加银花五钱。

疗效：治疗71例，治愈69例。

材料来源：湖南省宁远县人民医院。

第四方

方药：冬葵子、滑石、郁金各一斤，地龙、车前子、泽

429

1949
新中国
地方中草药
文献研究
(1949—1979年)
1979

泻、**海金沙**、茯苓、川牛膝各六两，木贼、白火硝各三两，沉香、琥珀各一两，鸡内金四两。

用法：上药共研末，水泛为丸，如绿豆大。日服三次，每次二至三钱。

疗效：治疗34例，痊愈19例，显著好转8例，好转4例，无效1例，中断治疗2例。排出的最大结石1.4×1.2×0.6厘米。

病例：范××，男，32岁。腹部阵发性疼痛，尿血，尿频，尿急。X线检查：左肾结石直径1.2厘米，膀胱结石直径0.8厘米。第一次服药9天排石，第二次服药2个月排石。X线复查：结石阴影消失。

材料来源：广西桂林市中医院。

第五方

方药：瞿麦、扁蓄、石韦各四至五钱，木通、广木香各三钱，滑石四至六钱，当归、枳实各三至四钱，金钱草一至二钱，海金沙、冬葵子各五钱，甘草梢二至三钱。

用法：每日一至二剂，用大量水煎（800毫升以上），多次分服。体虚者加党参四至五钱，黄芪六钱至一两。气滞者加桂枝二钱，酒军三钱。尿道灼痛及血尿者加焦栀三至四钱，仙鹤草一两，侧柏炭五钱，茅根炭一两。

疗效：治疗31例，其中1例未坚持治疗，29例排出结石。（有的结石直径大于0.5厘米。）

材料来源：陕西中医学院附属医院。

第六方

方药：1．伴急性尿路感染者：金钱草、海金沙各一两，生地、猪苓各八钱，鸡内金、滑石、木通、土牛膝、猪

430

棕草各五钱，扁蓄、瞿麦、石韦、泽泻各四钱，石菖蒲、甘草各二钱。

2．伴肾性水肿者：附片、茯苓、萆薢各一两，桂枝六钱，干姜、泽泻、猪苓、牛膝、狗脊、杜仲、叶下花各五钱。加减：车前子，滑石，肉桂，海金沙，淫羊藿，川乌，檀香，金钱草。

用法： 水煎服。

疗效： 治疗20余例，多数患者服药后能排出结石。

材料来源： 云南中医学院附属医院。

第七方

方药： 金钱草一两，芒硝五钱，鱼枕骨四钱，鸡内金、冬葵子、海金沙各三钱。

用法： 水煎服，早晚各一次。气虚者加生黄芪，山药，肉苁蓉。阴虚者加当归，枸杞子，女贞子，白芍。湿热盛加扁蓄，车前子，滑石，萆薢。

疗效： 治疗20例，均排石痊愈。其中服药20剂即排出结石者13例。

病例： 李××，男，26岁。左侧腰痛，窜至左侧腹部，突然发作有两次，X线片所见：左侧第3腰椎横突外上方可见1×0.6厘米圆形致密阴影。确诊为左侧输尿管结石。以排石汤为主方，重用金钱草一两半，佐以利湿清热药物。服34剂后突然感到左腰及下腹痛。继服上方共70剂，排出结石两块，大者如枣核，小者如绿豆，随访8年未复发。

材料来源： 北京市中医院。

第八方

方药： 金钱草二两，车前子、滑石各一两，瞿麦五钱，

431

1949

新 中 国
地 方 中 草 药
文 献 研 究
(1949—1979年)

1979

炙甘草四钱。

用法：水煎服。每天一剂。

疗效：治疗输尿管结石3例，皆治愈，治疗肾结石3例，治愈2例。

材料来源：北京市朝阳医院。

注：上方为该院将原排石汤方简化而来，疗效不比原方差。原排石汤为：金钱草、鱼枕骨、海金沙各一两，瞿麦、车前子（布包）各五钱，扁蓄、滑石、当归各四钱，木通、甘草梢、冬葵子、鸡内金各三钱。

第九方

方药及制法：茅莓鲜根四两，洗净切片，加米酒四两，水适量，煮一小时，去渣取汁。

用法：每日一剂，分两次服，服至排出结石或症状消失为止。

疗效：治疗10例，收效最快者3小时，最长8天。4例排出结石，6例服药4～8剂后症状完全解除。

材料来源：福建省龙岩专区防治院。

注：茅莓为蔷薇科植物 Rubus parvifolius L.。

第十方

方药：鲜瓜子金二至三两，鲜水虾公一两至一两半。

用法：水煎服。重症病人加鲜紫薇五钱至一两。

疗效：治疗3例均获痊愈。

材料来源：湖南省临武县沙田公社卫生院。

注：1．瓜子金为远志科植物 Polygala japonica Houtt.。

2．水虾公为蒟蒻薯科植物裂果薯（水田七）Schizoca-

432

psa plantaginea Hance

3．紫薇为千屈菜科植物 Lagerstroemia indica L.

（十五）血栓闭塞性脉管炎

第一方

方药及用法： 1．内服：按中医辨证论治，分型治疗：

阴虚热毒型：银花、野菊花各二两，当归、元参、连翘、花粉、石斛、赤芍、紫背天葵、夜明砂、紫花地丁、生芪、白术各一两，牛膝五钱，黄芩、生甘草各四钱。

虚寒型：熟地、附子、白芥子、生鹿角、桂枝、筒桂、红花、桃仁、丹参、桑寄生各一两，干姜、川牛膝、生甘草各五钱，麻黄四钱，细辛三钱，蜈蚣八大条。

气血淤滞型：当归二两，红花、桃仁、丹参、川芎、赤芍、牛膝、银花、元参各一两，地鳖虫、三棱、莪术各五钱，地龙八钱，水蛭、虻虫、生甘草各四钱。

气血双亏型：生芪、当归、柏子仁各二两，党参、白术、茯苓、川芎、赤芍、熟地、牛膝、丹参、元参、红花、鸡血藤、筒桂各一两，生甘草四钱。

以上均用文火熬煎三次，分三次一日服完。

2．外用：雷佛奴尔膏加普鲁卡因和雷佛奴尔纱条，局部贴敷，适当配合切除坏死组织。

疗效： 治疗718例，其中病期在第Ⅰ期108例，第Ⅱ期401例，第Ⅲ期209例（Ⅱ、Ⅲ期占总例数的85％），结果痊愈270例，显效316例，有效121例，无效6例，恶化5例，总有效率为98％。在有溃疡及坏死的209例Ⅲ期患者中，治后溃

1949

新中国
地方中草药
文献研究
(1949—1979年)

1979

疡、坏死消失146例，减轻58例，无效4例，恶化1例。另有22例因坏死面积较大，最后经手术截趾治愈。

材料来源：北京市宣武区广内医院。

注：紫背天葵为毛茛科植物天葵 Semiaquilegia adoxoides (DC.) Makino

第二方

方药及用法：1．内服：按中医辨证论治，分型治疗：

湿热下注型：元参一两，银花、当归、赤芍、牛膝各五钱，黄柏、黄芩、山栀、连翘、苍术、防己、紫草、生甘草各三钱，红花、木通各二钱。

热毒炽盛型：银花、蒲公英、地丁各一两，元参、当归、黄芪、生地、丹参各五钱，牛膝、连翘、漏芦、防己各四钱，黄芩、黄柏、贯众、红花各三钱，乳香、没药各一钱。

阴寒型：熟地、炙黄芪、鸡血藤各一两，党参、当归、干姜、赤芍、怀牛膝各五钱，肉桂、白芥子、熟附子、炙甘草、鹿角霜（冲）各三钱，地龙四钱，麻黄二钱。

气血两虚型：黄芪、党参、鸡血藤、石斛各一两，当归、赤芍、怀牛膝、白术各五钱，甘草二钱。以上均水煎两次分两次服。

以上各型均可配合服四虫丸（全蝎、蜈蚣、土鳖虫、地龙各等分）和活血通脉饮（丹参、银花各一两，赤芍、土茯苓各二两，当归、川芎各五钱）。

2．配合应用维生素B_1穴位注射。

疗效：治疗221例，治愈率50.2%，显效率23.6%，总有效率达90.5%。

材料来源：山东省中医药研究所、山东中医学院附属医

434

院。

第三方

方药： 金钱白花蛇一条，蟾蜍一个（红眼、腹部带花纹的），银花三两，牛膝二两，附子一两，65°白酒三斤。

制法： 将上药与酒共放入罐内，盖严，隔水炖1～1.5小时，放凉后过滤，取滤液备用。

用法： 第一、二天每天服一次，以大醉为度；第三天开始每天服二次，每次50～100毫升（依体质强弱及嗜酒量酌情增减），连服至痊愈。

疗效： 治疗53例（其中Ⅰ期4例，Ⅱ期24例，Ⅲ期25例），结果近期治愈34例，显效14例，好转4例，无效1例。

材料来源： 河北省唐山钢厂医院。

第四方

方药及用法： 1．内服：毛披树根三两，煨猪脚一只服食，每日一次。

2．外用：毛披树根三两，煎水浸泡伤口，每日1～2次。浸泡后外敷生肌膏。

疗效： 治疗44例，痊愈29例，好转5例，另10例尚在治疗中。治愈病例疗程最长8个月，最短36天。

病例： 郑××，男，34岁。患血栓闭塞性脉管炎4年，左足有三个溃疡面，疼痛难忍，每2小时注射度冷丁一次仍不能止痛，经用上法治疗3天后，疼痛明显减轻，5个月后伤口愈合，痊愈出院。

材料来源： 广东省中医院，五华县，潮安县。

注： 1．毛披树为冬青科植物毛冬青 Ilex pubescens

435

1949
新 中 国
地 方 中 草 药
文 献 研 究
(1949—1979年)
1979

Hook. et Arn.

2．生肌膏：硼酸粉625克，氧化锌1500克，黄丹217克，梅片250克，石炭酸300毫升，凡士林37500克配制而成。

（十六）断 指 再 植

第一方

方药：蓬藟叶、连钱草、四季葱根（以上均用鲜品）、白糖各等量。

用法：先将葱根用火煨软，再与以上各药共捣烂外敷，固定即可，每天换药一次。

疗效：共治26例，24例成功。

材料来源：江西省德兴县。

注：1.蓬藟为蔷薇科植物Rubus hirsutus Thunb.以叶入药。

2.连钱草为唇形科植物Glechoma longituba(Nakai.) Kurz以全草入药。

3.四季葱为百合科植物葱Allium fistulosum L.以根入药。

4.上海中山医院在此基础上增加一见喜（穿心莲）和蒲公英两药，进一步克服了感染和肿胀，3例断指再植成功。

第二方

方药：生姜、松树上蚂蚁窝各二两，冬青树八钱，冬青树寄生一两二钱，梅片五钱。

制法：前四味药去净杂质后炒成焦炭，待凉研细，用最细孔药筛筛过。取适量过筛的药粉与梅片混合，再和全部药

436

粉混匀，密封在消毒瓶中备用。

用法： 按外科常规清创后，把断指准确复位，用四条消毒过的小竹枝和丝线固定，在伤口周围撒药粉，外包消毒敷料。一般一星期后第二次换药。每天应检查断指指尖 1～2 次，如发现坏死征兆应及时处理。必要时并用抗菌药。

疗效： 共治13例断指，除 2 例因肌肉、皮肤、指骨严重破烂治疗未成功外，11例治愈。

材料来源： 广东省连平县忠信公社卫生院。

注： 冬青为冬青科植物铁冬青Ilex rotunda Thunb。

第三方：

方药及制法： 1.内撒药：轻粉、红粉、炉甘石、水银、煅龙骨、煅石膏各等量，冰片、枯矾量减半。共研极细末。

2.外敷药：接骨丹（接骨木）根皮、懒泥巴树根皮、红刺老包（楤木）根皮、臭黄金条（陆英）全草、玄参全草、白三七（峨三七）、透骨消（连钱草）全草，除白三七外，均为等量（白三七为单味药量的 1/6）。诸药晒干，研极细，加凡士林调膏备用。

用法： 断指不用酒精消毒，不沾盐水和油类。清创后将内撒药撒于断面，复位，将外敷药膏摊在纱布上包扎伤处，小夹板固定。热天每 1～2 日、冷天 3～5 日换药一次。

疗效： 治13例都获成功。一般三周左右痊愈。

材料来源： 湖北省利川县。

注： 懒泥巴树为叨里木科 植物 Torricellia angulata Oliv。

第四方

方药： 三百棒、缅草状景天各四份，小筋骨藤二份（上

1949

新　中　国
地 方 中 草 药
文　献　研　究
(1949—1979年)

1979

药均用鲜品）。

用法：切碎，加白酒数滴，捣烂，包敷，每三天换药一次。

疗效：接断指2例，均成功。

病例：李××，男，61岁。切马草时不慎将右手食指从第二指关节处切断，经复位后用上方外敷，竹夹板固定，3天换药一次，10天后成活。

材料来源：云南省昭通县北闸公社卫生所。

注：1.三百棒为堇菜科植物穆平堇菜 Viola moupinensis Fr.

2.缬草状景天为景天科植物 Sedum valerianoides Diels

3.小筋骨藤为龙胆科植物 Crawfurdia luteo-viridis C.B.Clarke

第五方

方药及制法：苏木（炒黄研细）、杉木（烧炭存性研细）各两份，干姜（研细）一份，混匀备用。取白糖适量加水少许，加热溶化，待水分逐渐蒸发而成糖浆时加入药粉，边加边搅至粘稠度适宜，趁热摊在纱布上，稍凉后包敷在已经手术清创缝合的断指上，用夹板固定。

疗效：治复杂断指一例。陈××，男，47岁。电锯锯伤左手，第二指中段断离；中指掌侧中段锯伤1/2，末节已断离；无名指断离成三段；小指末节裂伤一半伴开放性骨折。经常规清创复位缝合后，用上方包扎固定，术后抬高患肢数天，一个月后拆除包扎，见断指各节肤色红润，感觉如常，全部复活。

438

材料来源： 浙江省巨县人民卫生防治院。

第六方

方药： 金凤白叶、百根叶、瓜子莲、狗皮膏叶、野柿树叶、檵木叶、黄柏各一两，谷皮叶二两，小活血叶五钱。

用法： 鲜叶捣烂外敷已复位的断指处；也可将上药焙干研细，用时以冷开水调成糊状外敷。

疗效： 接活断指一例。邓××，男，30岁。左手小指切断二小时后用上方治疗，经20余日痊愈。

材料来源： 湖南省汝城县马桥公社卫生院。

注 1.檵木叶为金缕梅科植物檵木 Loropetalum chinenseOliv.的叶子。

2.谷皮叶为桑科植物楮树Broussonetia kazinoki Sieb.et Zucc.的叶子。

（十七）骨　折

第一方

方药及用法： 1.外敷药：焦查十斤，当归二斤，白芷一斤。冬季每斤药加胡椒一两，夏季减半，其研细，装入布袋内，待骨折整复后，敷在骨折处，用小夹板固定，绷带包扎，向药袋上洒酒使保持湿润，每周换药一次。

2．内服药：当归、自然铜各四钱，赤芍、生地、地鳖虫各三钱，红花二钱。上肢骨折加川芎四钱，桂枝二钱；下肢骨折加牛膝四钱；便秘加大黄三至四钱；疼甚加乳香、没药各一钱半（年老体弱酌减）。

疗效： 共治各型骨折3591例，有效率95%以上。

439

1949

新 中 国
地 方 中 草 药
文 献 研 究
(1949—1979年)

1979

材料来源： 安徽省颍上县人民医院。

第二方

方药及用法： 1．外用：小绿芨100克，凤尾草1克。两药全草混合捣烂。先行骨折复位，小夹板固定，然后将上药敷于骨折处。如系开放性骨折，加满山香根粉撒于伤口，再敷药，每日或隔日换药一次。

2．内服：反背红、紫花地丁、独定子、金铁锁、黑骨头（滇杠柳）。取各药一钱，水煮服，每日三至四次。或泡酒一斤，每日三次，每次服10毫升。

疗效： 治疗各种骨折1000余例，效果良好。

病例： 奎××，男，40周岁。右股骨粉碎性骨折，用上方治疗20次后，逐渐恢复。

材料来源： 云南省玉溪专区。

注： 1．小绿芨为兰科植物苓房贝母兰Coelogyme corymbosa Lindl．

2．凤尾草为铁角蕨科植物云南铁角蕨 Asplenium yunnanense Franch．

3．反背红为紫金牛科植物 Ardisia maculosa Mez．

4．紫花地丁为远志科植物 Polygala sibirica L. var.meglopha Fr．

5．独定子为石竹科植物金铁锁 Psammosilense tunioides W.C.Wu et C.Y.Wu

6．黑骨头为萝藦科植物滇杠柳 Periploca forrestii Schlechter

第三方

方药： 桑白皮、柘桑皮（柘树皮）内皮、姜皮、芝麻油

440

各四两。

用法：前三味捣碎至不见姜皮，加入麻油捣如泥状，将药摊于布上。骨折复位后，用药包扎24小时。去药后继续用小夹板固定14～30天。

疗效：共治700余例，随访132例，90%治愈。

病例：尹××，8岁。左肱骨下段骨折，左尺、桡骨骨折，右胫腓骨骨折，用上方治疗后骨折已愈合。

材料来源：河南省柘城县。

注：柘桑皮为桑科植物柘树 Cudrania tricuspidata (Carr.) Bur.

第四方

方药：毛冬青五分，青棉花藤、香花崖豆藤、桑白皮各二两，糯米饭一两。

用法：骨折整复后，将上药用烧酒捣烂外敷，一小时后骨折下端有热感时去药。敷后大部分病例有肿胀，无须处理，6～7天后自退。

疗效：共治愈400多例。

病例：章××，男。左尺骨和桡骨骨折，外敷此药一小时许，手指手背发热时去药，调理月余而愈。

材料来源：浙江省温州市溪南公社。

注：1．毛冬青为冬青科植物 Ilex pubescens Hook. et Arn.

2．青棉花藤为虎耳草科植物 Pileostegia viburnoides Hook. f. et Thoms.

3．香花崖豆藤为豆科植物 Millettia dielsiana Harms 又名丰城鸡血藤。

1949

新 中 国
地 方 中 草 药
文 献 研 究
(1949—1979年)

1979

第五方

方药：透骨消、散血草、爆疙蚤叶各四两，骨碎补（槲蕨）、夜合树皮、榿木树皮各二两，小血藤、刺老包根、接骨丹根各三两，枇杷树皮五两。

用法：上药研粉，开水调成糊状。骨折复位后外敷，夹板固定，第一周换药四次，二周后递减，取板后再敷一次。

疗效：此方在当地应用甚广，已愈骨折病人400余例。

病例：何××，男，50岁。左下肢胫骨骨折，用此方19天治愈。

材料来源：云南省昭通专区绥江县板栗公社。

注：1．透骨消为唇形科植物Glechoma sinograndis C.Y.Wu

2．散血草为唇形科植物 Ajuga bracteosa Wall．

3．爆疙蚤为木犀科植物女贞 Ligustrum lucidum Ait．

4．夜合树为豆科植物山合欢 Albizzia kalkora (Roxb.) Prain．

5．榿木树为桦木科植物榿树 Alnus cremastogyne Burk．

6．小血藤为木兰科植物中华黄龙藤Schisandra propinqua (Hook.f.et Thoms.) var. sinensis Oliv．

7．刺老包为五加科植物楤木 Aralia chinensis L．

8．接骨丹为八角枫科植物八角枫 Alangium chinensis (Lour.) Rehd．

第六方

方药及用法：1．外敷药：绿葡萄根十斤，大接骨丹

442

叶、小接骨丹叶、大黄药全草各三斤，叶上花根及叶、三爪金龙叶各四斤，大黄袍叶六斤，飞龙掌血根二斤，五爪金龙叶、小藤仲根及叶各五斤。上药共研细。骨折处复位，小夹板固定。取药适量先用酒拌湿，再加水调成糊状，摊在纱布上，敷于患处，1～3天换药一次。

2．内服药：叶上花根、杜仲、阉鸡尾、白龙须（八角枫根）各三钱，九股牛（虎杖）、矮陀陀、四块瓦、五加皮各二钱，川芎、重楼、黄连、甘草、骨碎补、红花各一钱。泡酒一斤，泡3～5天后每次服10～20毫升，每日2～3次。

疗效：治愈400余例。

材料来源：云南省文山壮族苗族自治州砚山县者腊公社。

注：1.绿葡萄为葡萄科植物拟倒地铃乌蔹莓Cayratia cardiospermoidea (Pl.) Gagn.以根入药。

2．大接骨丹叶为叩里木科植物椴叶叩里木 Torricellia tiliaefolia DC.以叶入药。

3．小接骨丹叶为忍冬科植物接骨木 Sambucus williamsii Hance 以叶入药。

4．大黄药为败酱科植物异叶败酱 Patrinia heterophylla Bunge 以全草入药。

5．叶上花为山茱萸科植物西域青荚叶 Helwingia himalaica Hook. f. et Thoms. 以根及叶入药。

6．三爪金龙为葡萄科植物蛇葡萄 Ampelopsis delavayana (Fr.) Pl. 以叶入药。

7．大黄袍为木兰科植物黄龙藤 Schisandra Propin-

1949

新 中 国
地 方 中 草 药
文 献 研 究
(1949—1979年)

1979

qua (Wall.) Hook. et Thoms. var. intermedia A. C. Sm. 以叶入药。

8．飞龙掌血为芸香科植物 Toddlia asiatica (L.) Lam. 以根入药。

9．五爪金龙为葡萄科植物滇岩爬藤 Tetrastigma yunnanense Gagn. 或 Tetrastigma hypoglaucum Pl. 以叶入药。

10．杜仲为卫矛科植物小卫矛 Euonymus pygmaea Sm.

11．阉鸡尾为报春花科植物珍珠菜 Lysimachia clethroides Duby 又名矮桃。以全草入药。

12．矮陀陀为楝科植物小地黄连 Munronia delavayi Wight 以全株入药。

13．四块瓦为金粟兰科植物 Chloranthus holostegius (H.-M.)Pei et Shan

14．五加皮为五加科植物刺五加 Acanthopanax gracilistylus W.W.Sm.

第七方

方药及制法：罗汉松树根。取二层皮（内皮）晒干，碾成细末备用。

用法：根据病情取上药末适量，用水调成膏状，骨折复位后，外敷患部，夹板固定。

疗效：治疗300余例，效果良好。

病例：何××，男，成人。从高处跌下，右腕部跌伤48小时就诊。经X片诊断为右桡骨下端1/3骨折，无明显错位。用上药外敷12天后，X线复查骨痂已形成，肿胀、疼痛消

444

夫，右手功能正常。

材料来源： 四川省渡口市。

第八方

方药： 木棉树皮三两，山萝树皮、厚皮树皮各二两，木桐树皮五钱，鸡压树皮一两，大米酒糟四两。

用法： 上药捣烂。骨折复位后用甘蔗条间隔固定，敷药24小时。

疗效： 治300余例，效果良好。

病例： 冯××，女，55岁。右桡骨下端3厘米处骨折，移位，合并尺骨茎突骨折。用上方治疗1天，疼痛减轻，肿胀消退。4天后功能基本恢复，10天痊愈。

材料来源： 广东省澄迈县卫生服务站。

注： 1．木棉树皮为木棉科植物木棉 Gossampinus malabarica (DC.) Merr. 的树皮。

2．厚皮树为漆树科植物喃木 Lannea grandis (Dennst.) Engl.

第九方

方药及用法： 接骨藤（鲜）。取适量捣烂，酒炒。骨折复位后热敷包扎，固定，每天换药一次。

疗效： 治疗104例，均愈。一般疗程20天。

病例： 韦××，男。股骨骨折，用上方治疗20天后，X线透视见骨端对位良好，骨痂已结成厚层，能行动，治愈出院。

材料来源： 广西都安县都阳卫生院。

注： 接骨藤为买麻藤科植物小叶买麻藤 Gnetum parvifolium (Warb.) C. Y. Cheng mss.

445

1949

新 中 国
地 方 中 草 药
文 献 研 究
(1949—1979年)

1979

第十方

方药：马钱子，枳壳。

制法：每斤生马钱子加甘草一两，同置缸内用冷水浸泡，每日换水一次，15天后将马钱子毛刮净，切片晒干，用细沙炒成黄色，再浸在童便中（冬季2～3周，夏季4～5天），然后用流水冲洗一天半，阴干碾细。枳壳（生熟皆可），用童便浸泡2～3天，取出用水洗净，阴干碾细。将马钱子粉与枳壳粉按1：2混合即可，也可制为蜜丸。

用法：成人每日服三次，每次2克，极量一日8克。儿童酌减。同时进行断骨复位，小夹板固定。

禁忌：孕妇、高血压、高烧及精神病人慎用。

疗效：观察100例各种类型骨折，一般肿胀在一周内消退，疼痛5～7天消失，淤斑于7～10天退去，骨痂在10～15天开始形成。

病例：王××，女，34岁。左桡骨下端骨折错位。按上方治疗3天后肿胀已消，疼痛减轻，7天后不肿无痛，12天后透视见有骨痂形成，一个月后愈合。

材料来源：黑龙江省齐齐哈尔市第三医院。

注：服药量大时，出现肌肉抽搐，患处跳动感，头晕，可大量饮水（或甘草水）解之。

第十一方

方药及用法：1．外敷方：苎麻根一两，小白及七两，杨桃根、绿葡萄根各二两。共研细，酒炒。骨折复位后外敷，夹板固定。

2．内服方：黑牵牛、大血藤、白芍（黄牡丹）、云南秋海棠、大黑根各一至三钱。病情重者加四块瓦五钱，见血

446

飞四钱，苏木二钱，杜仲三钱。水煎服，用酒作引。

疗效： 共治愈100余人。

病例： 文××，男，27岁。跌伤造成左锁骨、双侧尺骨及桡骨下端骨折，用上法治疗10天后明显好转，18天痊愈。

材料来源： 云南省曲靖专区师宗县。

注： 1．杨桃为猕猴桃科植物猕猴桃 Actinidia chinensis Planch．

2．绿葡萄为葡萄科植物小叶葛藟 Vitis fluxuosa Thunb. var. parvifolia Gagn．

3．云南秋海棠为秋海棠科植物 Begonia yunnanensis Levl．

4．大黑根为菊科植物翼茎旋复花 Inula pterocaula Franch．

5．大血藤为大血藤科植物 Sargentodoxa cuneata Rehd. et Wils．

6．见血飞为芸香科植物飞龙掌血 Toddlia asiatica (L.) Lam．

第十二方

方药： 兰木树皮（越南榆）40％，满山香（全株）10％，亮叶香（山胡椒）叶20％，三股筋叶30％。

制法： 洗净，晒干，研细，按比例混合。

用法： 取适量药粉，用温开水调成糊状，骨折复位后，外敷二分厚，夹板固定，3～5日换药一次。

疗效： 据92例骨折病人的观察，用此方15～25天骨痂形成良好。

447

1949

新 中 国
地 方 中 草 药
文 献 研 究
(1949—1979年)

1979

病例：赵××，男，20岁。左胫骨下端闭合性骨折，复位后用上方治疗，4天换药一次，13天肿消痛止，15天摄片见骨痂形成，能下床练步，19天痊愈。

材料来源：云南省个旧市人民防治院。

注：1．满山香为木兰科植物五香藤 Schisandra propinqua (Wall.) Hook. et Thoms. var. intermedia A.C.Sm. 以全株入药。

2．三股筋为樟科新樟属植物 Neocinnamomum delavayi (Lecomte) Liou var. mekongense (H—M.) Allen 以叶入药。

第十三方

方药：百蕊草、红脚鸡、老虎刺根白皮各三钱，紫金沙七钱，八棱麻四钱。

用法：上药洗净，加红糖及酒适量，水煎服，每日一剂。首次服时另加广三七一钱，土鳖虫三个，研细冲服（最好每隔2～3日，加广三七一钱服一次）；上药外敷时，捣烂，作饼状，蒸15～20分钟，摊布上敷于复位后的骨折处，小夹板固定，隔日换药一次（若肿胀明显，外敷药中可加泡桐树根白皮七钱）。

疗效：治疗70多例，效果良好。

病例：江××，女，27岁。左肱骨开放性骨折及肩关节脱位。手法复位后，敷上药，小夹板固定，隔日换药一次，每日内服该药一剂，18天后能端碗吃饭，一个月能参加劳动，愈后左臂功能良好。

材料来源：安徽省岳西县来榜区包家公社卫生所。

注：1．百蕊草为檀香科植物 Thesium chinense L.

448

2．红脚鸡为报春花科植物珍珠菜 Lysimachia clethroides Duby

3．老虎刺为五加科植物楤木 Aralia chinensis L.

4．紫金沙为木兰科植物盘柱南五味子 Kadsura peltigera Rehd. et Wils.

5．八棱麻为忍冬科植物陆英（蒴藋）Sambucus javanica Reinw.

第十四方

方药： 四块瓦根、大常山、小常山、触麻、泡桐根、野木香根各五斤，大血藤（根与老藤）、乌骨草、懒茶叶、臭草、三角枫、大接骨丹根各十斤，岩石南（岩豇豆）根、糯草各二斤（上药未标明入药部分的均用全草），清水六十斤。

制法： 上药阴干，与水同置大锅内用柴火煎熬，以药熟为度。去渣后加酒精（或60度左右好酒）二两，继续熬至成膏。

用法： 骨折复位后，用纱布棉垫浸透药膏敷于患处，小火板固定。

疗效： 治疗54例，除股骨骨折外，其它部位骨折均可在15～30天内恢复功能。

材料来源： 贵州省册亨县。

注： 1．四块瓦为金粟兰科植物及己 Chloranthus serratus (Thunb.) Roem. et Schult. 以根入药。

2．大常山为马鞭草科植物Clerodendron serratum Kurz. 以全株入药。

3．小常山为八仙花科植物土常山 Hydrangea sp. 以

449

1949

新 中 国
地 方 中 草 药
文 献 研 究
(1949—1979年)

1979

全株入药。

4．泡桐为玄参科植物 Paulownia tomentosa Steud．以根入药。

5．野木香为樟科植物木姜子（野木姜）Litsea pungens Hemsl．以根入药。

6．大血藤为木兰科植物 Schisandra spaerandra Stapf 以根与老藤入药。

7．乌骨草为萝藦科植物滇杠柳 Periploca forrestii Schlechter 以全株入药。

8．懒茶叶为叨里木科植物中叨里木 Torricellia angulata Oliv．var．intermedia（Harms）Hu 以全株入药。大接骨丹为本品的根部。

9．臭草为忍冬科植物陆英（蒴藋）Sambucus javanica Reinw．

10．糯草为凤仙花科植物 Impatiens sp.

第十五方

方药及用法：1．外敷药：野葡萄根40％，松树嫩头30％，一支香15％，生南星10％，生草乌5％。上药加黄洒捣烂，骨折复位后外敷，小夹板固定。

2．内服药：全当归、地骨皮、三棱、丹皮、生白芍、骨碎补、石斛各三钱，丹参、生地、生白及各四钱，合欢皮一两，元胡五钱。

疗效：治51例，48例痊愈。

病例：徐××，男，8岁。胫骨斜形骨折，用上方治疗5天消肿，治20多天痊愈。

材料来源：浙江省武义县人民防治院。

450

第十六方

方药及用法： 1．接骨方：大茶药(鲜叶)七钱至一两，爬篱蛤蚧二至三两（另捣碎），五味子、香附子、五爪金龙叶（干品五钱）各一两。上药捣烂加米酒少许调匀，在锅里蒸15～20分钟。骨折复位后，小夹板固定，在夹板外敷药。外敷药中间放爬篱蛤蚧，外敷一小时左右，除去外敷药。本药不可接触伤口，不能内服。

2．止痛方：用上药药汁擦痛处。禁忌同上，

3．消肿方：火炭母叶、崩大碗(积雪草)叶（或桃树叶）、犁头草各等量。以上鲜药捣烂加米酒少许调匀，在锅内加温，置夹板外外敷，如1～2天后肿仍不退，可换药再敷一次。

4．骨痂形成方：松树二层皮（内皮)四至五两,辣蓼、韭菜头（或石蒜一至一两半）各二两。以上鲜药捣烂，加米酒少许调匀，夹板外敷患处，每日一次，共三至七次。患肢用方3消肿后用此方。

疗效： 共治骨折37例，骨痂形成最快者2～3天，慢者7天。

病例： 罗×，男，38岁。右肱骨粉碎性骨折。先用方2外擦止痛，在透视下复位，小夹板固定，然后用方1外敷一小时，继换用方3，2天后肿消，改敷骨痂形成方2天，病人右臂功能恢复，一个月后痊愈出院。

材料来源： 广东省韶关专区人民医院。

注： 1.大茶药为马钱科植物胡蔓藤（钩吻）Gelsemium elegans (Gardn.et Champ.) Benth.本品有剧毒。

2.五爪金龙为桑科植物 Ficus simplicissima Lour. 又名五指毛桃。

451

1949
新　中　国
地 方 中 草 药
文　献　研　究
(1949—1979年)
1979

3.火炭母为蓼科植物 Polygonum chinense L.

第十七方

方药及用法：1.外敷方：公鱼藤、金鱼藤各三钱，岩角一两，糯头饭二两，旱菖蒲（岩菖蒲）、酒药各一钱。共捣烂。骨折复位后外敷，3天换药一次。

2.内服方：滚山虫三个（小的四个）。研细。拌入糯米饭或温开水送服，3日一次。

疗效：共治30余例，效果良好。

病例：许××，女，17岁。右锁骨中段骨折，用上法治疗12天后X线透视，骨痂生长良好，功能恢复。

材料来源：云南省大理州永平县。

注：1.公鱼藤为萝藦科植物长琴叶球兰 Hºya longi-pandurata W.T.Wang又名铁草鞋。

2.金鱼藤为水龙骨科植物抱石莲 Lepidogrammitis - drymoglossoides (Bak.) Ching

3.岩角为兰科植物通兰 Thunia marshalliana Reichenb.f.又名石笋，岩笋。

4.滚山虫为球马陆科球马陆属动物 Glomeris sp.又名滚山珠，地罗汉。

第十八方

方药及用法：接骨草（鲜全草）捣烂与酒炒热，敷在已复位的骨折处。

疗效：共治8例，效果良好。一般用药4天后肿消痛止，15天患肢功能恢复。

病例：马××，男，29岁。左尺骨骨折，用上方治疗3天，以后每天擦药一次，15天患肢功能恢复。

452

材料来源： 广西宁明县卫生防治院。

注： 宁明接骨草为菊科植物。

第十九方

方药： 大芦藤、接骨丹皮（脉叶耳草）各二钱，芦子藤四钱，三条筋、曼陀罗叶各一钱。

制法： 取上药晒干研粉备用，或用鲜品。

用法： 骨折复位后，用夹板固定，药粉用酒调成糊状，涂在夹板缝隙内及其周围，外包一层玻璃纸，再用绷带包扎，每两天淋酒一次，若出现水肿可用针刺破放出积液。7天后如功能尚未恢复，再换药一次，包3天即可。

效果： 经动物试验将家兔左后胫骨造成横断开放性骨折，复位后用上方治疗，3天后肿消，11天后活动正常，摄片见骨痂已大部形成。

病例： 初××，男，12岁。右下肢胫腓骨上1/3开放性骨折，经用上方后，12天换药二次即能着地行走。

材料来源： 云南省思茅专区。

注： 1.大芦藤为葡萄科岩爬藤属植物 Tetrastigma sp.

2.芦子藤为胡椒科植物思茅胡椒 Piper szemaoense C.DC.

3.三条筋为樟科植物钝叶樟 Cinnamomum obtusifolium (Roxb.) Nees

第二十方

方药及用法： 1.外敷药：母猪藤根（鲜）十斤，酒糟一至四两。上药捣烂与酒糟拌匀（不可用铁器）。骨折复位后，用药包敷，小夹板固定。一般首次可敷一周，以后隔天换药一次，直至痊愈。

453

1949
新 中 国
地 方 中 草 药
文 献 研 究
(1949—1979年)
1979

2.内服药：大血藤、大树药、生杜仲各四斤，大救驾、见血飞、散血飞、钩藤、九龙盘、九龙藤各三斤，岩马桑五斤，瓜子金一斤，三七一两，青藤香、八角莲、黑骨头各二斤，泡酒120斤备用。每次服药酒五钱，每日二至三次（较重病人服用，孕妇忌服）。

疗效：临床应用已10余年，疗效良好。

病例：刘××，男，28岁。右肱骨中下段螺旋形骨折。用上法治疗35天，摄片见骨痂已形成。

材料来源：贵州省黔南州中医院。

注：原材料称母猪藤分红、黄、白三种，可单用红的一种，也可以红母猪藤为主，搭配适量的其它一种或两种。

标本有四：1.母猪藤为葡萄科植物乌蔹莓 Cayratiaj-aponica Thunb.2.红母猪藤为木质藤本，茎似葡萄藤，单叶复叶均有之，复叶为三小叶组成，边缘有齿，脉上被疏毛、花、果未见。3.白母猪藤为蛇葡萄属植物 Ampelopsis brevipedunculata (Maxim.) Koehne var.(Rehd).Rehd.黄母猪藤为其近缘植物。

第二十一方

方药及用法：五加皮、地骨皮粉各一两。另取小鸡一只，将肉捣烂与药粉调匀。骨折复位后，敷药，小夹板固定。一周后去药。

疗效：治15例，11例已愈，4例正在治疗中。一般用药后痛止，3～5天消肿，2～3周后骨痂形成，平均愈合时间为19天。

病例：曹××，男，19岁。右肱骨中段横断骨折。按上方治疗3天消肿，7天后去掉外敷药，仍以小夹板固定。10

454

天后透视见骨痂已形成，可以随意活动。

材料来源：吉林医科大学第四附属医院。

第二十二方（亦治软组织损伤）

方药及用法：罗裙带、一点红、黄桑树、青凡木、鸭脚艾、了哥王各等分适量。上药捣烂，加面粉少许；另取小鸡一只，去内脏，捣烂酒炒，与上药混合外敷。

疗效：治疗闭合性骨折122例，效果良好，一般2周左右功能恢复，部分病例经透视证实已有骨痂形成。还治疗软组织损伤186例，均痊愈。

病例：李××，女，1岁。左桡骨横断骨折，尺骨裂折，复位后按上方治疗8天，透视见对位对线较好，有骨痂形成。

材料来源：广西壮族自治区。

注：1．罗裙带为石蒜科植物文殊兰 Crinum asiaticum L.var. sinicum Baker

2．一点红为菊科植物 Emilia sonchifolia (L.)DC.

3．黄桑树为桑科植树柘树 Cudrania tricuspidata (Carr.) Bur.

4．青凡木为大戟科植物 Breynia fruticosa (L.) Hook. f.

5．鸭脚艾为菊科植物 Artemisia lactiflora Wall. ex DC.

6．了哥王为瑞香科植物南岭荛花 Wikstroemia indica (L.) C.A.Mey.

第二十三方（亦治关节脱臼）

方药及用法：接骨草根（鲜）。捣烂加甜酒酿（或烧

455

1949
新 中 国
地 方 中 草 药
文 献 研 究
(1949—1979年)
1979

酒）适量，复位后外敷，3天换药一次，一至三次后可愈。

疗效：共治12例骨折、关节脱臼者，均愈。

材料来源：贵州省贵阳市南明区朝阳公社朝阳大队合作医疗站。

注：接骨草根为紫草科植物倒提壶Cynoglossum amabile Stapf ef Drum.

（十八）骨 髓 炎

第一方：治慢性骨髓炎。

方药：金头蜈蚣。

用法：1．将上药研末，每十条为七等份，装入胶囊，每天服一份。

2．用凡士林纱条拌蜈蚣末适量，上入瘘管内，每天换药一次。

疗效：共治100余例，多在1～2个月见效或痊愈。

材料来源：湖北省当阳县。

第二方：治化脓性骨髓炎。

方药：五枝膏：榆树枝、柳树枝、槐树枝、桑树枝、桃树枝各四寸（如筷子粗，截成数节），乳香、没药各三钱（研极细末），香油四两，漳丹二两。

制法：先将香油放锅内煮沸，放入五种树枝，待树枝炸焦，用铜丝罗过滤，把渣和树枝取出，再放入乳香、没药熬至滴水成珠状，然后搅入漳丹，凉后即成膏药。

用法：1．将膏药加温贴患处，隔3～5天换一次，直

456

至痊愈为止。

2．创口周围渗出多者，先用醋、花椒各半两，香油一两，共入勺内熬开，微凉后用此液擦患处，有收敛作用。

疗效：治疗45例，痊愈28例，显效17例。28例的治愈时间最长2个月，最短13天。对年轻体壮的慢性患者疗效较好。

材料来源：河北省黄骅县歧口公社土药厂。

第三方：治亚急性、慢性骨髓炎，骨、关节结核。

方药：骨嶷灵：五月红六钱，臭梧桐五钱，白毛草、比基藤、银花各四钱，鸡血藤、乌麻根、苏木子各三钱，三白草、白鱼舠、白木槿各二钱。

用法：成人每次半剂，每日二次，用红（白）洒一斤炖服（不饮酒者减免）连服5～6剂后，加猪脚一只炖服。

疗效：治疗89例亚急性及慢性骨髓炎57例，骨关节结核32例，均经X线片或临床发现死骨脱落而确诊。其中34例合并手术、抗菌和抗痨药综合治疗。结果痊愈66例，好转22例，无效1例。单纯用本方治疗组平均用药32.5剂，有死骨形成者平均为57.9剂。连续用药比间断用药的疗程缩短。另外，还治疗8例软组织感染及2例类风湿性脊柱炎，亦获良好效果。

材料来源：福建省福安专区人民卫生防治院。

注：原单位未送检原植物标本。据了解，五月红为蔷薇科植物茅莓Rubus parvifolius L.乌麻根为忍冬科植物陆英（蒴藋）Sambucus javanica Reinw.白鱼舠为马钱科植物亚洲醉鱼草Buddleia asiatica Lour.白木槿为锦葵科植物木槿Hibiscus syriacus L.之开白花者。

457

1949

新　中　国
地　方　中　草　药
文　献　研　究
(1949—1979年)

1979

第四方：治慢性骨髓炎。

方药及用法：1．外用：牛皮胶，加适量水，文火熔化，尽量将胶内水蒸发，据瘘管大小，分别抽丝，放于玻璃上冷却，待硬化后，置消毒纱布中备用。用时先将伤口用高锰酸钾或双氧水洗净，把要塞入的牛皮胶一端放开水内烫软，以填满瘘管为度，用纱布包盖固定。每日或隔日换药。

2．内服：蜜桶花根四两，酒一斤泡3天后即可用。每次服15～20毫升，早晚各一次。小儿酌减。

疗效：治疗20例，痊愈9例，好转11例。9例平均治愈时间为54天。

病例：王××，男，9岁。右肱骨骨折一月后发烧39°C，诊断为化脓性骨髓炎。右臂有多处瘘管，经用本法治疗2个月痊愈，功能恢复。

材料来源：云南省通海县阳广公社合作医疗室。

注：蜜桶花根为玄参科植物来江藤 Brandisia hancei Hook.f.又名蜜糖罐。以根入药。

第五方：治慢性骨髓炎。

方药：野葡萄根。

用法：去粗皮和心，取二层皮捣烂，一斤皮配鸡蛋清四个，麻油一两，95%酒精或白酒半两，调匀后放入瓷缸中。用时外敷患处，每日一次。

疗效：治疗16例，痊愈10例，另6例正在治疗中，一般敷药4～5天后溃口逐渐缩小，1个月后创口愈合。

材料来源：湖北省麻城县。

注：野葡萄为葡萄科植物Vitis reticulata Gagn。

第六方：治慢性骨髓炎。

方药及用法：边风樟(全株)、闹羊花根(黄杜鹃)各适量，煎水趁热熏洗患处。

疗效：治疗10例，治愈8例。

病例：王××，男，19岁。右臂创口流脓3年，诊断为右肱骨慢性骨髓炎，手术数次未愈，改用上药熏洗七次，脱出死骨1×2厘米大小一块，创口愈合，未复发。

材料来源：江西省。

第七方：治慢性骨髓炎。

方药及用法：鲜石上莲（全株）捣烂，外敷患处。用量视伤口大小而定。或用干品，用淡米酒浸软磨汁，调开水外搽患处。

疗效：治疗7例，均有效。其中5例（手指）痊愈，2例（下肢）明显好转。

病例：瞿×，女，68岁。患左胫骨上端慢性骨髓炎已36年，关节严重畸形，长期流脓，红肿作痛，无法行走，先后经各医院治疗无效。1970年2月始用上药外敷一个月后，肿胀明显减退，疼痛消失，流脓停止，伤口愈合。

材料来源：广东省惠阳县芦洲公社卫生站。

注：石上莲为兰科植物石仙桃 Pholidota chinensis Lindl.

第八方：治化脓性骨髓炎。

方药：韩信草、三桠虎、雾水葛、鸡骨香、犁头草、闹羊花、入地金牛（两面针）根、无爷藤各等量。

制法：共研细末，用蜜糖加水煮沸，调成糊状备用。

用法：先清洁伤口，插引流，用上药按病灶范围的大小外敷伤口，小夹板固定，同时可配合内服清热解毒、托里排

459

1949

新 中 国
地 方 中 草 药
文 献 研 究
(1949—1979年)

1979

脓等中药。

疗效：治疗13例，痊愈11例，好转2例。

病例：岑××，男，14岁。右侧前臂双骨开放性骨折后形成化脓性骨髓炎，X线片示：尺骨中、下段慢性骨髓炎。先用青霉素治疗，后用上药外敷治疗，2个月后溃疡处脱出死骨如花生米大，伤口逐渐愈合，功能恢复正常。X线片复查：骨质明显增生修复，死骨消失。

材料来源：广东省佛山市中医院。

注：1．韩信草为唇形科植物 Scutellaria indica L.

2．三桠虎为芸香科植物三桠苦 Evodia lepta (Spreng.) Merr.

3．雾水葛为荨麻科植物 Pouzolzia zeylanica(L.) Benn.

4．鸡骨香为大戟科植物 Croton crassifolius Geis-el.

5．广东闹羊花多为茄科曼陀罗属（Datura）植物，而非杜鹃花科植物黄杜鹃，但本方所列闹羊花与无爷藤，由于原单位均未送检标本，究属何种，药用部份为何，均难确定，希运用本方者与原单位联系。

第九方：治化脓性骨髓炎。

方药及用法：毒芹根（鲜品）用石器捣碎（禁用金属器械），用鸡蛋清搅拌成糊状，按创口大小敷于患处。敷时面积不宜过大，以免刺激正常皮肤。

疗效：治疗6例，大多配合手术或抗菌素治疗，结果痊愈4例，2例正在治疗中。

病例：韩××，男，成人。左手第一、二掌骨开放性骨

460

折，伤后感染，发烧，脓汁培养为绿脓杆菌，经控制感染后，伤口一直不愈合，换药2个月，仍遗留1.5厘米直径之瘘孔，X线片可见小死骨，改用毒芹根外敷五次，创口愈合出院。

材料来源：辽宁省本溪矿务局职工总医院。

注：毒芹为伞形科植物 Cicuta virosa L.当地又名走马芹。

第十方：治化脓性骨髓炎。

方药及用法：1．外用：五香藤、木贼草（笔管草）、虎杖、白藤（大发汗）、独定子各等量。共研末，加热水拌凡士林和药粉，用纱布裹药包敷患处。

2．内服：阳和汤（熟地五钱，白芥子、鹿角胶、肉桂、麻黄、炮姜炭各三钱，生甘草一钱）。每日一剂，两次煎服。

疗效：治疗3例，配合切开排脓及清除死骨手术，均治愈。

材料来源：云南省昆明市第一人民医院。

注：1．五香藤为木兰科植物中华黄龙藤 Schisandra propinqua (Wall.) Hook. f. et Thoms. var. sinense Oliv.（或 var. intermedia A.C.Sm.）又名满山香。

2．木贼草为木贼科植物节节草 Equisetum rsmosissimum Desf.。

3．白藤（大发汗）为豆科植物白花藤萝 Wisteria venusta Rehd. et Wils. 或滇桂崖豆藤 Millettia bonatiana Pamp.

4．独定子为石竹科植物金铁锁 Psammosilense

tunioides W.C.Wu et C.Y.Wu

（十九）骨、关节结核

第一方：

方药及制法： 乌梢蛇。去头、皮、内脏，干燥后压成粉，过120目筛，装入00号胶囊备用。

用法： 第一周每日早晚各服二个（胶囊，下同）；第二周早午晚各二个；第三周早晚各三个，中午二个；第四周早午晚各三个；第五周早午晚各四个。

随症加味：1．疼痛剧烈：乌梢蛇一斤，龙骨三两，共研细末；2．排脓不畅：乌梢蛇一斤，鹿角霜三两，共研细末；3．收口延迟：乌梢蛇一斤，龟板（煅存性）三两，共研细末。以上均每服五分，每日三次，适量黄酒送服。

疗效： 治疗50例（其中胸、腰椎结核33例，髋、膝、腕等关节结核17例），结果痊愈29例，显效17例，疗效不明4例。

病例： 傅儿，女，6岁。2岁时发现腰椎隆起，经地区医院诊断为Ⅱ、Ⅲ、Ⅳ腰椎结核，睡石膏床后，两侧臀部形成瘘孔，久不愈合，每日流稀薄脓液，经抗痨药物治疗无效。曾到各大医院就诊,X片所见：脊柱腰段角形畸形，Ⅲ、Ⅳ腰椎明显后突，第Ⅱ～Ⅳ腰椎椎体有不同程度的骨质破坏。经服蛇粉治疗21天后，两侧窦道先后愈合，患儿能够行走，自理大小便。4年后随访未复发，腰椎畸形有明显改善。

材料来源： 黑龙江省爱辉县新生公社。

462

第二方：

方药及用法： 青小布（萝藦）干根一至一两五钱，加水1000毫升，文火煎6～8小时，浓缩至300毫升，去渣，服时加酒适量，一次服（能饮酒者加一两五钱至二两）。药渣同上法再煎服一次。3个月为一疗程，可连服2～3疗程。小儿酌减。

疗效： 治疗15例均经X线片确诊。其中腰椎结核6例，胸椎结核2例，颈椎结核1例，髋关节结核5例，骶髂关节结核1例，均未配用其它抗痨药物治疗。经治后有12例瘘管闭合，X线复查病灶稳定，症状体征消失，并已恢复劳动，1例显效，2例好转。一般服药一周后由瘘管内排出大量脓液及干酪样坏死组织，继续服药脓液逐渐稀薄，病人饮食改善，体重增加，服药3～6个月后，瘘管多能闭合，最后症状消失。

材料来源： 安徽省铜陵特区人民医院。

注： 青小布为萝藦科植物萝藦 Metaplexis japonica (Thunb.) Makino

（二十）腰 椎 间 盘 突 出 症

主治： 腰椎间盘突出症。

方药： 金钟花、生地各一斤，血藤半斤，桂枝四两。

用法： 先将上药用冷开水喷湿，再加白酒10斤浸泡一周即成。初次服量10毫升为限，以后每日三次，逐渐增量，至四肢稍有麻木感时为最满意的治疗量，以此为限，连服一周后，再逐渐减量。

463

1949

新 中 国
地 方 中 草 药
文 献 研 究
(1949—1979年)

1979

副作用：个别患者有恶心、呕吐、心率缓慢等，可用阿托品解之。

疗效：治疗8例均有效。

病例：吴××，男，45岁。腰痛一年，疼痛向下肢放射，咳嗽时加重，小腿感觉减退，肌肉萎缩，经××医院诊断为腰椎间盘突出、坐骨神经痛。检查：直腿抬高试验及腘窝试验皆阳性，经中西药、按摩、推拿、针灸等各种治疗无效，改服上药酒总量500毫升后，症状消失而痊愈，迄今5年未复发。

材料来源：贵州省毕节县医院。

注：金钟花为杜鹃花科植物黄杜鹃（闹羊花）Rhododendron molle G. Don 原单位未说明药用部份，根据一般情况，花的毒性非常强烈，服之不当，有致命的危险，根的毒性，较花稍弱，治疗风湿筋骨痛，以用根为主。

（二十一）跌 打 损 伤

第一方：治跌打损伤。

方药：南岭荛花根皮三分。

用法：将根皮研末，制成蜜丸，每日服一丸。全身痛者用威灵仙、虎杖根、独活、桂枝各三钱，水煎服，每日一剂；腰痛用狗脊三钱或杜仲三钱；下肢痛用牛膝三钱；头痛用羌活三钱；妇女用丹参或泽兰三钱，均水煎服。

疗效：治疗数百例，有一定疗效。

材料来源：浙江省义乌县华溪公社卫生所。

注：1.南岭荛花为瑞香科植物 Wikstroemia indica

464

C.A.Mey.

2．有严重肠胃道疾患者应慎用。如出现恶心、吐泻，一般无须处理，重者停药。

第二方：治跌打损伤，关节扭伤，腱鞘囊肿。

方药：栀子一两，大黄四钱，红花一钱，姜黄五钱。

用法：共研细末，取适量，用食油调匀，敷患处，5天一换。

病例：1．×××，男，成人。足踝部扭伤，疼痛半月余，曾用西药，针刺均无效，敷上药二次痊愈。

2．×××，女，成人。右手腕部患腱鞘囊肿，敷上药3次见效。

材料来源：内蒙古自治区。

第三方：治跌打损伤，腰肌劳损，关节痛。

方药：白龙须（八角枫根须）、重楼各三分，黑骨头、纽子七各二分，拐牛膝（川牛膝）一分。

用法：共研细末，日服三次，每次三分。服后如出现口、舌、四肢发麻，用生姜红糖煎服即解。

禁忌：服药期忌酸冷、豆类食物。

疗效：治疗4例，止痛效果良好。

材料来源：云南省大理州漾濞县。

注：1．重楼为百合科（延龄草科）植物中国七叶一枝花 Paris chinensis Fr. 或云南七叶一枝花（滇重楼）Paris yunnanensis Fr. 的根茎。

2．黑骨头为萝藦科植物滇杠柳 Periploca forrestii Schlechter 又名飞仙藤。

第四方：治扭挫伤。

465

1949

新 中 国
地 方 中 草 药
文 献 研 究
(1949—1979年)

1979

方药及用法：见肿消二个，食盐适量。捣烂如泥外敷。

疗效：共治80例，66例治愈。

病例：李××，女，9岁。左下肢挫伤，局部肿痛明显，不能步行，用上方治疗2天肿痛减轻，4天痊愈。

材料来源：福建省福州铁路医院。

注：见肿消为葡萄科植物白蔹 Ampelopsis japonica Mak. 的块根。

466

皮 肤 病

（一）化 脓 性 皮 肤 病

第一方：治化脓性皮肤病。

方药及制法：1．六合丹：大黄、黄柏各三两，白及、亮煤炭各一两八钱，薄荷叶、乌梅肉各一两五钱，白芷六钱。上药共研细末，加面粉五钱混匀。用时以蜂蜜适量调匀成黑色粘稠性糊膏。

2．化腐丹：片松香、红粉、煅石膏各四钱，乳香二钱。共研细末。

3．琥珀膏：琥珀渣四钱，红粉八钱，东丹二两，轻粉二两二钱。共研细末，用生菜油调匀，搅拌二、三百下成清浆糊状。

用法：疮肿未化脓时，于病灶及其周围涂六合丹半厘米厚，涂药的范围应大于病灶浸润边缘外2～3厘米。涂药后复盖棉纸，以防脱落。脓肿已成穿破后，于溃疡面撒少许化腐丹，而病灶周围及表面仍围以六合丹。当脓液排除将尽，可在撒化腐丹后之溃疡面上贴琥珀膏，促使生肌敛口。琥珀膏上盖一油纸，再把六合丹如前涂上。以上敷药法，每天换药1～2次，直至痊愈。后期如无红肿，只是溃 疡 面 未 愈

467

1949
新 中 国
地 方 中 草 药
文 献 研 究
(1949—1979年)
1979

合，则只用化腐丹及琥珀膏，不再涂六合丹。疮肿较大、较深者可于六合丹中加入20％葱绒，以加强其渗透作用。

疗效：治疗疖、疔、疽、丹毒、脓毒血症、蜂窝组织炎等共7100例，有不同程度的疗效。

材料来源：四川医学院附属医院。

第二方：治脓疱疮（黄水疮）。

方药：星星草一把。

用法：用其花，炒黑存性，研细，用香油调成糊状，擦患处。每日一次，连擦三至五次，皮肤即发干，以后逐步恢复正常。

疗效：治52例，32例痊愈，18例好转，2例无效。

病例：高××，女，55岁。患头部黄水疮2年，治疗无效。用上方四次即愈。

材料来源：河北省高邑县卫生院。

注：星星草为禾本科植物大画眉草 Eragrostis cilianensis (All.) Link, 其同属植物画眉草E. pilosa(L.) P.B.与小画眉草E.poaeoides Beauv. 亦作星星草入药。

第三方：治脓疱疮（黄水疮）。

方药：黄柏、石膏各一两，红升丹二钱，枯矾四钱。

制法及用法：将上药研细末，用麻油或食油调敷患处，每天一至二次，外敷后，2～3天局部见新皮时，不可停药，需连用5～7天，用量酌减。如局部情况严重，可同时服牛黄消炎丸，或外用方剂中加轻粉二钱（不可内服）。

疗效：治疗52例，有显效。

病例：周××，男，38岁。后颈部生黄水疮，用抗菌素治疗无效，后用本法治疗，连敷六次痊愈。

468

材料来源：江苏省常熟县淼泉公社卫生院。

注：红升丹是以汞与其他物质用升华法加工制成的，主含氧化汞、硝酸汞等。

（二） 头 癣

第一方：

方药：蜂房一个，蜈蚣二条，明矾适量。

用法：明矾研末，入蜂房孔中，连同蜈蚣置瓦片上文火烤焦，共研细末，麻油调匀外擦。

疗效：治疗93例，痊愈49例，近期有效率90％。

材料来源：湖北省崇阳县。

第二方：

方药：优质明矾一斤半，火煅成枯矾，研细过筛，嫩松香三两，鲜板油（猪油）半斤。

制法：将松香研粉包入板油内，用松明柴（即有红赤色油的松柴）点燃板油，使松香板油熔化滴下，冷却后加入枯矾，调匀备用。

用法：将油涂于患处使之结痂，隔天将痂揭去再涂，不能用水洗，以免影响疗效。须连续治疗三至四次。

禁忌：忌食鱼、虾、蟹、酒、羊肉等。包扎时宜用纱布，不可用塑料布。

疗效：治疗80余例，效果显著。

病例：计××，女，8岁。患癞痢头3年，遍及整个发区，屡治无效。用上方三至四次后痊愈。

材料来源：浙江省黄岩县。

1949
新 中 国
地 方 中 草 药
文 献 研 究
(1949—1979年)
1979

第三方：

方药： 及己三两，羊蹄根一两，百部根一斤。

用法： 共研细末，加适量麻油调搽患部。用药前应将头发、头痂剃光，用温开水洗净，方可用药，每天一至二次，连续10天为一疗程。

疗效： 治疗5例，均痊愈。

病例： 李××，女，1岁半。自1969年5月以来患头癣，结痂，出水，瘙痒，用上方搽患部四次，观察一星期，出水、瘙痒停止，痂落痊愈。

材料来源： 江西省景德镇市洪源公社卫生所。

注： 1．及己为金粟兰科植物Chloranthus serratus (Thunb.) Roem. et Schult.

2．羊蹄根为蓼科植物羊蹄 Rumex japonicus Meisn.的根。

3．百部根为百部科植物蔓生百部 Stemona japonica (Bl.) Miq.的块根。

（三）手 癣 与 脚 癣

第一方： 治手癣，脚癣。

方药： 野生地叶（狗奶棵）适量。

用法： 取鲜叶洗净，直接在患处揉搓；或将叶捣烂，取汁抹患处。每日二次，连用5天。

疗效： 治疗手、足癣共30例，均痊愈。

材料来源： 河北省高邑县药材公司。

第二方： 治脚癣。

470

方药：鲜桃树嫩叶，适量。

用法：捣烂外敷患处，每晚一次，连用二至三次。

疗效：治疗10例，痊愈5例，好转5例。

材料来源：江西省广昌县。

（四）湿　疹

第一方：治湿疹。

方药：炒吴茱萸一两，乌贼骨七钱，硫黄二钱。

制法及用法：共研细末备用。湿疹患处渗出液多者撒干粉；无渗出液者用蓖麻油或猪板油化开调抹，隔日一次，上药后用纱布包扎。

疗效：治疗1100余例，系统观察138例，痊愈111例，好转21例，无效6例，有效率95.7%。一般用药5～6天见效。

病例：施××，男，33岁。患两下肢湿疹12年、全身性湿疹一年余，经常流水，痛痒难忍，久治不愈，用上药6天痊愈。

材料来源：河北省邢台地区人民医院。

第二方：治湿疹。

方药：硫黄、枯矾各三两，煅石膏一斤，青黛一两，冰片五分。

用法：共研细末，瓷瓶收贮，用时以菜油调擦患处。每日擦二次。

疗效：治疗1000余例，一般连擦3天见效。

材料来源：湖北省武昌县。

第三方：治湿疹。

471

1949
新 中 国
地 方 中 草 药
文 献 研 究
(1949—1979年)
1979

方药及用法：1．地榆水：地榆一两，加水两碗，煎成半碗，用纱布沾药液湿敷。

2．皮湿Ⅰ号膏：地榆面、煅石膏面各二十两，枯矾一两，研匀，加凡士林三十至四十两调膏外敷。

3．皮湿Ⅱ号膏：地榆面十五两，密陀僧面三十两，研匀，加凡士林三十至四十两调膏外敷。

疗效：共治60例，其中用地榆水加皮湿Ⅰ号膏治疗30例（包括急性16例，脂溢性10例，婴儿湿疹4例），结果痊愈14例，基本痊愈10例，好转、无效各3例；用皮湿Ⅰ号膏及Ⅱ号膏分别治疗慢性湿疹共30例，结果痊愈9例，基本痊愈13例，好转2例，无效6例、以皮湿Ⅱ号膏对慢性湿疹之疗效较好。

材料来源：卫生部中医研究院。

第四方：治湿疹。

方药：白簕，水杨梅，三角泡。

用法：取上药各适量煎水外洗，后用干粉撒患处，每天两次。

疗效：共治11例，全部治愈。一般用药3天即愈。

材料来源：广西百色县防治院。

注：1．白簕为五加科植物三加 Acanthopanax trifoliatus（L.）Merr. 以全株入药。

2．水杨梅为茜草科植物水团花 Adina Pilulifera（Lam.）Franch.以全株入药。

3．三角泡为无患子科植物小果倒地铃 Cardiospermumhalicacabum L. var. microcarpum（Kunth.）Bl.以全株入药。

472

第五方：治湿疹。

方药及用法：大飞扬二斤，青凡木四斤，毛麝香半斤，加水45000毫升，煎成15000毫升。根据湿疹部位及其范围用水剂加热坐浴、湿敷或外涂。有感染者加用穿心莲，每次二片，每天三次。

疗效：治疗急性湿疹5例，慢性湿疹42例，阴囊湿疹12例，皆痊愈。

材料来源：广东省广州市第六人民医院。

注：1．大飞扬为大戟科植物飞扬草 Euphorbia hirta L.

2．青凡木为大戟科植物 Breynia fruticosa (L.) Hook. f.

3．毛麝香为玄参科植物 Adenosma glutinosum (L.) Druce

第六方：治湿疹。

方药及制法：湿疹散：老红高粱一斤，乳香、没药各一两，冰片一钱。将高粱炒炭存性，研细，加后三味共研为细末和匀。

用法：用花椒油（将香油煮开，放入少量花椒炸糊后捞出，待油凉后即成）调和药末涂于患处，每日一次，连用三次。

材料来源：河北省蓟县礼明庄公社。

第七方：治湿疹，皮炎。

方药：扫毒霜：甘草粉10～20克，樟脑1克，苯佐卡因2克，对羟基苯甲酸乙酯适量，香霜（水包油型乳剂）加至100克。

473

1949

新 中 国
地 方 中 草 药
文 献 研 究
（1949—1979年）

1979

用法：外敷患处，每日一至三次。

材料来源：重庆医学院第三附院。

（五）荨 麻 疹

第一方：治荨麻疹，湿疹。

方药：地龙。

制法：取干地龙1000克洗净，在水浴上煎取两次，混合过滤，用95％洒精沉淀蛋白两次，滤除沉淀，滤液加0.5％石炭酸为防腐剂，加注射用水至1000毫升，灌装高压消毒即成100％地龙注射液。

用法：肌注，每日一至二次，每次2～3毫升，先作皮试。可配合外科消炎合剂：金银花、蒲公英各二两，穿山甲、皂刺各四钱，水煎服。

疗效：治疗荨麻疹54例，53例痊愈，1例无效；湿疹37例，28例痊愈，7例好转，2例无效。

病例：徐××，女，成人。患腋窝部湿疹，并蔓延到四肢、面部、下颌等处，经注射硫代硫酸钠等无效，改用地龙针剂注射并内服外科消炎合剂，注射第一针后不痒，二针后分泌物显著减少，开始结痂，3～4针后脱痂，5针痊愈。

材料来源：江西省棉纺织厂印染厂。

第二方：治荨麻疹。

方药：勒姑红菌（或枫木红菌）五钱，地金钱、青麻仁（或大麻仁）各二钱，竹蒿草头一两，红花五分。

用法：两次煎服，可连服数天。

疗效：治疗20例，全部治愈。

474

材料来源： 广西东兴县防治院。

注： 竹蒿草头为禾本科植物铺地黍Panicum repens L.

第三方： 治荨麻疹。

方药： 狗仔花。

用法： 取鲜叶捣烂，加适量水外擦。

疗效： 治疗9例，皆痊愈。

材料来源： 广西天峨县防治院。

注： 广东的狗仔花为菊科植物夜香牛 Vernonia ciner-ea（L.）Less.广西天峨县未送检标本，是否相同，待考。

（六） 水 田 皮 炎

第一方： 防治水田皮炎。

方药： 黄柏（干品）、白屈菜各一斤，狼毒、贯众各半斤，草乌半两。

制法： 将上药水煎1小时,滤取药液。药渣再水煎两次，每次半小时。合并滤液，浓缩成500克。趁热加松香、大车油各500克,搅拌成膏，放冷待用。

用法： 外用，涂于皮肤患处。

效果： 预防效果：对34人观察，每人右侧肢体涂药，左侧不涂药。涂药右侧肢体无一发病，左侧肢体发病28人。上药预防效果显著。

治疗效果：发病的28人分两组，治疗组12人，发病后第一天始，每天于患处涂药，睡前洗去。对照组16人，观察自然病程。治疗组平均病程3.2天，对照组平均病程6.3天。

材料来源： 辽宁省沈阳医学院。

1949

新 中 国
地 方 中 草 药
文 献 研 究
(1949—1979年)

1979

第二方：防治水田皮炎。

方药及制法：1.鲜羊蹄、车前草各半斤，加水三至五斤，煎至一斤，滤液备用（加食盐少许防腐）。

2.鲜羊蹄半斤，射干二两，加水二斤，煎至一斤，滤液备用（加食盐少许防腐）。

3.野薄荷一两，野苏子、野辣椒各五两，蒲公英、艾叶各一斤，加水五斤煎至一斤，滤液备用（加食盐少许防腐）。

用法：涂擦患处皮肤。

效果：用上法预防，1970年发病率降低至10%（往年90%）。治疗62例，38例收到止痒效果。

材料来源：辽宁省沈阳市东陵区深井子公社。

第三方：预防水田皮炎。

方药：水田皮炎防护液：聚乙烯醇缩丁醛3.9克，苯二甲酸二丁酯3.9克，漆片3.9克，松香4.9克，酒精82毫升。

用法：在表皮涂一薄层，干燥后方可下水。

效果：试用10万余人，效果较好。

材料来源：辽宁省本溪市。

第四方：治水田皮炎。

方药：墨旱莲草。

用法：将上药搓烂外擦手脚，擦至皮肤稍发黑色，略等干后即可下水劳动。每天在上工前后擦一次，即可预防手脚糜烂。已经手脚糜烂的也可用此药，2～3天治愈。

疗效：防治2947例，效果较好。

材料来源：江苏省高邮县。

476

第五方：治水田皮炎。

方药及制法：雄黄、大枫子各一两，梅片二分（或樟脑粉二分），熟石灰粉五钱。共研细末。

用法：先用青凡木捣烂或用苦楝树皮（或刺苋菜）泡开水洗患处，然后撒上药粉。

疗效：治疗1000多人次，轻者1天，重者3～4天痊愈。

材料来源：广东省揭西县卫生站。

第六方：治水田皮炎，神经性皮炎，蚊子咬伤。

方药：苦楝根皮（或枝叶,春夏用枝叶,秋冬用根皮）、大柳树枝叶、号筒杆全草、天青鱼胆各五斤，九里光二斤，旱烟杆、花椒树根各二斤半，明矾半斤，食盐三两。

制法：上药加水100斤，煎至20斤，滤液备用。

用法：用药水外擦患处。

疗效：治疗500余人，疗效显著。

材料来源：湖南省武冈县教卫组。

注：1.号筒杆为罂粟科植物博落回 Macleaya cordata (Willd.) R.Br.

2.九里光为菊科植物千里光 Senecio scandens Buch.-Ham.

第七方：治水田皮炎。

方药：松节、艾叶各适量。

制法：上药制成松艾酒精。

用法：涂抹患处。

疗效：治疗140多人，大部涂抹一至二次即痊愈。

材料来源：北京市顺义县牛栏山公社下坡屯大队。

477

1949

新　中　国
地方中草药
文　献　研　究
(1949—1979年)

1979

（七）　神经性皮炎（附：顽癣）

第一方：治神经性皮炎。

方药：黄蚂蚁适量。

用法：取活黄蚂蚁去头，挤出内脏浆汁涂患部，6～8天一次。黄蚂蚁浆汁涂患处4～6小时后，患部皮肤有刺激性疼痛，随后出现红、热，形成片状丘疹性皮炎，再敷磺胺软膏，2～3天结痂，瘙痒消失，4～5天脱痂，皮肤光滑柔软而痊愈。

疗效：治疗11例，均有较好的疗效，随访6个月，未复发。

病例：王××，男，22岁。颈部两侧有6×7和6×8厘米的斑块，已两年余，斑块表面呈苔藓样，并有顽固性瘙痒，诊断为神经性皮炎，曾多方治疗无效，经用上方治疗，7天痊愈。

材料来源：云南省。

注：黄蚂蚁为鞘翅目、隐翅虫科多毛隐翅虫 Paederus densipennis Bernh.

第二方：治神经性皮炎。

方药：7054注射液：核桃树枝煎剂300毫升，0.5％盐酸普鲁卡因200毫升。

制法：取当年生核桃树枝50克，加蒸馏水1000毫升，煎至300毫升，滤除药渣，滤液分装10瓶，30分钟消毒即得。

用法：于病灶基底部采取封闭式皮下注射。剂量视病灶大小而定，每日一次。

478

疗效： 治疗18例，痊愈8例，其余10例均 明 显 好 转。

病例： 崔××，女，20岁。左侧颈部患神经性皮炎一年余，曾于病变部给予奎宁普鲁卡因封闭治疗，病 变 反 见 增大，皮肤更加粗厚，经用7054注射液一次，痒感消失，注射六次痊愈。

材料来源： 新疆筑指医院。

注： 7054注射液配制后，有时放置两天后 出 现 轻 微沉淀，如用前临时加0.5%普鲁卡因，则无沉淀现象。

第三方： 治神经性皮炎。

方药： 苕叶细辛适量。

用法： 取鲜全草洗净，捣烂成糊状，涂敷患处，每日二次。

疗效： 治疗11例，效果较好。

材料来源： 贵州省遵义医学院附属医院。

第四方： 治神经性皮炎。

方药： 1．斑蝥酒：斑蝥二十至三十只（大的二十只），土槿皮、樟脑粉各三钱，白酒（45～60度）三两。

2．洗药：陈茶叶（一年以上）、陈艾叶各五钱，老姜（捣碎）一两，紫皮大蒜头（捣碎）二个，食盐少许（后入）。煎汤，一剂分两日用。

制法及用法： 将斑蝥、土 槿 皮 剪碎，分别用白酒浸泡1～2周，去渣。合并药液，加樟脑粉，过滤即成斑蝥酒。用时先洗净患处，涂斑蝥酒，10分钟后再涂一次。待结痂后，用洗药（煎汤待温）擦洗。均每日二次，连用1～3周。

材料来源： 湖南省郴州地区人民医院。

第五方： 治顽癣。

479

1949

新 中 国
地 方 中 草 药
文 献 研 究
(1949—1979年)

1979

方药：杉木油。

制法：取碗一个，用绳索把碗口捆成"十"字形，后用卫生纸盖碗口，上放干杉木锯末，堆成塔状，从尖端点火燃烧，待火烧至接近卫生纸时，即除去灰烬和残余锯末，取碗中杉木油留用。

用法：先将癣面洗净，用刀片刮去痂皮，再在癣面铺上一薄层棉花，用火或烧红的木炭稍烘一下，取下棉花，将杉木油擦上。

疗效：治疗20例，一般擦药2～3天痊愈。

病例：楚××。颈部患癣数年，多方治疗无效，用杉木油擦一次即愈，至今未复发。

材料来源：湖北省五峰县。

注：杉木为杉科植物杉 Cunninghamia lanceolata (Lamb.) Hook. 的木材。

第六方：治顽癣。

方药：砒霜一两，枯矾、斑蝥各五钱，白醋一斤。

用法：将前三药入醋泡七天备用。用时震摇，以棉花沾药液擦患处，三天一次，连续三次即可，若有复发，可再次使用。

疗效：治疗100余例，有效率90％以上。

材料来源：湖北省建始县。

（八）牛 皮 癣

第一方：治牛皮癣。

方药及用法：

1.外用：红信石、水银各一钱，生明矾、硫黄、雄黄、

480

花椒、蛇床子、大枫子肉、升药底各五钱，老烟膏、樟脑各三钱。分别研极细末，用生猪油或麻油调成油剂或膏剂。夏天用油剂，冬天用膏剂，头部用油剂。

冬天将药膏包在二层纱布内擦患部，至药物渗出为度。要在室内生火，提高室温，有利于药物吸收。

2．内服：

（1）苦参、白藓皮、地肤子、蒲公英、金钱草各五钱，野菊花三钱，车前草一两，甘草一钱半。

（2）四物汤（当归，白芍，川芎，熟地）为主，根据病情随症加减。

先服（1）方14剂，再服四物汤加减数十剂，可视病情增减。

疗效：共治疗200例，在162例坚持用药的患者中，治愈25例，有效137例。在治愈病例中未复发者，最长已有一年以上。

材料来源：上海市永向东中药店。

注：1．升药底即水银提炼成红升丹后的残留物质。

2．老烟膏即土法（烟熏烘法）制皮硝后的残留物质。

第二方：治牛皮癣，顽癣。

方药：鸡尾木500克。

用法：浸于95％酒精1000毫升中，24小时后过滤。滤液外涂患处，每日一次。

疗效：治疗100例，对牛皮癣效果显著，多在3～5天见效。对顽癣及一般皮肤癣也有良好效果。

病例：曲××，男，成人。两脚患牛皮癣多年，久治无效，涂上药二天后，局部发泡，随后脱落而愈，一年多未见

481

1949
新 中 国
地 方 中 草 药
文 献 研 究
(1949—1979年)
1979

复发。

材料来源：广西崇左县卫生防治院。

注：鸡尾木为大戟科**海漆属**植物 **Excoecaria sp.**

第三方：治牛皮癣。

方药：红药膏：生石膏七斤，漳丹三斤，芥子气一毫升，凡士林十斤。

制法：将芥子气缓慢滴入半凝固状态（约30°C）的凡士林内，边滴边搅拌，然后加入生石膏及漳丹（均研极细末并过筛），充分拌匀即成。

用法：以竹板或不锈钢片将药涂于患处，以硬币厚均匀为度（伸侧可略厚些），再撒上适量滑石粉，用手稍加压，使药膏固定。如脱落可随时补涂，保持3～6日可愈。去药后如尚残留病损，隔1～2日可继续涂药；如有水泡，可对症治疗。涂药后出现痒感加重不必停药。

禁忌：粘膜或近于红皮症或对此药过敏者忌用。

疗效：治疗40例，其中病程在5～25年者有29例，涂药3～16天全部有效。

材料来源：辽宁省鞍山市汤岗子理疗医院。

第四方：治牛皮癣。

方药及制法：石榴皮（炒炭，研细末）一份，麻油三份。调成稀糊状即成。

用法：将药油摇匀，用毛笔（或排笔）蘸药均匀涂患处，每日二次。

疗效：治疗13例，病程多在5年以上，用药20～40天（每例平均用药油4000毫升）。基本痊愈3例，显效6例，好转4例，发现疗效与本病类型等有关，而与病程无关。以

482

地图状和钱币状者疗效较好；静止期者疗效较好。

材料来源：上海第一医学院华山医院。

注：该院介绍，正在改革剂型，改用15％石榴皮粉加少量石蜡油、1％樟脑、1％酚与凡士林调成软膏，以便进一步推广。

第五方：治牛皮癣。

方药及制法：乌梅五斤，水煎，去核。浓缩成膏为一斤。

用法：内服每次三钱（半汤匙），每日三次。加糖适量，开水冲服或直接吞服。

疗效：治疗12例寻常型患者，多呈全身性广泛分布，病程多在5年以上。基本痊愈5例，显效4例，好转3例，平均用药时间为23天。

材料来源：上海第一医学院华山医院。

第六方：治牛皮癣。

方药：破布艾，适量。

用法：取鲜叶洗净后，揉软擦患处，每天一至二次。对脓疱型、厚痂型，均可煎水洗患处，待好转后改用鲜叶擦（或洗擦结合）。厚痂型者，当痂皮软化剥去后，用鲜叶擦之，如见血露点，仍可继续擦。牛皮癣消失后仍坚持擦一段时间，以巩固疗效。

疗效：治疗10例，均有良好效果。

病例：谭×，男，50岁。1964年起四肢及躯干泛发对称性丘疹，伴黄色硬痂，组织切片诊断为蛎壳型牛皮癣，久治无效，四年多来病情加重，用上药洗擦二个月，全身皮疹消退达95％以上，表皮光滑不痒，祗存有色素沉着。停药4个

1949

新 中 国
地 方 中 草 药
文 献 研 究
(1949—1979年)

1979

多月未复发。

材料来源：广东省新针第四医疗站。

注：破布艾为菊科植物小飞蓬Erigeron canadensis L.

第七方：治牛皮癣

方药：苦榴皮一至二两。

用法：加半面盆水煎，煎液洗患处。每天或隔2～3天洗一次。药液温热后仍可用。每次煎水可洗三次。洗至痊愈为止。

疗效：治疗9例，5例近期治愈，3例显效，1例好转。无副作用。

病例：高××，女，31岁。患牛皮癣6年余，损害面积有中碗口大六处，小碗口大三处，久治无效。用上药隔2～3天洗一次，三次即愈。一年未复发。

材料来源：河北省兴隆县北水泉公社扁担沟大队。

注：苦榴皮为木犀科植物大叶白蜡树（大叶梣） Fraxinus rhynchophylla Hance 的树皮，东北地区称"秦皮"。

第八方：治牛皮癣。

方药：大枫子、苦参各六两，川槿皮、雄黄、川椒、白矾、草乌、薄荷各四两，樟脑三两，冰片五钱。

制法及用法：上药加入75％酒精6000毫升、清水2000毫升中浸泡三周后涂擦患部，每日四至六次。

疗效：治疗7例，治愈3例，显效及好转各1例，无效2例。

材料来源：内蒙古磴口县卫生工作站。

484

第九方：治牛皮癣。

方药：茶树根一至二两。

用法：切片，加水煎浓，每日二至三次空腹服，服至痊愈。

疗效：治疗 2 例均痊愈。

材料来源：浙江省嵊泗县黄龙卫生所。

（九）玫 瑰 糠 疹

主治：玫瑰糠疹。

方药：生地、元参、黄芩各一两，银花八钱，山栀五钱，赤芍、丹皮、白蒺藜、野菊花、生甘草各三钱。

用法：每日一剂，两次煎服。小儿酌减，孕妇慎用。有其他症状可随症加减。

疗效：治疗27例，痊愈23例，进步3例，无效 1 例。

病例：肖×，男，32岁。患玫瑰糠疹10多天，因痒影响睡眠，服上方三剂，胸部皮损开始消退，疹色变淡，脱屑减少，续服五剂，皮疹全部消退，肤痒全除，痊愈出院。

材料来源：武汉医学院附属一院。

（十）白 癜 风

主治：白癜风。

方药及制法：补骨脂一两，加75％酒精100毫升，浸泡5～7天，用2～3层纱布过滤，得暗褐色滤液，取滤液煮沸浓缩至原量1/3备用。

485

1949

新　中　国
地 方 中 草 药
文 献 研 究
(1949—1979年)

1979

用法：取药液直接涂擦患处，同时配合晒日光20～30分钟或紫外线照射2～3分钟（对紫外线过敏者忌用）。

疗效：治疗白癜风24例，其中以局部擦药加紫外线照射的12例效果最好（近期痊愈、显效各5例，无效2例）；此外治疗牛皮癣36例，近期痊愈5例，显效21例，有效9例，无效1例；治疗秃发13例，显效3例，有效2例，另8例尚在治疗中。

病例：常××，女，14岁。腹部出现白斑15×5平方厘米已达2年，涂擦上药一次，晒日光30分钟后，局部明显潮红，部分出现水泡，5～6天炎症反应消退，沿毛孔现暗褐色色素，再治4～5次痊愈，随访半年余未复发。

材料来源：辽宁省旅大市第二人民医院。

（十一）酒 渣 鼻

主治：酒渣鼻。

方药：红粉5克，冰片4.3克，薄荷脑3.7克，香脂100克。

制法：将红粉分为两等分，分别加入冰片和薄荷脑中，分别研细，先把红粉、冰片加入香脂中调匀,再把红粉、薄荷脑加入，拌匀即成。

用法：先洗净患部，薄薄涂上药膏一层，每日早晚各一次。

疗效：治疗37例，病情属于Ⅰ度者7例，Ⅱ度者16例，Ⅲ度者14例。结果痊愈4例，显效16例，进步14例，无效3例。

486

材料来源： 西安医学院第一附属医院。

（十二） 腋　　臭

主治： 腋臭。

方药： 雄黄、石膏各半斤，白矾（用生矾）一斤。

制法及用法： 石膏研末，放锅内煅成白色，再将雄黄、白矾研细过筛，混合搅匀，密闭保存。用时将手指沾水湿润后，沾适量药粉（约一线）使成浆糊状（勿太稠或太稀），涂于腋窝部，每日一次，连续涂药至愈。

疗效： 治疗43例，一般用药3～4次见效。

材料来源： 四川省宜宾地区。

（十三） 斑秃与脱发

第一方： 治斑秃病。

方药及用法：

1．**外包用药：** 鲜生姜50％，生半夏30％，野胡萝卜15％，蜘蛛香5％。

用法：将各药洗净捣烂如泥，用适量面粉调匀，患者剃光头后，涂上药物，用绷带包扎，五天换药一次，为一疗程，约需五个疗程，每次换药前须将头发剃光。药物变干，可洒冷开水。

2．**内服用药：** 赤芍、川芎各一钱，桃仁、红花、鲜姜各三钱，红枣（去核）六枚，葱白七根。

用法：上药用量可根据患者情况加减，10岁以下小孩减

487

1949

新 中 国
地 方 中 草 药
文 献 研 究
(1949—1979年)

1979

半，每剂煎服三天，早晚各一次，须服七剂。每次服后，酌量服白酒或甜酒。

经外包和内服药后，若脱发仍不生，可用鲜姜切成薄片，用火烤热反复擦脱发处。眉毛不能生长，可用生半夏叶和生姜制成水剂，擦眉毛脱落处。

疗效：治疗50例，效果良好。

材料来源：贵州省赫章县。

注：1.野胡萝卜为伞形科植物Daucus carota L.

2.蜘蛛香为败酱科植物心叶缬草 Valeriana wallichii DC.以根茎入药。

第二方：治脱发。

方药：当归、柏子仁各一斤。

用法：共研细末，炼蜜为丸。每日三次，每次饭后服二至三钱。

疗效：治疗50余例，效果显著。

病例：丁××，男，40岁。患脱发数年，成片的脱光，经多方治疗无效，经服本方丸剂一料，新发又生长。

材料来源：湖北省孝感县花园人民医院。

（十四）　慢性溃疡

第一方：治下肢溃疡。

方药：东方Ⅰ号：苍术、黄柏、地榆、白及、白芷、汉防己、木瓜、郁金各一两，煅石膏粉、煅炉甘石粉 各 十二两，麻油（菜油、棉子油等均可）二斤。

制法：将前八味切片浸入油中1～7天，再将此药及油均

488

放入钢精锅煎1.5～2小时（温度达180～200°C，油煎沸后用小火熬，使药物成焦枯黄色），用两层纱布(中隔一层药棉)过滤，弃渣取油，将油倒入干净容器内用文火（106～180°C）熬炼1.5～2小时(油温106～180°C)，至油滴水成珠为度。然后按此比例交替逐渐加入煅石膏与煅炉甘石粉（均过100目筛），同时加大火力，使油面冒白烟，不断搅拌，继续加热1～2小时至再次滴水成珠即可，冷却后成硬膏。

用法：将硬膏加热，熔化于纸上，外敷创面。若创面溃烂较深，敷药后可再填棉花或纱布于疮凹处，然后加压包扎。每日或隔日换药一次，创面新鲜的每周换二次即可。

疗效：治疗200余例，疗效较好。并对烧伤、手术感染创口、褥疮、慢性湿疹等其它皮外科疾患400例进行观察，也有较好效果。

病例：潘××，男，37岁。患右小腿溃疡已17年。体检：右下肢肿胀，静脉曲张，足背消失，溃烂面积达25×10厘米，创面陈旧肉芽灰暗，有大量奇臭脓性分泌物。用东方Ⅰ号并隔天一次配合针刺患肢，治二周后创面臭味消失，肉芽新鲜，一个月后新鲜肉芽创面上出现许多孤立生长、大小不一的"皮岛"，逐渐连成片，二个月后创面愈合，无疤痕挛缩，足背显露，可穿鞋行走。

材料来源：四川省涪陵地区。

第二方：治下肢溃疡。

方药：破胶鞋灰。

用法：先用茶叶水洗净创面，将破胶鞋烧灰，加棉子油或菜油适量调成糊状，涂患处。

疗效：治疗36例，治愈35例。一般15天至一个月可愈。

489

1949
新　中　国
地 方 中 草 药
文 献 研 究
(1949—1979年)
1979

武汉医学院一附院、××职工医院系统观察5例,最大溃疡面7×9厘米,其中1例病程已三年,涂药数次即愈,另2例接近愈合, 2例好转。

病例: 何××,男,49岁。下肢胫骨前慢性溃疡达30多年,涂上药一个月痊愈。

材料来源: 湖北省麻城县。

第三方: 治各种慢性溃疡。

方药: 新鲜蚯蚓(最好是红蚯蚓)数条,白糖适量。

制法: 将新鲜蚯蚓以水洗净,浸泡于白糖内(每两蚯蚓加白糖2～3匙), 3～4小时后过滤取液备用。

用法: 先将溃疡处按常规清洗后,将消毒纱布放于蚯蚓液浸湿,复盖于溃疡面包扎,每天更换两次。

疗效: 治疗14例,疗效满意。

材料来源: 江西省九江市第二人民医院。

(十五) 类 天 疱 疮

主治: 类天疱疮。

方药: 柳枝、桃枝、槐枝、榆枝、桑枝各半尺,冰片、漳丹各五钱,白蜡二两,麻油七两。

制法: 将树枝截成一寸长,劈成四瓣,将麻油熬开,炸树枝至焦,用两层纱布过滤,再熬至滴水成珠时,入漳丹和白蜡,稍凉后再入冰片,放入瓷瓶,凉后备用。

用法: 外涂患处,每日一次。

病例: 马××,男,61岁。1968年4月起,手、脚、口腔粘膜出现大小不等水疱,逐渐波及全身,疱壁菲薄易破,

490

流水糜烂引起疼痛，曾到北京经皮肤性病研究所诊断为"类天疱疮"，在各大医院用过激素、氨苯砜等治疗无效，涂上药一个多月后，皮肤糜烂面完全愈合，随访一月未复发。

材料来源：河北省涞水县。

（十六）硬皮病

主治：硬皮病。

方药：葫芦茶（田刀柄），拔脓膏（雾水葛）。

用法：取上药之叶各适量和食盐捣烂外敷，并用拔脓膏叶和葫芦茶煎水洗擦。

疗效：治疗3例，均有明显好转。

病例：周××，男，34岁。患硬皮病已三年，多次经广东省人民医院等确诊并久治无效。检查：面部潮红，弹性消失，双上肢皮肤不能捻起，掌指关节伸展困难，不能握拳，掌背部有散在性溃疡，手指苍白冰冷，全身皮肤无色素沉着，大关节运动自如。用本法治疗，并用沉香烟熏双上肢，一个月后面部皮肤色泽正常，能皱额且可见皱文，左手握拳有进步，双上肢皮肤变软，色泽接近正常。

材料来源：广东省海南琼中县长安公社卫生院。

注：1.葫芦茶为豆科植物 Desmodium triquetrum (L.) DC.

2.拔脓膏为荨麻科植物雾水葛 Pouzolzia zeylanica (L.) Benn.

491

· 白 页 ·

眼 科 疾 病

（一）重症肌无力（眼睑）

主治：重症肌无力（眼睑）。

方药：脾虚中气不足者用补中益气汤：黄芪，炒白术，炙甘草，升麻，柴胡，当归身，陈皮，党参（方中重用黄芪和党参）。随症加减。

肝肾阴虚者用六味地黄汤：熟地，山药，茯苓，泽泻，山萸肉，丹皮。随症加减。

用法：两次煎服。

疗效：治疗53例，痊愈22例，基本治愈10例，显著好转5例，无效16例。22例治愈病人中疗程最短者两星期，最长10个月，平均为4个月。年龄越轻，疗效越高。在32例治愈和基本治愈的病人中，有5例分别在半个月至2年内复发，再经治疗又痊愈。

材料来源：上海市眼病防治站。

（二）急 性 结 膜 炎

第一方：治急性结膜炎。

493

1949

新 中 国
地 方 中 草 药
文 献 研 究
(1949—1979年)

1979

方药：小田基黄（全草）一至二两。

用法：煎水熏洗患眼，每日三次。

疗效：治疗58例，痊愈57例。

病例：蓝××，男。患急性结膜炎，曾用西药治疗未见好转，改用上药煎水熏洗，每天三次，次日痊愈。

材料来源：广西柳江县土博公社卫生所。

注：小田基黄为金丝桃科植物地耳草Hypericum japonicum Thunb。

第二方：治急性结膜炎。

方药：石螺丝水。

用法：将石螺丝喂养盆内，用时取其一个，用注射器吸螺丝水点眼，每天三次。

疗效：治愈684例，一般4～5次即愈

病例：李××，男，40岁。两眼红肿流泪，畏光疼痛，用石螺丝水点眼，2天痊愈。

材料来源：湖北省洪湖县。

第三方：治急性结膜炎，翼状胬肉及二年以内的角膜云翳，斑翳。

方药：活水蛭（田蚂蝗）3～5条，生蜂蜜5毫升。

制法：将活蚂蝗置生蜂蜜中，六小时后将浸液装瓶备用。

用法：滴眼。每天一次，每次一滴。

疗效：治疗上述眼病一般滴一至二次见效。

材料来源：湖南省郴州地区宜章人民医院。

第四方：治急性结膜炎。

方药：蒲公英，金银花。

494

制法及用法： 将两药分别水煎，将煎液制成两种滴眼药水。每日滴眼三至四次，每次二至三滴。

疗效： 分别用两种眼药水治疗，一般 2～4 天痊愈。对磺胺醋酰钠或氯霉素耐药的患者，效果亦好。

材料来源： 天津市眼科医院。

（三）角　膜　疾　病

第一方： 治病毒性角膜溃疡。

方药： 一见喜、紫花地丁、野菊花、蒲公英、夏枯草各适量。

用法： 两次煎服（并用 3％一见喜溶液 滴眼）。属于风热型加祛风药，如荆芥、防风、羌活、桑叶、菊花、薄荷、蔓荆子等；湿热型加利湿药如藿香、苍术、黄芩、荔枝草、车前草等。角膜染色转阴，留有浸润时，加用退翳药如密蒙花、木贼草、白蒺藜、青葙子、草决明、夜明砂、蛇蜕、蝉蜕等。

疗效： 治42例，有一定效果。

材料来源： 上海第一医学院眼耳鼻喉科医院。

注： 1.一见喜为爵床科植物穿心莲 Andrographis paniculata （Bum.f.）Nees

2.紫花地丁为堇菜科植物Viola yedoensis Mak.

3.荔枝草为唇形科植物雪见草Salvia plebeia R.Br.

第二方： 治角膜白斑。

方药： 细叶鼠曲草一钱。

制法： 上药加水 100 毫升浸泡，隔水蒸沸30分钟，过滤

495

1949

新　中　国
地方中草药
文　献　研　究
(1949—1979年)

1979

装入眼药水瓶内。

用法：新患眼每小时滴二次，每次三滴，陈旧性患眼每小时滴四次，每次三滴。

疗效：治疗20例，8例痊愈，8例显著好转，3例未坚持治疗，1例无效。

病例：邹××，男，成人。被石灰烧伤右眼，形成角膜白斑。用本方治疗三个月，白斑消失，报纸小字能清楚看到，痊愈出院。

材料来源：广西百色专区防治院。

注：细叶鼠曲草为菊科植物 Gnaphalinum japonicum Thunb.

第三方：治角膜云翳，斑翳，白斑。

方药：火炭母（干）、十大功劳各一两。

制法及用法：加水2000毫升，煎4～5小时，去渣取液150～200毫升，过滤澄清即成，药液pH5.5～6之间。每2小时滴眼一次，疗程1～2个月，药水3～5天换一次。过期失效。

疗效：治疗124例，疗效如下：

类　　别	例　　数	疗	效	
		良　好	好　转	无　效
角膜云翳	41	30	11	0
角膜斑翳	55	25	24	6
角膜白斑	28	9	16	3

材料来源：广西医学院附属医院。

注：1.火炭母为蓼科植物Polygonum chinense L.
2.加入十大功劳目的在于矫正滴剂酸硷度。

496

（四）青 光 眼

主治： 急性充血性及慢性单纯性青光眼

方药： 槟榔抗青光眼药水。

制法： 取槟榔片200克，加水900～1000毫升，煎煮45分钟，滤出药液。药渣再加水500毫升，煎煮30分钟，滤出药液。合并滤液，浓缩至200毫升。加少量尼泊金或三氯叔丁醇防腐。调至pH6～6.5，静置1～2天，滤去沉淀，即可用。亦可加入药液总量2～4%的甘油作稳定剂。以后若析出沉淀，滤后可继续使用。

用法： 滴眼，每5分钟一次，共六次。随后半小时一次，共三次。以后按病情每2小时一次。

疗效： 治疗急性充血性青光眼9只眼，在1～2小时内控制眼压。慢性单纯性青光眼亦获满意疗效。

病例： 陶××，女，56岁。双眼视朦一年多，左眼失明半年，右眼突然视朦，头昏，失眠10多天。诊断：右急性充血性青光眼，左慢性青光眼。用上法滴右眼，50分钟后眼压降至正常。以后在门诊治疗，每1～2小时滴药一次，眼压可维持正常。

材料来源： 广东省中山医学院附属眼科医院。

（五）视网膜脉络膜炎

第一方： 治视网膜脉络膜炎。

方药： 生、熟地各八钱，黄精四钱，石斛、玉竹、草决

497

1949

新 中 国
地 方 中 草 药
文 献 研 究
(1949—1979年)

1979

明、望月砂、夜明砂各三钱，制首乌、桑椹各五钱，甘草二钱，红枣五枚。

用法：水煎服，每日一剂。

禁忌：茶水。

疗效：治疗近100例，一般服3～10剂，视力提高。若原视力0.5以上，服10余剂即增至1.0。

病例：杨××，男，成人。患双眼视网膜脉络膜炎，服药五剂，视力由0.2增至0.8。

材料来源：湖北省宜昌市。

第二方：治中心性视网膜炎。

方药：生、熟地各五钱，全当归、怀山药、夏枯草、炒杜仲、连翘、银花、麦冬各三钱，五味子一钱，煅石决明八钱。

用法：两次煎服。上方可随症加减。

疗效：治疗208例，有效率达85％。

病例：钱××，男，56岁。患中心性视网膜炎，服上方两周后，黄斑反光恢复，四周棕红色亦有明显减退。原方减熟地，加草决明、鲜石斛，继服两周后，黄斑四周棕红色消失，视力增加到右眼1.2，左眼1.5。

材料来源：江苏省建湖县。

第三方：治中心性视网膜脉络膜炎。

方药：当归、红花各三钱，丹参、仙灵脾（淫羊藿）、赤小豆各一两，炒车前、生赤芍各四钱，何首乌五钱（若黄斑区水肿较甚，可加蒲公英三至五钱）。

用法：两次煎服。上方可随症加减。

疗效：治疗50例（共58只眼）西药治疗无效的病人，结

498

果痊愈（黄斑区水肿全部消退）50只眼，其他 8 只眼黄斑区水肿已不明显。平均治疗天数25.5天。

病例： 吴××，男，41岁。1968年左眼患中心性视网膜脉络膜炎，每年复发，1970年 5 月又复发，有 4 个月。视力左0.5，右1.2，左眼黄斑部水肿，中心反射消失，有许多小黄点。服西药无明显效果。改服上方后，左眼黄斑部水肿消退，中心反射存在，附近有黄点及色素，视力逐渐提高到0.9，10天内检查数次，病情稳定。

材料来源： 上海市龙华医院。

（六）夜 盲 症

第一方：

方药： 鸡眼草三至四钱。

用法： 炒黄研末，拌猪肝炖服。

疗效： 治疗394例，一般服用 1～3 剂即痊愈。

病例： 艾××，女，28岁。夜盲 6 年余，双眼检查无异常，经多方治疗无效。服本药二剂痊愈，迄今一年未复发。

材料来源： 江西省金豁县。

注： 鸡眼草为豆科植物 Kummerowia striata (Thunb.) Schindl.

第二方：

方药： 松毛汁。

制法及用法： 将松树毛洗净，捣烂，加等量水煎汁，每日三次，每次服200毫升。

疗效： 治疗100例，80例痊愈，20例好转。

1949

新 中 国
地 方 中 草 药
文 献 研 究
(1949—1979年)

1979

病例：连××，男，成人。夜盲10天，服此药5天，痊愈。

材料来源：湖北省襄樊市东风卫生院。

第三方：

方药：夜明砂三钱。

用法：将上药用水淘去泥沙，晒干碾碎，加水煎数沸后，待温服。如配合猪、羊或鸡肝煮服，效果更佳。

疗效：治疗37例，全部治愈。

病例：林××，女，36岁。天黑时两眼看不见东西，已有2天，诊断为夜盲症。服上方数剂而愈。

材料来源：安徽省濉溪县蔡里公社南庄大队。

500

耳鼻咽喉疾病

（一）中 耳 炎

第一方：治化脓性中耳炎。

方药：白背叶（干）一两。

制法：加水250毫升，炖一小时（从水沸开始算，炖药器皿要加盖盖好），去渣，用消毒纱布过滤三次，清液冷却后，加入尼泊金防腐剂，每100毫升清液加防腐剂3毫升，分装入滴管备用。

用法：先以白醋冲洗患耳，拭干后滴入上药，每天三次，每次3～4滴。

疗效：治疗80例，经过追踪观察者77例，其中痊愈32例，显效24例，好转21例。

病例：黎××，男。患中耳炎30多年，右耳常流脓，各医院治疗无效，经用本品滴耳，第一次用药后疼痛减轻，第四次治疗后，脓液分泌停止而治愈，追踪一年未复发。

材料来源：广东省广州市东山区人民医院。

注：白背叶为大戟科植物 Mallotus apelta （Lour.）Muell.—Arg.

第二方：治化脓性中耳炎。

501

1949

新 中 国
地 方 中 草 药
文 献 研 究
(1949—1979年)

1979

方药：精制枯矾粉一两，冰片一钱，麝香三分。

制法：共研细末，密贮备用。

用法：将耳内脓水轻轻擦净，均匀撒布药粉。脓液多者，每日换一次，少者隔日换一次。

疗效：治疗47例，三至七次全部治愈。

材料来源：福建省霞浦县人民医院。

第三方：治急、慢性化脓性中耳炎。

方药：枯矾二钱，冰片四分，五倍子五分。

用法：先将上药共研细末。将外耳道脓性分泌物用棉棒擦干后，吹入上药，一日三次。

疗效：治30例，大部分治愈，疗程较短，未治愈者，也有好转。

材料来源：内蒙古磴口县卫生工作站。

第四方：治急、慢性中耳炎。

方药：红升丹：水银二两，明矾一两，黑矾六钱，火硝四两，朱砂、银朱、雄黄各五钱。

制法：将后六味药混合研极细末，再加水银搅拌均匀，放入铁锅内，用新碗盖好，周围用盐泥封牢，用文、中、武三火各烧一个小时即成红升丹。

用法：先用棉签清理耳中脓液，后放入红升丹捻（切忌把药粉直接撒入耳内），每日或隔日一次。

疗效：治疗227例，疗效显著。

病例：傅××。患慢性化脓性中耳炎11年，常年流脓，时轻时重，经用此方治疗十余次，两周痊愈，随访3年未复发。

材料来源：河南省。

502

第五方：治中耳炎。

方药：蛇蜕（最好用草花蛇的）97％，小蜘蛛2％，梅片（冰片）1％。

用法：洗干净耳内脓液，吹入上药粉每日一次，一般三至四次见效。

疗效：经治30例，全部有效。

病例：李××，女，7岁。患中耳炎2年，用上药治疗3天见效。

材料来源：广西北流县隆盛公社卫生院。

第六方：治中耳炎。

方药：三颗针（小檗）、硼酸、甘油各适量。

用法：将上药做成滴耳剂，用药前应先用双氧水冲滴。

材料来源：西藏拉萨市医院"五七"药厂。

（二）鼓膜穿孔

主治：鼓膜穿孔。

方法：采用蒜膜刺激鼓膜增生术，其法先以75％酒精棉棒擦净外耳道，除去皮屑及耵聍，注意勿使酒精入鼓室。按穿孔大小，用手术刀剥取蒜膜，用枪状镊子将蒜膜附在穿孔位置上，如有缝隙错位，可用棉棒轻轻正位。蒜膜补上时有刺激感，霎时消失。补后用脱脂棉堵塞外耳道，7天至2月复诊观察鼓膜生长情况。根据情况可用抗菌素控制炎性反应。

疗效：治疗20例中耳炎引起的和近期外伤性穿孔，除3例失败外，其余17例均获愈合。

503

1949

新 中 国
地 方 中 草 药
文 献 研 究
(1949—1979年)

1979

病例：田××。右耳紧张部中心中等穿孔，2月4日修补，未服药，4月15日复诊，鼓膜穿孔闭合，蒜膜脱落，听力恢复正常。

材料来源：辽宁省旅大市中医医院。

（三）鼻 衄

主治：鼻衄（鼻出血）。

方药：鲜瓦松二斤，红砂糖五钱。

用法：将瓦松洗净阴干捣烂，用纱布绞取汁，加红糖拌匀，倾入瓷盘内，晒干成块。每次服五分至一钱，每日二次，温开水送服。

禁忌：辛辣刺激食物和热开水。

疗效：治疗50例，均有止血效果。

病例：康××，男，13岁。1965年经常睡到深夜时流鼻血，多方治疗无效，服上药三次即愈，至今未复发。

材料来源：湖北省云梦县。

注：瓦松为景天科植物刺叶瓦松 Sedum spinosum (L.) Willd. var. thyrsiflorum Fröd.

（四）副 鼻 窦 炎

主治：副鼻窦炎。

方药：鲜大蓟根三两，鸡蛋二至三个。

用法：上药与鸡蛋共煮，吃蛋喝汤。忌吃辛辣等刺激性食物。

504

疗效：共治200多例，有效率为90％。

病例：刘××。患副鼻窦炎三个多月，经常头痛，流脓性鼻涕，服上药三次见效。

材料来源：浙江省义乌县东河公社卫生所。

（五）急性扁桃体炎

第一方：治急性扁桃体炎。

方药：鲜威灵仙全草（或单用茎叶）二两（干品用一两）。

用法：上药洗净，煎汤内服，每日一剂（或煎汤当茶饮）。

疗效：治疗247例，有效率90％。

材料来源：江苏省无锡市马山公社。

第二方：治急性扁桃体炎。

方药：石豆兰一两，杠板归二两半，一枝黄花五钱。

用法：每日一剂，两次煎服。

疗效：治疗70例，治愈率98.4％。

病例：赵××，男，35岁。畏寒，发烧，咽部疼痛，体温39.5°C，双侧扁桃体肿大Ⅱ度，伴脓性渗出物，经用石豆兰合剂，一天见效，三天痊愈，第四天上班。患者过去扁桃体炎曾用青、链霉素治疗需6～7天痊愈。

材料来源：福建省福州市。

注：1．石豆兰为兰科植物麦斛 Bulbophyllum inconspicuum Maxim.

2．杠板归为蓼科植物贯叶蓼 Polygonum perfolia-

505

1949

新 中 国
地 方 中 草 药
文 献 研 究
(1949—1979年)

1979

tum L.

3．一枝黄花为菊科植物 Solidago virga-aurea L。

第三方：治急性扁桃体炎。

方药：儿茶、柿霜各三钱，冰片二分，枯矾二钱。

制法：将上药共研细末，用甘油调成糊状。

用法：涂抹扁桃体患处。

疗效：治疗80例，全部治愈。

病例：邹××，男，15岁。因发烧、咽痛而入院，住院前检查：体温39.4°C，双侧扁桃体肿大，充血，有脓栓形成，诊断为急性扁桃体炎。用上药涂扁桃体后，体温降为37.8°C，次日晨36.7。C。扁桃体充血大减，脓栓脱落，咽后壁已不发红，无分泌物。

材料来源：辽宁省沈阳铁路局大连医院。

第四方：治急性扁桃体炎。

方药：山豆根、牛蒡子、射干、荆芥各三钱，银化四钱，防风、甘草各二钱。

用法：每天一剂，两次煎服。治疗时，配合多贝尔氏液漱口。

疗效：对卡他性及陷窝性扁桃体炎，均有良好效果。

材料来源：内蒙古磴口县卫生工作站。

第五方：治急性扁桃体炎，咽峡炎。

方药：蛾药。

用法：取根研末，用粉直接喷于患部。每天三次，每次五分。重者可同时内服，每天三次，每次五分。

疗效：治疗250余例，疗效显著。

病例：肖××，男，35岁。发热39°C，咽痛，扁桃体Ⅲ

506

度肿大，布满脓性分泌物。用药喷喉一次，内服二次，8小时后体温降至正常，咽痛减轻，扁桃体肿大消退，痊愈。

材料来源：云南省昭通专区鲁甸县大水井公社。

注：蛾药为菊科植物中国火绒草 Leontopodium sinense Hemsl.

第六方：治急性扁桃体炎，咽炎，支气管炎。

方药：消炎草（全草）三钱至一两。

用法：加黄糖少许煎服。或制成20％消炎草水，每服45毫升（小儿酌减）。

疗效：治疗急性扁桃体炎和咽炎45例，痊愈44例，好转1例；治支气管炎5例，全部治愈。

病例：李×，女，1岁。发烧40.5℃，咳嗽，咽红，舌腭弓有分泌物，诊断为咽炎。服20％消炎草水，两天治愈。

材料来源：广西桂林专区平乐县二塘公社东风大队二塘卫生院。

注：消炎草为唇形科植物，又名喉风草、假薄荷、皱面草。

第七方：治扁桃体炎。

方药：去瘟灵干糖浆：板蓝根提取物25.4％，淀粉34％，糖粉40％，香精0.5％。

用法：每四小时服一次，成人每次服半包，儿童每次服1/4包，温开水送服或冲服。

材料来源：天津市先锋中药厂。

第八方：治扁桃体炎、咽喉炎、口腔炎、腮腺炎等。

方药：虎掌草。

剂型及用法：粉剂：用其根研末，过筛，高压消毒。成

507

1949
新 中 国
地 方 中 草 药
文 献 研 究
(1949—1979年)
1979

人每次0.5克，儿童减半，每天3次，开水送服，3日为一疗程。

片剂：每片0.5克，每次1片，每天三次。

胶囊：每粒0.3克，每次2粒，每天三次。

酊剂：1%虎掌草酊喷喉。

疗效：治疗急性扁桃体炎12例，咽喉炎8例，全部治愈。

材料来源：云南省通海县。

注：虎掌草为毛茛科植物溪畔银莲花 Anemone rivularis Buch.-Ham. 又名草玉梅,汉虎掌,见风黄,密马常。

（六） 咽 炎

第一方：治咽炎。

方药：地苦胆二钱。

用法：泡入热开水中半小时，每天服一剂，或制成片剂含服。

疗效：治疗100例，治愈率95%。一般服药后5小时症状减轻，10～28小时痊愈。

材料来源：广西天峨县防治院。

注：地苦胆为防己科植物青牛胆（箭叶金果榄）Tinospora sagittata Gagnep.

第二方：治咽喉炎、急性扁桃体炎、急性会厌炎及诸骨哽喉等。

方药：鲜威灵仙叶。

508

制法： 洗净捣烂，布包绞汁，瓶装备用，久贮者刺激性小。

用法： 将4～5厘米长消毒棉绒捻条（适应患者鼻孔大小），一头浸透威灵仙叶汁，插入鼻孔，达上鼻道（左痛塞左，右痛塞右）。约4～6分钟，患者即流泪、打喷嚏，到30分钟左右，症状可显著减轻，如未愈，须隔4～6小时再用前法治疗。

疗效： 治疗咽喉炎60余例，疗效显著；治鱼骨哽喉11例，全部治愈。

病例： 1．张×，男，成人。咽喉肿痛数日，发烧，经某医院诊断为急性扁桃体炎。用上法塞鼻约一小时后，症状即见好转，第二次用药后痛减大半，两天治愈。

2．陈×，男，54岁。被鱼骨卡喉3天，痰涎壅甚，汤水难下，呼吸困难，病情严重，后用威灵仙叶捻塞鼻，约半小时后，痰涎逐渐消失（药物有抑制分泌作用），半夜后，如法重复一次，不到40分钟，患者感觉鱼骨已下咽消失，当夜即能进食稀饭。

材料来源： 安徽省太湖县。

第三方： 治小儿急性咽炎，扁桃体炎。

方药： 元参、麦冬、生地、板蓝根、生大黄、皂角子、蚕砂、银花、连翘、茅根、赤芍各六钱，丹皮四钱，川贝、青黛、薄荷各三钱，甘草二钱。

制法： 共研细粉，炼蜜为丸，每丸重一钱。也可制成片剂，每五片相当于一丸。

用法： 每日量：2岁以内服一丸以下；2～4岁服二丸；4⁺～6岁服三丸；6⁺～9岁服四丸。连服3天。

509

1949

新　中　国
地 方 中 草 药
文　献　研　究
(1949—1979年)

1979

疗效：治疗70例患儿。服药 1 天退烧者10例， 2 天退烧者57例， 3 天退烧者 3 例。其中63例服药 2 ～ 3 天痊愈， 7 例服药 5 天痊愈。

病例：宋×， 6 岁。患扁桃体炎，发烧咽痛，服药三次，每次五片，次日体温正常，咽痛消失。

材料来源：天津市儿童医院。

注：该院曾对46例患儿咽培养作细菌的药物敏感试验，咽培养之主要致病菌为金黄色葡萄球菌，乙型溶血性链球菌，服药 2 ～ 6 日致病菌转为阴性。

510

口 腔 疾 病

（一）龈炎与口炎

第一方：治坏死性龈口炎。

方药：霜梅乳沫散：白信、川柏、川连、甘草各一钱，青黛二钱，冰片一钱半，硼砂四钱，乳香、没药各五钱，红枣一两。

用法：轻轻刮去牙垢及牙周腐败组织，用3％双氧水或高锰酸钾溶液洗患部后，涂撒霜梅乳沫散。

疗效：治疗381例，有效率达96.4％，一般用药一至二次治愈。

材料来源：北京市口腔医院。

第二方：治小儿口糜疮（口腔炎）。

方药：小麦面烧灰二份，冰片一份。

用法：将上药混合研细，用时，将药粉吹在患儿口疮面，每天二至三次。

疗效：治疗100余例，有效率95％以上，一般治疗3～5天即愈。

病例：张××，男，3岁。患口疮,体温40°C。在××医院治疗3天，又用本方2天，每天二次，口疮痊愈。

材料来源：江苏省响水县。

511

1949
新中国
地方中草药
文献研究
(1949—1979年)
1979

第三方：治口腔炎（包括：走马牙疳、口疮、齿龈炎、小儿鹅口疮等）。

方药： 雀不踏（楤木）虫一至三个，冰片少许。

制法： 取虫置瓦上焙干研细，再同冰片共研极细末，装入瓷瓶内备用。

用法： 用盐水或淘米水漱洗口腔后，再将药粉吹于患处，每天二至三次。

疗效： 共治疗647例，效果良好，一般用药1～3天，撒药四至六次即愈。

病例： 罗××，男，26岁。患走马牙疳，经四个多月治疗无效，上下牙龈均烂掉，经用本方治疗，一天三次，共用五个虫的粉末，一星期左右，口腔溃烂痊愈，以后牙龈生长。

材料来源： 湖北省南漳县，保康县。

第四方： 治疱疹性口炎及感染性口炎。

方药： 养阴生肌散：牛黄、黄柏、龙胆草各一两，雄黄、青黛、甘草、冰片各二两。

用法： 用3％双氧水棉球洗患部，再用0.1％霍夫奴尔棉球洗去泡沫，擦干，将养阴生肌散涂于患部。全身症状明显者配合全身治疗。

疗效： 治疗30例，一般一周内痊愈。

材料来源： 北京市口腔医院。

（二） 牙 痛

第一方

方药： 徐长卿。

512

制法：将根晒干，取五钱洗净，加水1500毫升，煎至500毫升即成。也可将其根制成粉剂。

用法：痛时服水剂30毫升，服时先用药液漱口1～2分钟再嚥下；如服粉剂，每次五分至一钱，均每天二次。

疗效：治疗200余例，用药后牙痛消失者占90％。

材料来源：河北省昌黎县。

注：1.用药量过大，有麻嘴感，停药后很快消失。

2.徐长卿为萝摩科植物 Pycnostelma paniculatum (Bge.) K.Schum.

第二方

方药：小关门（鲜全草）。

制法：取上药搓成小球形，置杯内，滴茶油三至四滴，放锅内蒸熟，取出包好。

用法：每日放鼻前嗅数次，每次约2分钟。

疗效：治疗龋齿116例，疗效较好。

材料来源：湖南省黔阳县洪江镇人民防治院。

注：小关门为豆科植物鸡眼草 Kummerowia strlata (Thunb.) Schindl.

第三方

方药：打碗花（鲜花）三分，白胡椒一分。

制法：将鲜打碗花的花三分，捣泥；白胡椒一分，研成细末，两药混匀使用。

用法：1.龋齿：将上药塞入蛀孔，上下牙咬紧，一至二次即愈。

2.风火牙痛：将上药放在痛牙处咬紧，几分钟后吐出，漱口，一次不愈，可再使用一次。

513

1949

新 中 国
地 方 中 草 药
文 献 研 究
(1949—1979年)

1979

疗效：治疗100多例，对龋齿止痛效果良好。

病例：杨××，４０岁。牙龈经常红肿疼痛，多次服止痛片和消炎药无效。经用上药治疗，疼痛即止，三年未复发。

材料来源：宁夏回族自治区。

注：打碗花为旋花科植物Calystegia hederacea Choisy以花入药。

第四方

方药：碎米棵（草豆棵，牙痛草）。

用法：取一至二两（鲜），水煎1小时，去渣，内服。

疗效：治疗500余例，效果良好。

病例：李××，男，３５岁。因齿龈炎引起牙痛，侧面部浮肿，不能张嘴，疼痛四天不能进食，第五天下午８时服碎米棵煎剂，当夜疼痛减轻，第六天疼痛消失，侧面部浮肿消退，至今未复发。

料材来源：云南省姚安县南街大队合作医疗站。

注：碎米棵为紫金牛科植物铁仔 Myrsine africana L. 以全株入药。

第五方

方药及制法：鳖甲。焙干轧成细末，贮于干燥器皿内备用。

用法：将鳖甲粉0.5克放在烟斗内烟叶的表面上，点燃当烟吸。

疗效：治疗105例，其中80例吸烟后牙痛未发作，5例有效，另20例仍有反复发作。

514

病例：秦××，男，40岁。患龋齿牙痛，用各种止痛片无效，经用上法后立即止痛。

材料来源：河北省赞皇县卫生防治院。

第六方

方药：细辛、樟脑各二钱。

制法：将细辛切碎，铺于大铁壶内，再将樟脑撒铺细辛上，盖以瓷碗。将草纸浸湿围贴碗口周围，再用半干黄泥土封固。将铁壶置文火上烘烧，待碗底发热，闻到樟脑香气时，把铁壶离火让其冷透，揭开盖碗，将碗底樟脑白霜扫下，密封备用。

用法：取樟脑霜适量，用薄棉裹如豌豆大，放于患齿处，咬定即可。

疗效：治疗100余例，用药10分钟后可止痛。

病例：蓝××，男，30岁。齿痛龈肿，注射青霉素、内服氨基比林不愈，经用本方约2小时痛止肿消。

材料来源：湖北省潜江县。

第七方

方药：乌木酊：生草乌三钱，一支蒿、冰片各二钱，小木通一两。

用法：上药共研细，泡酒一市斤，一周后，取棉球蘸药水塞入患处或外擦红肿疼痛处，每日一次。

疗效：上药对牙痛具有麻醉止痛作用，用于治疗牙髓炎、牙周膜炎、牙周炎等引起之疼痛100多例，止痛效果较好，但对部分龋齿病例止痛时间不长，隔几日又须上药。

材料来源：云南省文山州

注：1．一支蒿为毛茛科乌头属植物雪上一支蒿Acon-

515

1949

新 中 国
地 方 中 草 药
文 献 研 究
(1949—1979年)

1979

ïtum bullatifolium Levl. var. henotrichum W. T. Wang 的块根，有剧毒。

2. 小木通为毛茛科铁线莲属 Clematis 植物。

第八方

方药：威灵仙、毛茛各等量。

制法：取鲜药洗净，捣烂，取汗。1000毫升药汁可加75％酒精10毫升，用以防腐。

用法：用棉签沾药水擦痛牙处。注意不可多擦，以免起泡。

疗效：局部用药后，牙痛立即控制。

材料来源：湖北省咸宁地区。

第九方

方药：铁棒锤。

用法：将上药一段（如玉米粒大），捣烂，用纱布包好，放在患牙处咬紧。

疗效：治疗100余例，一般咬紧 15～20 分钟止痛，持续时间较长。

病例：王××，女，29岁。长期反复患牙痛，用铁棒锤治疗二次痊愈，至今十多年未复发。

材料来源：湖北省郧西县。

注：铁棒锤为毛茛科乌头属植物 Aconitum sp. 的块根，有剧毒。

（三）牙周炎与牙髓炎

第一方：治牙周炎，牙髓炎，牙糟脓肿。

516

方药及制法：马鞭草一两，切碎晒干备用。

用法：水煎服，每天一剂。

疗效：治疗14例，效果良好。

病例：王××，男，成人。牙痛难忍，检查7、6 6、7 有沉浮感（有脓），Ⅲ度松动，咬合时痛，服上药三剂后，炎症消失，仅有轻度叩痛。

材料来源：云南省昆明医学院附属第一医院，昆明军区总医院。

第二方：治牙周炎，牙龈炎，冠周炎。

方药：白马骨、蒲公英、犁头草各五钱，威灵仙三钱。

用法：每剂水煎二次，每次煎取浓汁一小碗，每天服一剂。

疗效：治疗524例，其中牙周炎312例，痊愈290例，显效15例，有效7例；牙龈炎165例，痊愈149例，显效11例，有效5例；冠周炎39例，痊愈33例，显效4例，有效2例；牙髓炎8例，均显效。

病例：冯××，男，20岁。左侧下颌智齿牙龈红肿，疼痛，按压患处有少许脓液，吞咽疼痛，张口困难，伴有发热。诊断为冠周炎。经服本方四剂而愈。

材料来源：江西省景德镇市人民中医院。

注：1.白马骨为茜草科植物六月雪Serissa serissoides（DC.）Druce，以全株入药。

2．犁头草为堇菜科植物 Viola japonica Langsd. 以全草入药。

第三方：牙髓炎无痛去髓。

方药：牙髓失活剂：雪上一支蒿，蟾酥。

517

1949
新 中 国
地 方 中 草 药
文 献 研 究
(1949—1979年)
1979

制法：取雪上一支蒿块根研成蒿粉，浸于无水酒精中，24小时后过滤，将滤液中酒精蒸出，得棕褐色胶状物，即酒精提取物。将雪上一支蒿酒精提取物1克，蒿粉0.5克，蟾酥细粉1克，羊毛脂0.8克，共置于乳钵内，充分调匀，研磨成软膏状备用。

用法：在原有穿髓孔处封入米粒大的药剂，1～2天后观察牙髓失活效果，行无痛去髓术。

效果：观察慢性牙髓炎40例，结果有效37例，无效3例。

材料来源：四川医学院附属口腔医院。

注：雪上一支蒿为毛茛科乌头属植物 Aconitum brachypodium Diels var. crispulum 或 Aconitum szechenyeanum Gay的块根。有剧毒。

（四）麻　醉　拔　牙

第一方：麻醉拔牙。

方药：入地金牛根皮（研粉），大梅片（冰片），薄荷脑。

制法：上药用酒精、甘油浸制成三种药液。

1.按95％酒精7份，甘油3份的比例，配制酒精甘油溶液，将溶液倾入入地金牛根皮粉中，浸至药面为度，2～3天后过滤，每10毫升滤液加入大梅片、薄荷脑各0.4克。

2.将60％酒精倾入入地金牛根皮粉中，浸至药面为度，一周后过滤。将滤液再倾入新鲜入地金牛根皮粉中，反复浸取过滤三次得滤液，将此滤液每10毫升加大梅片、薄荷脑各

518

0.4克。

3.将95%酒精浸泡入地金牛根皮粉一周后，制成流浸膏，加60%酒精适量，使其具有一定流动性，加入大梅片、薄荷脑各0.4克。

用法： 用棉球蘸药液插入牙周，约3～5分钟，分离牙龈，再将药液点入牙周膜，即可拔牙。

效果： 拔牙264例，无痛91%，小痛6%，无效3%。

材料来源： 广东省佛山市向阳卫生院。

注： 人地金牛为芸香科植物两面针 Zanthoxylum nitidum (Lam.) DC.

第二方： 麻醉拔牙和脓肿切开。

方药： 细辛、生半夏、生草乌、生南星各5克，薄荷、樟脑各4克。

制法： 共研细末，浸于75%酒精100毫升中泡3天，取上层浸液备用。

用法： 取纱布一小块，蘸药液放入需拔牙的唇舌面（或颊舌面）用手压迫，边摇动牙齿，持续5分钟，使牙龈发白，即可上钳拔牙。

注意事项： （1）麻醉不易达到深层组织，拔牙时少用牙挺，动作要迅速；（2）拔牙及需刮创口时，可用小棉球蘸药液塞于创口，待5～10分钟即无疼痛；（3）本剂毒性很大，切勿内服和过量。如出现下颌长时间麻木，可用姜片放入口内咀嚼片刻，或内服姜汁、蜂蜜适量，即可消失。

效果： 腾冲县人民医院用于临床200余例，一般用药后2～5分钟生效，可持续2小时左右，若麻醉期过可再涂一

519

1949

新 中 国
地 方 中 草 药
文 献 研 究
(1949—1979年)

1979

次。

材料来源：云南省腾冲县人民医院、安徽省合肥市人民医院等。

520

计 划 生 育

（一）中草药避孕

第一方：

方药：马蔺子。

制法：上药研末，取50克加水500毫升，煎30分钟左右，加黄酒250毫升，再煎10分钟即得。

用法：上药煎液分成6份，分娩后1～3天或月经来后第一天起开始服用，每天早晚各服一次，汤渣一起服，3天服完。服药后15天内不同房。以相同服法，每半年服一次。

效果：观察25例，有效24例，无效1例。最长观察6个月。

材料来源：河北省邯郸地区抗大农校医务室，成安县防治院。

注：1.原材料记载服药人数252例，其中有效的245例，占97.2％，无效7例，占2.8％，因为没有详细谈到观察多少时间，所以对效果不易判断，仅供参考。唯一观察时间长的1例介绍如下：

魏××，39岁。共生6胎，还做过2次人工流产。从1965年开始连续服药3年，共服药5次，每6个月服1次，

521

1949
新 中 国
地 方 中 草 药
文 献 研 究
(1949—1979年)
1979

直至1970年未怀孕。

2.马蔺子为鸢尾科植物马蔺 Iris pallasii Fisch.var.chinensis Fisch.的种子。又名马连子。

3.个别妇女服药后有月经推迟数天和月经量增多现象。

第二方：

方药：鹿含草。

用法：将上药放瓦片上焙干研末备用。服法有二：1.来经当天空腹服一次，用黄酒吞服三钱，每月一次，连服4～5个月。2.来经第一天和经净后各服三钱，连服3个月。

效果：观察70例，63例未孕。5例是服药一个月怀孕，1例是连服3个月后停药怀孕，另1例未按空腹服药的规定。观察时间最长8个月，最短2个月。

材料来源：浙江省东阳县巍山区卫生院。

注：1.鹿含草为鹿蹄草科植物鹿蹄草pyrola japonica Klenze或Pyrola elliptica Nutt.，以全草入药。

2.服鹿含草后，普遍月经量减少，经期从原来的4～7天缩短为2～4天。

第三方：

方药：柿蒂。

制法：取带柄柿蒂四至七枚，在瓦片上焙干存性，压粉。

用法：上述柿蒂粉，在月经干净后1～2天内，用黄酒一两送服。该单位认为服一次，可避孕一年。

注意事项：1.所用柿蒂必须带柄；2.粉碎过程中忌用铁器；3.服药后24～48小时内忌房事。3.避孕期间忌食柿子，柿饼，元枣。

522

效果：试用249例，追访13例，共351个月经周期（其中157个周期的1例，48个周期1例，30个周期1例，24个周期2例，12个周期2例，19个周期1例，7个周期1例，6个周期1例，5个周期2例，2个周期1例），认为有效。

材料来源：天津市塘沽区卫生院。

第四方：

方药：白杨树根、蓝开花柴(蓝映山红)根各二至三两。

用法：每月于月经干净后水煎服，每天一剂，连服2～3天。

效果：当月服药，可致当月不孕。曾观察20例，均有效。

材料来源：湖南省黔阳地区。

注：蓝开花柴为杜鹃花科杜鹃花属 Rhododendron 植物蓝映山红。小灌木，茎、枝为褐色，密生褐色刚毛。叶互生，有叶柄，叶片长3～9厘米，宽1.5～3.5厘米，椭圆形，端尖或尾尖，基部阔楔形，全缘，革质，幼叶两面密生褐色刚毛，老时叶上面的毛渐脱。

第五方：

方药：不孕子（黄麻子）八钱至一两，糯米酒六两至半斤。

用法：将成熟的不孕子和酒放入碗内，炖1小时以上即可。于月经来潮的第五天晚上睡前顿服，第二个月在同时再服一次（或在产后满月时服一次，第二个月在同时再服一次）。少数服药后呕吐者，可将一次量于次日分二次补服。即中午和晚上各服一次，以避免呕吐。在服药期间，尚须用其他方法避孕一个月左右。

效果：观察7例，有效6例，另1例因服不成熟的种子而失败。另有400例，观察2～5个月，未发现有怀孕，但由

1949

新 中 国
地 方 中 草 药
文 献 研 究
(1949—1979年)

1979

于观察时间较短，尚须进一步总结。

举例：雷××，35岁。19岁至31岁共生育6胎，31岁在生育最后一胎满月时服药，服药后无反应，月经正常。至今已4年未再生育。

材料来源：福建省福鼎县。

注：1.不孕子为椴树科植物黄麻Corchorus capsularis L.的成熟种子，不成熟种子效果不佳。

2.有人于服不孕子后，发生暂时性的闭经现象，但不需处理，可以自行恢复。

（二）新 药 避 孕

第一方：女用口服短效避孕。

药物：炔诺酮（17a-乙炔基-17β-羟基-19-去甲基-Δ^4雄烯-3-酮）每片含5毫克。

用法：从探亲第一天起每天口服一片，探亲14天连服14天。

副作用：有反应者占2.6%，主要有轻度恶心，呕吐。

效果：共观察680周期，其中8周期失败。成功率为98.8%。

材料来源：天津医学院附属医院。

第二方：女用口服短效避孕。

药物：口服避孕片Ⅰ号（复方炔诺酮）：每片含炔诺酮0.625毫克，炔雌醇（乙炔雌二醇）0.035毫克。

用法：从月经来潮当天算起的第五天开始服药，每天一片，连续服22天，不能间断，服完后3天左右即来月经，于

524

月经的第5天再服下一个月的药，服药的当月可以避孕，因此需要逐月服用。

副作用：少数人出现恶心、头昏、乏力、嗜睡等类似早孕反应以及不规则阴道出血，偶有呕吐，乳胀，皮疹，但反应都很轻，可自行消失。

禁忌：急慢性肝炎、肾炎者不宜用。对患有子宫肌瘤、高血压，有肝、肾病史但现无症状者，须在医务人员指导下服用。

效果：按规定服药，几乎全部有效。

材料来源：上海第七制药厂。

第三方：女用口服短效避孕。

药物：口服避孕片Ⅰ号（复方甲地孕酮片）：每片含甲地孕酮（17-a-羟基-6-甲基孕烷—4，6—二烯—3，20—二酮—17—醋酸酯）1.0毫克，炔雌醇0.035毫克。

用法：从月经来潮当天算起的第五天开始服药，每天一片，连服22天，不能间断，服完后三天左右即来月经，于月经的第五天再服下一个月的药，服药的当月可避孕，因此需逐月服用。

副作用：仅少数人在初服药时，有类似早孕反应及不规则出血，偶有呕吐，乳胀，皮疹。这些反应都较轻，可自行消失。

效果：如按规定服药，几乎全部有效。

材料来源：上海第七制药厂，四川省成都制药一厂。

第四方：女用口服短效避孕。

药物：避孕片18-甲基炔诺酮（简称18-甲）每片含18-甲基炔诺酮0.3毫克和乙炔雌二醇0.03毫克。

525

1949

新 中 国
地方中草药
文 献 研 究
(1949—1979年)

1979

用法：每月服药22天，第一次于来月经第五天开始服药，每天一次，连服22天，停药数天后来月经，以后于每次来月经第五天，按首次服药方法服用。

副作用：少数人有恶心、头晕、呕吐、乳房发胀等反应，均不严重，不影响劳动和工作。

禁忌：肝炎、肾炎患者，子宫或乳房有肿瘤者忌用。

效果：效果可靠，副作用轻，闭经和突破性出血发生率极少，月经周期比较准，比目前普遍使用的Ⅰ号和Ⅱ号避孕药均好。几乎百分之百有效，只偶见个别失败。

材料来源：北京制药厂，中国医学科学院药物研究所，北京███医院，北京医药工业研究院。

第五方：女用口服短效避孕。

药物：Ⅰ号、Ⅱ号避孕药纸式避孕片。

用法：纸式避孕片仅在一张四厘米宽、六厘米长纸张面积上，均匀地容纳了糖衣口服避孕片一个月的剂量。全张纸片分成22个小块，供每日分服。

纸式避孕片具有体积小，携带方便，服用简单，质量稳定等优点。

纸式避孕片的试制成功，节约了粮食、砂糖、设备、人力。并提高了质量。

材料来源：上海第七制药厂。

第六方：女用口服长效避孕。

药物：复方18-甲基炔诺酮：每片含18-甲基炔诺酮12毫克和长效女性激素炔雌醇环戊醚3毫克。

用法：每月服药一次，第一次于来月经第五天服药一片，从第一次服药日期算起，每隔28天服药一片。为保证效

526

果,服药头 3 个月,每次服药时加服炔雌醇环戊醚0.3毫克。

副作用： 多数妇女服药后无不良反应,部分人服药后可出现恶心、头晕、呕吐、白带多等副作用,一般均不严重,加服抗副作用药片（主要含奋乃静、颠茄、咖啡因、维生素B$_6$等）便可缓解。上述副作用一般于连续服药几次后不再出现或减轻。

禁忌： 有严重肝炎、肾炎者,子宫或乳房有肿瘤者,正在哺乳婴儿未满周岁者,均不宜服用。

效果： 有效率96％左右。副作用轻,对月经无明显影响。

材料来源： 北京制药厂,中国医学科学院药物研究所,北京⬛⬛⬛⬛。

第七方： 女用口服长效避孕。

药物： 每片含16-次甲基氯地孕酮12毫克,炔雌醇环戊醚3毫克。

抗副作用药片每片含维生素B$_6$30毫克,优托品 5 毫克,咖啡因30毫克。

用法： 初服头 3 个月每隔20天服一次,自第 4 次起再改为隔26天服一次。

副作用： 54.7％的人有头晕,恶心,呕吐,食欲不振,少数人有闭经和经血增多,经服抗副作用药片后反应发生率减少,加服奋乃静 2 毫克则效果更好。

效果： 临床使用1100例,最长服药 5 周期,按周期算有效率为99.4％,按人数算为99％。

材料来源： 天津医学院附属医院。

第八方： 女用口服长效避孕。

药物： 氯地孕酮,炔雌醇环戊醚。

527

1949
新 中 国
地方中草药
文 献 研 究
(1949—1979年)
1979

用法：月经来潮第五天服药一片，隔20天服第二片，再隔20天服第三片，以后隔25天服一片。

副作用：有恶心、呕吐者占26.7％，头昏、乏力者占30％以下，有闭经现象者占10％。

效果：临床应用1210人，有效率98.8％。

材料来源：上海第九制药厂，第七制药厂，上海第一医学院妇产科医院，上海工农兵医院，上海纺织局第二医院，上海第一医学院。

第九方：女用口服长效避孕。

药物：每片含醋炔醚和炔雌醇环戊醚两种药品。（目前正在临床试用，剂量配伍尚未最后确定。）

用法：目前试者第一次用药于月经来潮第五天服药一次，以后每隔28天服药一次。

副作用：恶心，头晕，呕吐，白带多，一般均可忍受，不影响工作，个别人反应较重，可对症治疗。此外尚有个别人发生闭经或突破性出血。

禁忌：肝炎，肾炎，子宫或乳房患有肿瘤者，正在哺乳婴儿未满周岁者，不宜服用。

效果：正在试用，已用千余周期。初步认为，是个有希望的长效避孕药。其优点是一月服一次，醋炔醚系以炔诺酮为原料，生产Ⅰ号短效避孕药的工厂只要稍加改装即可生产。

材料来源：中国医学科学院药物研究所，北京市"醋炔醚"临床协作组。

第十方：女用注射长效避孕。

药物：甲孕酮（6α-甲基-17α-乙酰氧基黄体酮）。

528

用法：每安瓿含甲孕酮150毫克，每3个月肌肉注射一次，于月经来潮第二天到第七天内注射。产妇分娩4个星期后使用。

副作用及注意事项：1．经体格检查，无内分泌紊乱者，方可给药。2．用药最初3个月内可能有闭经及不规则出血现象，3个月后逐步正常。如发生出血，可根据出血量每天加服乙炔雌二醇50～100微克（即0.05～0.1毫克），连服三天即可治愈。3．用药期间医生应给用药者详细记录不规则出血及月经情况。注意随访，必要时应予适当的对症治疗。4．停药后，须经一定时间方可恢复生育，据统计最后一次注射后，最短4个半月，最长13个月，一般6个月内可以恢复生育能力。

效果：每三个月注射一次，可避孕三个月，效果良好。

材料来源：上海市第十二制药厂。

第十一方：女用注射长效避孕。

药物：醋炔诺醇环戊丙酸酯（"961"）。

用法：于月经来潮第5天注射"961"60毫克，首次注射可避孕2个月，以后可相隔2个月再注射（仍在月经来潮第5天注射），第二针可避孕3个月，以后可每隔3个月注射一次。

副作用：头晕、恶心、呕吐等胃肠道反应比口服避孕药轻，主要副作用是突破性出血发生率较高，月经周期受影响，有待克服。

禁忌：肝炎、肾炎患者，子宫或乳房有肿瘤者，正在哺乳婴儿未满周岁者，均不宜使用。

效果：临床试用将近24例，有效率达99%。其优点是长

1949

新 中 国
地 方 中 草 药
文 献 研 究
(1949—1979年)

1979

效，胃肠道副作用较轻。

材料来源：上海第九制药厂，上海第七制药厂，国际和平妇幼保健院，上海第一医学院，中国医学科学院药物研究所。

第十二方：女用注射长效避孕。

药物：复方氯地孕醇己酸酯。

用法：目前试用40毫克和60毫克两种，每月注射一针。

效果：试用80多名妇女，最长试用4个周期，无一例失败。

材料来源：武汉医学院第一研究室，武汉医药工业研究所。

第十三方：女用注射长效避孕。

药物：复方己酸孕酮注射液（即避孕针Ⅰ号）：己酸孕酮25克，戊酸雌醇0.5克，苯甲醇2毫升，苯甲酸苄酯46毫升，蓖麻油适量，全量100毫升（每安瓿1毫升）。

用法：第一个月肌肉注射二次，分别于月经来潮第5天和第10天各一针，以后每月一次，于来潮后10～12天注射。

副作用：少数人有恶心、呕吐、头昏、乏力、乳胀、皮疹等。

效果：共5550人使用，共54196周期，避孕有效率98.6%。

材料来源：上海市第九制药厂，四川省成都制药一厂。

（三）关于避孕环放置年限的探讨

放置避孕环达五年以上的妇女1022人，全部进行了临床

530

检查和取出环的观察以及部份（200例）子宫内膜病理检查。

避孕环位置正常占99.5%；

避孕环质量正常占98.8%；

子宫内膜组织学形态正常占96.3%。

因此认为避孕环放置期可以不必限定五年。

材料来源：北京市妇产医院。

（四）中草药引产

第一方：引产（妊娠3～5个月左右的健康孕妇）。

方药：花粉素130～150毫克，皂素30毫克。

制法：取天花粉鲜根洗净，去皮，压汁，滤汁用甲醇沉淀，沉淀物以蒸馏水溶解，滤去不溶物后，冻干得白色粉末（简称花粉素）。猪牙皂磨碎，用乙醚脱脂，然后用水渗滤，滤液冰冻干燥或真空干燥，得黄棕色粉末（简称皂素）。两药按上述药量装成胶囊。

用法：宜于晚上用药，用药前排空大小便，进行外阴和阴道冲洗，然后戴消毒手套，将胶囊塞入阴道后穹窿处。

注意事项：1．禁忌症：体温超过37.5°C,白细胞超过1万以上，暂缓用药。活动性肺结核，心肌炎，肝病，肾脏病，高血压病（无器质性病变时），经控制以后再用。阴道炎，官颈糜烂重度者，先兆流产有阴道出血者，过敏性体质者均慎用。各种急性病的恢复期不能用药。

2．上药后应卧床休息，避免药物脱落，并密切注意被引产者的一切反应，一般情况下在上药8小时后开始体温上升，发生反应。若发现在1～2小时或短时间内发生过敏性

531

1949

新 中 国
地 方 中 草 药
文 献 研 究
(1949—1979年)

1979

皮疹、大量呕吐、剧烈头痛、高热、血压下降等症状,应立即处理。应详细填写有关记录。在胎儿娩出时切勿人工协助。若胎盘未及时娩出,无活动性出血可等待,超过48小时仍未娩出者可滴注催产素或服中药或手术协助,等待期间应保持会阴清洁。少数引产失败者,在观察7天之后可第二次用药,但须严密观察。被引产者出院后要做好随访工作。

效果: 经过二千余例临床实践,成功率95%,但是副作用还较重(发烧,全身酸痛,皮疹等),并有个别被引产者死亡,目前在继续改进以降低毒性。

举例: 陈××,26岁。因停经3个月,要求引产,于1969年5月27日入院,末次月经1969年2月12日。孕4,产2。体检未发现异常。妇检:外阴、阴道(-),宫颈重度糜烂,宫体前位,3个月妊娠大小,附件(-)。白细胞6400,中性75%,淋巴21%,嗜酸4%。诊断:(1)3个月妊娠;(2)慢性宫颈炎。入院后将天皂合剂180毫克放入阴道,18小时后体温上升至37.8°C,自觉轻度头昏,咽痛,四肢酸痛;白细胞11400,中性90%,淋巴10%;又过8小时后体温下降至正常,自觉症状消失;上药后第3天体温复又上升到37.7°C,2小时后又下降至正常;上药后4天又17小时胎儿娩出,又过2小时5分胎盘完整娩出。出血少。

材料来源: 江苏省天牙散(天皂合剂)科研协作组。

注: 1.贵州省遵义医学院用天皂合剂的比例是天花粉2份,猪牙皂1份。每次剂量0.75克。共做106例,99例成功,成功率93.4%,无一例感染、失血过多或死亡。

2.河南省南阳地区人民医院,巩县人民防治院所用天皂合剂的成份是细辛三两,猪牙皂二两,狼毒一两半,鲜花

532

粉五钱。共为细面，做成栓剂。阴道常规消毒后将栓剂放入阴道后穹窿部，5～8小时取出，3～4天后可流产。用药后全身有类似感冒的感觉，局部有轻度充血，个别病例有局部糜烂现象，去药后均自愈。共用768例，除1例未坚持用药外均获成功。

3．辽宁省中医院所用天皂合剂除天花粉和猪牙皂外，还有4味其他药物。共用90例，85例成功（占94.4%），5例失败。

4．湖北省较早的用了天皂合剂引产。

第二方：引产。

方药：鸟不企（楤木）。

用法：取鲜根洗净后，切成10厘米长（或与孕妇中指等长）一段，象筷子一般粗，轻轻刮去外皮，两端削成钝圆，经高压（15磅15分钟）或用75%酒精浸10～30分钟消毒，取出拭干，用时消毒宫颈管后，插入孕妇子宫腔内，宫外口只留1厘米长，阴道口塞纱布，防止草药根滑脱，一直放到胎儿及胎盘完整排出为止（不采取24小时后换药的方法）。

效果及反应：引产42例，全部成功。当上药放入孕妇子宫腔后，大多均有发冷、发热的感觉，待胎儿胎盘排出后，此感觉即消失。一般在6～48小时内引产成功，胎儿胎盘完整排出，流血量少。本品对妊娠3～6月者效果满意，妊娠时间越短，效果越差，妊娠12周以下者引产效果不满意。

材料来源：广东省罗定县，阳春县。

注：鸟不企为五加科植物楤木 Aralia decaisneana Hance

533

1949

新 中 国
地 方 中 草 药
文 献 研 究
(1949—1979年)

1979

（五）　针　刺　人　工　流　产

穴位： 根据子宫的位置可选择以下穴位：关元，曲骨，子宫，次髎，上髎，合谷，三阴交，长强，秩边。

效果： 共做81例，完全流产10例，不完全流产23例，有效率40.7%，无效48例，占59.3%。

优点： 经济，方便，出血少，无后遗症。

材料来源： 上海市针灸研究所。

（六）　中　草　药　绝　育

第一方：

方药： 棕树根（棕榈根）二两。

用法： 取干根二两切碎，加水四碗煎至一碗。男服加猪小肠二至四两与药同煎，随时服用。女服加猪大肠二至四两与药同煎，在月经将净时服用，一次即可，但多服二次效果更好。

效果： 两年来对1310例进行观察，效果较好。能否达到永久性绝育，正在继续试验。

534

服用棕树根绝育10例精液检查

姓　名	年龄	服药次数	服药后相隔检查时间（天）	每次剂量（干品、两）	精虫数目（亿/毫升）	精虫活动（%）
李××	40	1	20	1	0.08	65
赖××	46	1	175	2	0.764	10
赖××	42	1	175	2	0.108	30
赖××	40	1	31	2	0.578	10
赖××	44	1	33	2	2.44	15
陈××	38	1	180	1.5	0.08	2
黄××	35	1	180	1.5	0.183	5
陈××	41	1	180	2	0.15	8
黎××	45	1	94	1	2.4	35
张××	36	1	154	1	0.33	40

材料来源：广东省罗定县。

注：福州铁路医院用鲜棕树根二两与猪大肠半斤（近肛门端最好）于月经干净后炖服，用于避孕。观察37例（其中最长8个月以上，最短3个月），失败8例。

第二方：

方药：首服方：老黄栀子根四两；次服方：棕榈根四两，猪大肠适量。

用法：均水煎各服一次。首服方于月经来潮的第三天服，服后有轻微头昏，但不需治疗。次方在月经干净后的一星期内服。

效果：临床应用71例，追踪观察一年半以上者37例，均

1949

新 中 国
地 方 中 草 药
文 献 研 究
(1949—1979年)

1979

未怀孕。

举例：罗××，50岁。在16～19岁三年间生二胎，服上方后至今31年未再生育。

材料来源：江西省上高县上甘山公社。

注：棕榈根为棕榈科植物棕榈 Trachycarpus fortunei H.Wendl.的根。

第三方：

方药：八角枫细根（白龙须）。

用法：取鲜细根二两置瓦钵中，加六两浓甜酒汁，密封，必须在微火上煎4小时以上，取汁，每天睡前服1～2汤匙，分7天服完，月经期、月经后、产后或平时均可服用。

效果：1950～1968年服药者9例，有效8例（观察20年1例，15年2例，14年1例，2年4例），无效1例（观察4年，据原单位称可能因煎药时间较短，只煎2小时，以致服后无效）。由于经验尚不成熟，仅供参考。

材料来源：湖南省华容县。

注：1. 八角枫为八角枫科植物 Alangium chinensis (Lour.) Rehd. 或Alangium platanifolium Harms，以细根入药。据原单位报导，近水边生长的八角枫根不宜采用。

2. 本品有小毒，如用干根，须增加纯浓甜酒汁二两，延长煎药时间。

3. 每天服药量必须严格遵照规定，如遇呕吐，可少量多次分服。

第四方：

方药：蛇蛤蟆（蛇麻怪）一只。

536

用法：去其内脏，焙干研末。于产后 7～10天内（亦可于月经期的第二或第三天）兑白米酒（或甜水酒）适量，一次服完。

效果：1943～1968年服药者 5 人，1970年 2～4 月服药者30人，至1970年 7 月均未怀孕。

举例：陈××，已生八胎，在1963年35岁时服本方后至1970年未孕，身体健康，月经正常。

材料来源：湖南省邵阳县。

注：1．蛇蛤蟆为蛙科动物林蛙 Rana japonica japonica Gunther

2．按本方服药后2～3 个月内没有月经，以后仍恢复正常，无其他不良反应。

3．服药过多（2 只）会产生全身不适、恶心及少量阴道流血等症状，故不可多服。

（七）尿中孕二醇测定的技术革新

用途：检验女性避孕药抑制排卵的效果。

试剂配制：1．4％高锰酸钾的碱液：取 4 克高锰酸钾溶于 100 毫升 1 N氢氧化钠溶液。2．5％磷钼酸醇液：取 5 克磷钼酸溶于 100 毫升95％乙醇中。3．硅胶板制备：取 200 目的硅胶（层析用，上海试剂厂出品）9 克及硫酸钙 1 克，加20毫升水，调匀，用薄层涂辅器（可自制）铺板（4×20厘米玻板）4～5 块，室温放置，水分挥发后，置105°C干燥 1 小时即可用。

操作方法：取24小时尿量的四十分之一，加水至 75 毫

1949
新 中 国
地 方 中 草 药
文 献 研 究
(1949—1979年)
1979

升，加浓盐酸7.5毫升，加热回流10分钟，冷却，用四氯化碳提取三次，每次25毫升，合并四氯化碳提取液，加4％高锰酸钾的碱液25毫升于分液漏斗中，振摇，分出四氯化碳，加水25毫升洗一次，分出四氯化碳，蒸干，残渣用氯仿0.5毫升溶解，用微量注射器吸取3微升，点在硅胶板上，另点孕二醇纯品0.3微克作对照，用氯仿：丙酮（9∶1）展开，30分钟后取出，用喷雾器喷5％磷钼酸液，将薄板置烤箱内于105°C烤2分钟，如样品中出现孕二醇的蓝色斑点即表示排卵（即相当于24小时尿中含孕二醇2毫克以上）。反之则不排卵。

灵敏度： 0.3微克孕二醇经薄层层析后即可显出蓝色斑点。

材料来源： 中国医学科学院药物研究所。

（八）快速乳凝法妊娠诊断

原理： 妇女怀孕后尿中绒毛促性腺激素的含量显著增高。根据免疫法凝集抑制试验的原理，由于妊娠尿中该激素含量较高，能与相应抗血清充分作用，吸附有抗原的胶乳加入后不起作用，仍呈均匀乳液状；如为非妊娠尿，则尿中该激素含量极低，不足以与抗血清作用，吸附有抗原的胶乳加入后，抗血清就与胶乳抗原起结合反应，出现明显的、均匀一致的特异性凝集颗粒。

操作方法： 1. 在黑色玻片方格内加一滴被测尿，再加一滴抗血清，轻轻摇动或用玻棒搅动，使其充分混匀，均匀分布于方格内。

538

2.然后滴加一滴胶乳抗原，继续缓慢摇动2～3分钟，在较强的光线下肉眼观察结果。

3.结果判断：如果在2～3分钟之内出现明显的、均匀一致的凝集颗粒为阴性；未见上述现象，仍保持乳液状则为阳性。

注意事项：1.孕妇末次月经后35～40天的大部分尿标本可以测出，但部分标本激素含量亦可能较低。测定时会出现阴性或出现极少颗粒，视为可疑，应隔数天重测。怀孕4个月以上者，尿中激素含量减少，可根据临床诊断。

2.可随时取尿，晨尿更好，尿标本过稀易产生假阴性，但一般仍可测定。

3.尿液澄清者可直接测定，如果混浊或有絮状物时，可用滤纸过滤或离心后使用。

4.严重的蛋白尿，血尿，尿中含多量汞盐及严重细菌污染者不宜使用，应该重送标本。

5.胶乳抗原与抗血清可于室温下保存。热天应放置阴凉处。冰箱保存者应防止冻结，使用前应放置室温并摇匀。

6.测定在15°C以上为宜，如果室温过低，反应缓慢，观察结果应相应延长1～2分钟。

7.滴加尿标本与抗血清后，应先摇匀后再予滴加胶乳抗原。液滴大小应一致（每毫升约16～18滴）。

8.有时可能产生一种非均匀一致的、呈漂浮状的特白颗粒，系非特异性凝集，可将尿标本过滤或离心后再作试验，或另嘱送尿。

9.必要时可用非妊娠尿作为阴性对照。

优点：试剂简单，操作方便，测试快速，只需3～4分

539

1949
新 中 国
地 方 中 草 药
文 献 研 究
(1949—1979年)
1979

钟当场可见结果；试剂保存方便，不受气候条件及设备条件限制；测试一个标本所需试剂原料成本只几厘钱；孕妇末次月经后40天（经期超过10天）即可测出，最早的在34天（仅超过4天）即已测出，准确率在95％以上，对早孕诊断假阳性极少。

材料来源：上海市医学化验所，卫生部生物制品研究所。

（九） 陶磁凹板妊娠免疫学测定法

用途：早期妊娠的诊断。

试验的准备：

1.抗绒毛促性腺激素血清的制备：

（1）家兔免疫：绒毛促性腺激素2000单位加水2毫升及25％羊毛脂液体石蜡4毫升，家兔皮下注射每周一次，共5次。第5次注射后，每3～4天耳静脉注射激素，依次为2000，4000，6000，8000至10000单位。

（2）滴定效价：在末次注入后8天，自耳静脉采血滴定。稀释度自1/10，1/20，1/40，1/80，1/160，1/320，1/640，1/1280，1/2560至1/5120。

（3）采血：耳静脉一次约20毫升，颈静脉约30毫升，心脏约5～6毫升。

（4）离心后所得血清即抗绒毛促性腺激素血清。

2.致敏血球的制备：

（1）取血：取脐带血或生化学试验含抗凝剂余血。

（2）洗血球：将收集的血加生理盐水，反复离心弃上

540

清二次。

（3）鞣化饱和：将血球加15倍的生理盐水，做成盐水血球悬液，加数滴0.5％鞣酸而成。

（4）鞣化血球在水浴中，37°C保温45分钟。

（5）加生理盐水反复两次离心，洗去剩余鞣酸。

（6）将血球做成1：10的盐水血球悬液，每毫升血球加2000单位的绒毛促性腺激素，使血球致敏。

（7）将致敏血球在水浴中37°C保温3小时。

（8）加生理盐水反复两次离心沉淀洗去剩余激素，所得之血球即为致敏血球。

操作方法： 在具有甲、乙两个凹面的陶磁板上，各凹加入致敏血球、抗绒毛促性腺激素血清及尿各1滴，其中乙凹面中则加尿2滴。放置10～15分钟后判定结果。

判定结果： 阳性：甲乙两凹面内血球均不凝集。弱阳性：甲凹面凝集，乙凹面不凝集。阴性：甲乙两凹面内血球均凝集。

临床应用： 12648人次，其中早孕患者12149人次。

材料来源： 黑龙江省哈尔滨市妇产医院。

541

1949

新 中 国
地 方 中 草 药
文 献 研 究
(1949—1979年)

1979

· 白 页 ·

妇产科疾病

（一） 白　带

第一方：治红崩白带。

方药：八月扎藤根（鲜）、泡桐树根（藏于土中者）各四两。

用法：将上两药切细，与猪肥肉半斤同煨，以煨烂为度，然后吃肉喝汤，一日二次，一剂药共服两天。如有气味可加适量白糖。

禁忌：服药时忌生冷、辣物，忌放食盐。

疗效：治疗155例，随访其中133例，服3～4剂痊愈。又观察2例功能性子宫出血，均服药一剂出血停止。

病例：周××，女，50岁。21岁生一胎后未再生育，1961年上半年月经不对月，白带多，稀，呈黄色，恶臭，并逐渐加重，1967年9月，白带中有红色，即服上方两剂而愈，后未复发。

材料来源：湖北省宜昌地区。

注：1．八月扎藤根为木通科植物木通Akebia quina-ta (Thunb.) Decne的根。

2．泡桐树根为玄参科植物毛泡桐Paulownia tomen-

1949

新　中　国
地方中草药
文　献　研　究
(1949—1979年)

1979

tosa Steud.或泡桐 Paulownia fortunei(Seem.)Hemsl.的根部。

第二方：治红崩白带，月经不调。

方药：土冬瓜（商陆、地母参、土鸡婆）。

用法：鲜品去皮，四两至一斤，干者减半。同母鸡或猪瘦肉煮极烂，可放少量盐，分二至三次吃。

疗效：治疗数百例，疗效较好，一般服 3～4 剂痊愈。湖北省中医学院附属医院临床观察 2 例功能性子宫出血，服药二剂血止。

材料来源：湖北省通城县。

第三方：治赤白带。

方药：鲜石打穿（石大川）二两（干品一两）。

用法：每天一剂，三次煎服，连服5～7天。

疗效：治疗800多例，有效率达80%。

材料来源：江苏省六合县。

注：石打穿（石大川）为唇形科植物紫参 Salvia chinensis Benth.一般以全草入药，原单位报导，以鲜品和根部疗效为佳。

第四方：治白带多，腰痛。

方药：鸡血藤一两，金樱根、千斤拔、藤杜仲、旱莲草各五钱。必要时加党参五钱。

用法：每天一剂，两次煎服，连服三至五剂。

疗效：治疗50例，治愈40例。

材料来源：广西壮族自治区妇幼保健院。

注：1．千斤拔为豆科植物蔓性千斤拔Moghaniaprostrata(Roxb.)Wang et Tang或其同属植物 大叶 千斤拔

544

Moghania macrophylla(Willd.)O.Ktze.以根入药。

2．藤杜仲为夹竹桃科植物杜仲藤Parabarium micranthum(Wall.)pierre或毛杜仲藤Parabarium huaitingii Chun et Tsiang，以全株入药。

（二）　外　阴　炎

第一方：治外阴炎，外阴湿诊，外阴溃疡。

方药：煅蛤粉一钱，漳丹一钱四分，冰片四分。

制法：将上药研成细末，用液体石蜡合成药膏。

用法：用1：1000新洁尔灭清洗患部后，将上药涂于患部，表面复盖纱布。每天涂药两次。

疗效：治疗800余例，效果显著。

材料来源：吉林医专临床医院。

第二方：治女阴瘙痒。

方药：山红石、大枫艾各一两，柚皮、荆芥、青蒌、香茅各五钱。

用法：煎水熏洗，每天1～2次，症状严重者3～4次。

疗效：治疗183例，有复诊者61例，其中痊愈40例，显效14例，无效7例。

材料来源：广东省广州市第五人民医院。

注：1．山红石为矿物类，暗红褐色不规则块状物。

2．大枫艾为菊科植物艾纳香 Blumea balsamifera (L.) DC.

3．荆芥为唇形科植物狭叶荠苧 Orthodon lanceolatum (Benth.) Kudo

1949

新 中 国
地 方 中 草 药
文 献 研 究
(1949—1979年)

1979

4．青蒌为胡椒科植物蒟酱 Piper betle L．

5．香茅为禾本科植物 Cymbopogon citratus Stapf

（三） 阴 道 炎

第一方：治滴虫性阴道炎。

方药：陈大蒜头末三钱，山苦参、蛇床子各二钱，白糖一钱。

制法：将上药焙干研末，装入胶囊。

用法：先用葱白8～10根煎汤坐浴，每晚2粒塞入阴道内，连用5～10天。

疗效：治疗341例，随访223例，治愈183例，基本治愈21例，无效19例，原因可能与用药间断有关。

材料来源：江苏省如东县。

第二方：治阴道滴虫。

方药：樱桃树叶（或桃树叶）一斤。

用法：将上药煎水坐浴，同时用棉球（用线扎好）蘸樱桃叶水塞阴道内，每日换一次，半月即愈。

疗效：治疗40多例，效果显著，其中5例在治疗前检查有滴虫，治疗后检查滴虫消失。

材料来源：湖北省五峰县。

第三方：治霉菌性阴道炎。

方药及用法：火炭母一两，煎水坐浴；火炭母粉，冲先后局部喷撒。两者交替使用，3～5次为一疗程。

疗效：治疗17例，疗效显著，作9例阴道分泌物涂片复查霉菌，均转阴性。

546

病例：廖××，35岁。外阴瘙痒，白带多已年余，白带涂片镜检霉菌（＋＋），用上药交替治疗一次，症状减轻，治疗五次，症状消失，阴道分泌物镜检复查霉菌阴性。

材料来源：广西医学院附属医院。

注：火炭母为蓼科植物Polygonum chinense L.

第四方：治阴道霉菌病。

方药：陈石灰一斤四两，蟾蜍三只，韭菜十二两，地骨皮、野地黄根各一两，小叶茶（小叶远志）一两五钱。

制法：将蟾蜍放陈石灰中砸烂和匀，再依次放入其余各药，砸匀阴干，研末过筛，贮存备用。

用法：1.取桃树叶一撮(勿水洗)，煎水一盆，然后放入上述药末40～50毫克，趁热熏洗阴部，每日2～3次。

2.将桃树叶适量砸烂后，放入上述药末40～50毫克，用纱布包好放入阴道内，次晨取出。

疗效：治疗20多例阴道念珠菌病，疗效显著。

病例：王××，女，32岁，因外阴部瘙痒，白带如豆腐渣状，经查菌诊断为阴道念珠菌病，单纯用桃叶洗后症状消失，半年后又复发，改用上药治疗一周后即愈，随访半年未复发。

材料来源：西安医学院附属二院。

注：小叶茶为远志科植物远志 Polygala tenuifolia Willd.

第五方：治霉菌性阴道炎。

方药：1.内服:生地、山药、车前各五钱，栀子、黄芩、当归、丹皮、赤芍各三钱，柴胡、木通、泽泻各二钱，生甘草一钱半。

547

1949

新 中 国
地 方 中 草 药
文 献 研 究
(1949—1979年)

1979

2.外洗：苦参、蛇床子、寻骨风各五钱，土茯苓一两，黄柏、狼毒、枯矾、雄黄各三钱，生甘草三钱。

3.外搽：蛤粉一两，冰片一钱，雄黄二钱。

用法：1.内服药：一天一剂，两次煎服。

2.外洗药：煎水1500毫升，一天分三次熏洗，如有溃疡则去狼毒。

3.外搽药：共研细末，用油或醋调，于熏洗后涂搽患部，一天一次。

疗效：治疗40例，痊愈38例，进步2例。

材料来源：湖北中医学院附属医院。

（四）宫 颈 糜 烂

第一方：治宫颈糜烂。

方药：没药、乳香、儿茶、制绿各五钱，漳丹三钱，轻粉二钱，冰片一钱。

制法：将上药研成细末，用液体石蜡调成膏剂。

用法：用1:1000新洁尔灭棉球消毒宫颈，用带线棉球将上药涂于患处，6小时后牵出棉球，每天一次。

疗效：一般用药不超过5次治愈。

材料来源：吉林医专临床医院。

第二方：治宫颈糜烂。

方药：1.蛇床子、硼砂各五钱，川椒、白藓皮、苍耳子各三钱，白矾二钱。

2.黄柏、青黛各五钱，冰片八分，雄黄一钱，蜈蚣二条。

用法：以上诸药烘干后，方1、方2各自共碾为极细

548

末。外阴局部冲洗后，用窥器暴露官颈，将方1或方2粉剂上于糜烂面，后用带线棉球堵塞阴道以防药末随阴道分泌物流出，第二天嘱患者将棉球自行取出。每周上药二次，八次为一疗程。

疗效： 分别用方1和方2共治疗1242例，痊愈503例，好转614例，无效125例，总有效率90％。

材料来源： 山西省中医研究所。

第三方： 治子官颈炎。

方药： 钉型官颈片：冰片3克，儿茶、黄连、青黛各10克，甘草6克，蛇床子2克，没药4克，飞滑石50克，氧化锌15克，蜜糖适量。

制法： 将上药研细，过80目筛，称取，混合，加蜜糖制成图钉型药片（直径约2厘米，每片约重2～2.5克）贮放在石灰缸中，待质硬备用。

用法： 用棉球擦净官颈粘液，将药片钉型部插入官颈管腔，圆形部贴住官颈糜烂面，然后于阴道内塞入带线棉球一个，嘱患者24小时后取出。每周两次，四次为一个疗程。

禁忌： 月经后三天，不得用药；血管型官颈糜烂或官颈有出血者慎用。用药期间禁忌房事。

疗效： 治疗164例，均刮片做细胞学镜检及临床观察，有效率达97％。

材料来源： 上海市第一妇婴保健院。

第四方： 治子官颈糜烂。

方药： 冰片七钱，煅龙骨五两六钱，桔梗、儿茶、白芷各二两一钱，青皮、青黛、元胡各七两，乌贼骨、血竭、黄柏各二两八钱。

549

1949

新 中 国
地 方 中 草 药
文 献 研 究
(1949—1979年)

1979

制法： 将上药分别研成细末，过筛，混合，消毒后再混入冰片，便可应用。

用法： 先用1：1000高锰酸钾溶液冲洗宫颈，喷入药粉（约一分）于宫颈糜烂面上。隔天冲洗上药一次，10次为一疗程。

疗效： 治疗1000多例，一般子宫颈Ⅰ～Ⅱ度糜烂1个疗程治愈，Ⅲ度糜烂1～2个疗程治愈。

材料来源： 广东省中医院。

（五） 盆 腔 炎

主治： 盆腔炎，附件炎。

方药： 方1：白花蛇舌草一两五钱，入地金牛三钱。

方2：白花蛇舌草一两五钱，穿破石五钱，入地金牛三钱。

用法： 每日一次，每次一剂，水煎服。

疗效： 治疗77例，痊愈73例，无效4例。

病例： 龙××。作子宫次全切除术后一月，出现高热、腹痛，检查盆腔左侧宫颈浅端处有一炎症性包块，如孕6周大小，经使用青霉素3天，包块继续增大如孕7周大，高热不退，后加用中草药3天，体温下降，以后停用抗菌素，单纯用上药治疗，共服30剂，盆腔包块完全消失，恢复健康。

材料来源： 广东省人民医院。

注： 1．白花蛇舌草为茜草科植物二叶葎Oldenlandia diffusa (Willd.) Roxb.

2．入地金牛为芸香科植物两面针 Zanthoxylum ni-

550

tidum (Lam.) DC.

3．穿破石为桑科植物葨芝 Cudrania cochinchine-nsis (Lour.) Kudo et Masam.

（六） 功能性子宫出血

第一方：

方药： 方1：适用于阴虚者。生地、女贞子、墨旱莲、炒槐米、茜草、蒲黄炭、乌贼骨各四钱，小蓟草八钱，刘寄奴三钱，白芍二钱。

方2：适用于气虚者。党参、刘寄奴各三钱，白术二钱，女贞子、墨旱莲、炒槐米、茜草、乌贼骨、蒲黄炭各四钱，小蓟草八钱。

用法： 水煎服。

疗效： 治疗排卵型功能性子宫出血满一周期以上者119例，周期效果：有效者110例，有效率达92.5％。停药3个月以上随访者36例，有效34例，仅2例复发；而对照组用激素治疗的80例中，周期有效的36例，远期有效2例，复发20例。

材料来源： 上海第一医学院妇产科医院。

第二方：

方药： 小柿子五钱，铁藤（豆科植物巴豆藤）、大和红（山皮条）、大树杨梅（毛杨梅）各四钱，炮姜三钱，红糖二钱。若倒经（经期流鼻血）加白茅根五钱。

用法： 文火炙黄，煎汤，每剂煎六次，分两日服，每日三次。

551

1949
新 中 国
地 方 中 草 药
文 献 研 究
(1949—1979年)
1979

疗效：治疗29例，疗效显著，一般2～10剂可愈。

病例：黄××，31岁。因一年多来阴道反复流血，每月约20余天，经昆医附二院诊断为功能性子宫出血，服上方二剂后，流血明显减少，颜色变淡，服药三剂后，流血停止，观察3月余未复发。

材料来源：云南省第一人民医院，新平县古城合作医疗室。

注：1．小柿子为大戟科植物黑面神 Breynia fruticosa (L.) Hook.f.

2．大和红（山皮条）为豆科植物毛蓏子梢 Campylotropis hirtella Schindl.

第三方：

方药：辣椒根五钱（或鲜品一两，辛辣的较好），鸡脚二至四只。

用法：每日一剂，两次煎服。血止后须继续服5～10剂，以巩固疗效。

疗效：通过31例的治疗追访观察，一般服2～3剂能止血，治愈病例大都能恢复月经周期，其中2例已怀孕，仅2例复发。

病例：林××，29岁。不规则阴道流血12年，诊断为功能性子宫出血。每次均须刮宫治疗。此次阴道流血18天，在门诊用黄体酮、麦角新碱、丙酸睾丸酮等治疗无效，乃收住院，开始仍用求偶素等治疗无效，第4天用上述草药治疗，3天后阴道流血停止，再服二剂，观察5天痊愈出院，下个月来月经一次即受孕。

材料来源：广西医学院。

552

第四方：

方药： 岗稔根、地稔根各二两，五月艾叶五钱至一两。

用法： 将上药放入铁锅内炒至焦黄，放入清水三碗，白醋半碗，浓煎至三碗左右，一次或两次分服（溃疡病人不放白醋）。

疗效： 治疗118例，95例有效，有效率达80%。

病例： 邵××，31岁。患功能性子宫出血已7年，曾因出血过多而刮宫，1969年4月，因月经来潮量多，经服上药一剂即止血，连续两次月经来潮时服一至三剂，流血减少，经期缩短。

材料来源： 广东省人民医院。

注： 1．岗稔根为桃金娘科植物桃金娘 Rhodomyrtus tomentosa (Ait.) Hassk.的根。

2．地稔根为野牡丹科植物地菍 Melastoma dodecandrum Lour.的根。

3．五月艾为菊科植物艾 Artemisia vulgaris L.的叶。

第五方：

方药： 贯众炭一两，乌贼骨四钱，

用法： 上药共研细末，每服一钱，一日三次。

疗效： 治疗26例，随访10例，疗效较好，大多能在2～4日内止血。

病例： 李××，40岁。患功能性子宫出血，先后三次住院治疗，效果不好。因月经淋漓不断，于1970年5月来院治疗，服用上药3天，血止。

材料来源： 辽宁中医学院。

1949
新 中 国
地方中草药
文 献 研 究
(1949—1979年)
1979

第六方

方药：一点血（红砖草）鲜品四至五两，干品二至三两。

用法：炖鸡服。

禁忌：生冷，酸，碱。

疗效：治疗40余例，效果显著。一般服1～2剂后见效。

材料来源：四川省洪雅县。

注：一点血为秋海棠科植物 Begonia wilsonii Gagnep。

第七方：

方药：铁海棠花10～15朵。

用法：与猪瘦肉同蒸或水煎服。

疗效：治疗20例，皆痊愈。

材料来源：广西隆林县防治院。

注：铁海棠花为大戟科植物铁海棠 Euphorbia milii Ch. des Moulins

（七） 痛 经

主治：痛经、产后出血、产褥热、血崩等。

方药：高粱泡、琴叶榕根、白木槿根、野荞麦根各五钱。

用法：水煎服，红糖、米酒为引。

疗效：治疗上述各种妇产科病168例，治愈154例。

材料来源：江西省德兴县。

注：1．高粱泡为蔷薇科植物 Rubus lambertianus

554

Ser. 以全株入药。

2．琴叶榕根为桑科植物 Ficus pandulata Hance 的根。

3．白木槿根为锦葵科植物 Hibiscus syriacus L. 的根。

4．野荞麦根为蓼科植物 Fagopyrum cymosum (Trev.) Meisn. (polygonum cymosum Trev.)的根。

（八） 子 宫 脱 垂

第一方：

方药： 黑鱼头（白前）、土牛膝、山药、毛木香、桔梗、沙参、花粉各一两，铁菱角二两，山茄、土大黄各五钱。

用法： 每日一剂，两次煎服。连服两日即可，重者服至痊愈为止。

疗效： 治疗41例，痊愈38例，有效率93％。

病例： 曹××。患子宫脱垂14年，妇科检查为Ⅱ度脱垂，服此药8剂，痊愈。

材料来源： 湖北省枝江县。

注： 1．黑鱼头为萝藦科植物柳叶白前 Cynanchum stauntonii (Decne) H.-M.

2．湖北枝江土牛膝为苋科植物川牛膝 Cyathula officinalis Kuan, ined.

3．毛木香为马兜铃科植物绵毛马兜铃 Aristolochia mollissima Hance的根部。

4．铁菱角为百合科（菝葜科）植物菝葜 Smilax

土单验方卷

全国中草药新医疗法展览会技术资料选编（下册）

583

1949

新 中 国
地 方 中 草 药
文 献 研 究
(1949—1979年)

1979

japonica（Kunth）A．Gray的根茎。

5．土大黄为蓼科植物羊蹄Rumex japonicus Meisn．的根部。

第二方：

方药： 山螺壳（烧成炭）一至二钱，野葛、倒扣草（土牛膝）、鱼腥草各三至五钱。

用法： 水煎，早晚分两次服。

疗效： 治疗5例，重度者服药15～20天，轻度者5～10天治愈。

材料来源： 广西马山县乔利公社。

注： 1．野葛为豆科植物葛 pueraria thunbergiana (Sieb．et Zucc．) Benth．

2．倒扣草为苋科植物土牛膝 Achyranthes aspera L．

3．鱼腥草为三白草科植物蕺菜 Houttuynia cordata Thunb．

第三方：

方药： 金樱根。

用法： 上药一斤，加水适量，煎成两斤水，每天三次，每次服10～20毫升。局部加湿敷。

疗效： 治Ⅲ度子宫脱垂2例，近期效果良好。

材料来源： 广西宜山县北牙医院。

（九）妊 娠 呕 吐

主治： 妊娠呕吐。

556

方药：葫芦茶（干）一两。

用法：水煎分三次服。

疗效：治140例，均有较好疗效。

材料来源：广西柳江县三都公社。

注：葫芦茶为豆科植物 Desmodium triquetrum
(L.) Desv.以枝叶入药。

（十）产 后 病 症

第一方：治产后子宫收缩痛。

方药：青凡木（干）五钱。

用法：加水500毫升，煎至 100～150 毫升，去渣顿服。

疗效：治疗 132 例，除 2 例无效，3 例用后疼痛减轻
外，其余病例均于服药30分钟后显著见效，疼痛即止。

病例：陈××。1969年底分娩后宫缩痛，阴道流血量
多，用上方治疗，首次服药30分钟后，疼痛明显减轻，第二
次服药后，腹痛消失，阴道流血大减。

材料来源：广西北海市防治院。

注：青凡木为大戟科植物 Breynia fruticosa (L.)
Hook.f.

第二方：治宫缩无力，产后流血。

方药：卷柏（全草）。

用法：洗净晒干，每次五钱，开水浸泡后一次服。

疗效：治疗 9 例均有效。

病例：王××。妊娠第四胎，正常分娩一男孩，胎盘娩
出完整，但流血量多，宫缩无力，经服上方后，宫缩加强，

1949
新　中　国
地 方 中 草 药
文 献 研 究
(1949—1979年)
1979

流血明显减少。

材料来源：云南省昆明医学院附二院，峨山县。

第三方：治产妇会阴水肿。

方药及用法：50％冬青液，湿敷。

疗效：治疗73例，均在3天内治愈，而用硫酸镁湿敷需7天，硫酸镁湿敷加红外线照射需5天。

材料来源：广西南宁▨▨医院。

注：冬青为木犀科植物小蜡树Ligustrum sinense Lour。

第四方：治产后关节痛、月经不调、闭经、痛经等。

方药：万经棵（照山白杜鹃）枝叶。

制法：将上药1000克切碎，加水煎煮两次，过滤，合并滤液，减压浓缩至400毫升。按《中国药典》单糖浆制法做45％单糖浆500毫升。将单糖浆与药液合并，加苯甲酸钠5克，搅匀，过滤，加蒸馏水至1000毫升即得。

用法：每天服两次，早晚分服，每次5毫升，开水冲服。切勿超量服用，以免引起中毒。

禁忌：忌生冷，孕妇忌服。

疗效：治疗108例产后关节痛病人，痊愈41例，基本痊愈18例，显效25例，有效22例，无效2例。另有3例月经不调及痛经患者，服本药后痊愈。

材料来源：山东省新泰县东风公社。

注：万经棵为杜鹃花科植物照山白Rhododendron micranthum Turcz。

558

新 药 介 绍

（一）血 浆 代 用 品

1．羟乙基淀粉代血浆

本品以玉米淀粉为原料，来源广泛，利用率高，成本低，工艺设备简单，二十四小时完成，适宜各地推广，质量隐定，输液安全，抗酶力强，抗休克效果显著。

材料来源：中国医学科学院输血及血液学研究所、天津为民制药厂

2．409—代血浆

生产"409"血浆扩充剂成功，经过临床一千多例使用观察，对治疗出血性休克、创伤性休克、中毒性休克升压迅速，效果显著，疗效达百分之九十以上。

材料来源：重庆第五制药厂。

3．海藻酸钠代血浆

本品原料极为丰富，生产工艺简单，抗休克效果显著，是一种良好的血浆代用品。

1949

新　中　国
地 方 中 草 药
文　献　研　究
(1949—1979年)

1979

材料来源：旅大市代血浆研究协作组。

（二）止血新药

1．抗血纤溶芳酸

本品具有较强的抗纤维蛋白溶解作用，较相同作用类型的 6 —氨基乙酸效果高四到五倍。毒性低，不易形成血拴。广泛应用于外科，妇产科手术出血及其他出血性疾患。

材料来源：湖南洞庭制药厂、天津医药工业研究所。

2．止血敏

本品能促使血小板数增加，增强血小板机能及血小板粘合力，缩短凝血时间而达到止血效果，同时具有增强毛细血管抵抗力，防止血液渗透的功能。适用于各种手术前后的预防出血及止血。

材料来源：湖南制药厂、北京制药厂。

（三）镇痛药芬太尼

芬太尼为强效麻醉镇痛药，用于手术前后和手术过程的镇痛及麻醉辅助给药。其特点是镇痛作用快，比吗啡强，副作用比吗啡小。

材料来源：上海第十五制药厂。

560

（四）新型麻醉药

1．氟烷

氟烷的优点： 1．麻醉性能比乙醚强四倍，用量少；2．无爆炸性、燃烧性、易携带，适合战备；3．诱导迅速苏醒快，合并症少。

材料来源： 石家庄制药厂。

2．卡波卡因

是新型的局部麻醉剂，过去全靠进口，价格昂贵，在临床上不能广泛推广应用。

本品麻醉效能强，作用迅速，它不扩张血管，使用时可不加肾上腺素，化学性质稳定，有利于运输和储存。

材料来源： 石家庄制药厂、北京医药工业研究院。

（五）广谱杀菌消毒剂洗必泰

本品具有快速、持久的杀菌能力，毒性极低，不被机体吸收，对人体无害。广泛应用于烧伤、烫伤的伤口消毒，皮肤手术的消毒以及医疗器械的灭菌，还可以喷雾预防脑炎，做到一药多用，适用于战地和农村。

材料来源： 锦州制药厂、北京医药工业研究院。

（六）阳离子活性消毒剂"消毒净"

本品是粉末状，易溶于水和酒精，有较强的杀菌作用，

1949

新　中　国
地方中草药
文　献　研　究
(1949—1979年)

1979

刺激性小，对器械无损害，长期保存不分解，不挥发，便于运输和携带，适应战备、工矿和农村的需要。

材料来源：中国医学科学院流行病研究所、北京制药厂。

（七）以纸代棉

遵照伟大领袖毛主席关于**"必须把粮食抓紧，必须把棉花抓紧，必须把布匹抓紧"**的教导，以战备为纲，试制成功医疗用纸。它具有质软，吸水、吸血力强，无刺激性等优点，为国家节约大批棉纱，又适应战备需要。

材料来源：天津战斗造纸厂。

（八）医用粘合剂

本品具有瞬间聚合和强大的粘着力，能粘合活体组织，能粘合手术切口和新鲜创伤皮肤，方法简便，可免除伤口缝线手术，并起到保湿和防污染等作用。

材料来源：兰州合成药厂。

（九）广谱驱虫新药——"驱虫净"

"驱虫净"对蛔、蛲、钩、鞭、滴虫都有较强的驱虫作用，比"山道年"，"灭虫宁"用量少，毒性低，使用方便，深受贫下中农的欢迎。

材料来源：武汉医药工业研究所。

562

（十）驱虫药——苦楝素

████████████科技人员████████████████████
██████████████████科研与生产实际相结合，走出检验室，与
制药厂密切配合，从当地丰富的植物资源苦楝树皮中，制取
驱虫药"苦楝素"获得成功。

"苦楝素"驱蛔率达70%至96%，驱鞭率达93%，副作
用小，服用方便。

材料来源：四川中药研究所、广西药物研究所。

（十一）血防新药——锑273

████████████████████████我国南方防治血吸虫
病工作取得了很大的成绩，用国产原料合成了治疗血吸虫病
的口服新药"锑273"，经过临床应用，治疗病人近20万人，
有效率达78%。

材料来源：南京药物研究所。

（十二）血防846

血防846片是████职工████████████████创造出的新
剂型。本品为非锑剂药物，疗效与酒石酸锑钾相近，副作用
较油剂血防846为轻，且剂量准确，服用方便。

材料来源：上海第六、七制药厂。

1949

新　中　国
地 方 中 草 药
文 献 研 究
(1949—1979年)

1979

（十三）喘新药——"喘舒宁"

哮喘是一种常见病。在毛主席的光辉《六·二六》指示的指引下，坚持科研为工农兵服务的方向，根据地龙对治疗哮喘病有一定的疗效的启示，从地龙中提取有效成分，研究其化学结构，合成止喘新药——"喘舒宁"。

本品有片剂和注射剂两种，它对过敏性哮喘、支气管喘息性哮喘以及长期服用麻黄素、氨茶碱不见效的病例均有良好效果，有效率平均为84％。

材料来源：北京医药工业研究院

（十四）长效哮喘菌苗

在深入工农群众，开展防病治病过程中，想工农群众所想，完全彻底为人民服务，试制成功长效哮喘菌苗。

长效哮喘菌苗是利用氢氧化铝吸附菌苗，使菌苗逐渐释放，以延长注射间息时间，每月只需注射一次，有效率达81.8％，给药途径方便，费用低，适合广大农村山区推广使用。

材料来源：上海市哮喘防治组。

（十五）非麻醉性镇咳药——"敌退咳"

敌退咳具有毒性低，副作用小，镇咳作用强而持久，长期使用不减效，不成瘾等优点。其镇咳作用比"可待因"长10—12倍。适用于上呼吸道感染、肺炎、感冒及慢性支气管

564

炎、肺结核等镇咳。临床972例治疗观察，有效率达 90％以上。

材料来源：西南制药厂。

（十六）抗沙眼病毒新药——增光素

▔▔▔▔▔▔▔▔▔▔▔▔自行设计、研究出抗沙眼病毒新药——增光素，这是病毒化疗的新突破。▔▔▔▔▔▔▔▔▔▔▔▔增光素应用治疗沙眼，取得较好的疗效。并证明对带状泡疹有独特疗效。增光素的优点是：高效、速效，无不良反应，化学性质稳定，可保存数月，使用方便。

材料来源：中国医学科学院药物研究所。

（十七）抗美激素

抗美激素（国外称为"仙乃乐"）是皮质激素类中疗效较长、副作用较少的药物，应用于治疗湿疹、神经性皮炎和接触性皮炎等有良好效果。

材料来源：北京医药工业研究院、天津制药厂。

（十八）氟美松砜酸酯

激素"氟美松砜酸酯"可用于全身性糖代谢皮质激素类治疗无效的病例，它的抗炎作用比氢化可的松大28—40倍。

材料来源：天津为民制药厂、北京医药工业研究院。

565

1949

新 中 国
地 方 中 草 药
文 献 研 究
(1949—1979年)

1979

（十九）抗肿痛新药——甲基苄肼

甲基苄肼对何杰金氏病有显著疗效，对淋巴肉瘤、网状细胞肉瘤也有一定疗效。本品可以口服，药效迅速，降低白血球的副作用很轻微，与其他化疗药间交义抗药性不明显。

（二十）胃肠用药——胃长宁

胃长宁是一种抗胆碱解药物，具有抑制胃液分泌和调节肠胃蠕动的作用，在解痉止痛方面有作用块、效果显著、剂量小的特点。适用于胃及十二指肠溃疡及胃炎。本品经上海华山医院、北京东方红医院等协助应用于临床，近一百例观察，有效率达90%以上。

材料来源：北京医药工业研究院。

（二十一）生化用药——肌苷

肌苷是生物体的基本物质——核酸的组成成分。它能赋活细胞代谢活化，对于治疗肝脏病、心脏病和防治由于放射线影响的白血球减少等病，均有较好的效果。

材料来源：锦州制药厂。

（二十二）抗菌素新药

1.春雷霉素
春雷霉素是一种农医两用水溶性抗菌素。在农业上防治

566

稻瘟病；在医疗上对烧伤的绿脓杆菌感染和肾盂肾炎、膀胱炎等有很好的疗效。

材料来源：华北制药厂、中国科学院北京微生物所。

2．赤霉素

赤霉素（920）是一种植物生长激素，它能治疗人体常见病，是一药多能的新药。

初步发现赤霉素治疗老烂脚（创伤、手术切口）、稻田皮炎、斑秃、烧伤、冻伤及各种溃疡有很好的疗效。

材料来源：上海第三制药厂、上海地区二十多个单位。

3．庆大霉素

庆大霉素是一种杀菌力强的广谱抗菌素，对治疗烧伤的绿脓杆菌感染有特效；对肾盂肾炎、膀胱炎等也有一定疗效。

材料来源：中国科学院华东亚热带植物研究所、上海第四制药厂、四川制药厂等二十六个单位。

4．半合成抗菌素

①新青霉素Ⅱ：新青霉素Ⅱ（乙氧萘青霉素钠）对酸和青霉素酶稳定。对耐药葡萄球菌作用最强。临床应用治疗金黄色葡萄球菌引起的败血症、肺炎、肠炎、扁桃体炎、创伤感染等效果良好。观察治疗250例，平均有效率达90%以上。

材料来源：太原制药厂、上海医药工业研究院。

②头孢霉素：头孢霉素耐青霉素酶，抗菌谱广，毒性小，临床应用治疗泌尿系感染有独特疗效。

材料来源：上海第三制药厂、北京制药厂。

1949

新 中 国
地 方 中 草 药
文 献 研 究
(1949—1979年)

1979

（二十三）磺胺新成果

1．醋酸磺胺米隆：▇▇▇▇工人，在一无技术资料，二无设计图纸的情况下，▇▇▇▇▇▇▇▇▇▇▇▇▇▇▇试制成功一种毒性比国外生产的盐酸磺胺米隆低一倍的醋酸磺胺米隆。本品对烧伤绿脓杆菌感染的防治有特效，它有渗透烧伤焦痂和促进疗合的优点。

材料来源：上海第十五制药厂、东北第六制药厂。

2．周效磺胺：▇▇▇▇▇▇▇▇▇▇▇▇▇▇工人试制成功药效维持一周的磺胺药"5，6二甲氧磺胺异嘧啶"。本品对皮肤及软组织感染、肺炎、扁桃体炎、急性细菌性痢疾等有显著疗效，是一种药效长、毒性小的战备药品。

材料来源：上海第二制药厂、东北第六制药厂、哈尔滨制药厂。

（二十四）大力发掘天然药库

1．从"长春花"提取新长春碱

新长春碱硫酸盐是一种抗癌药物，适用于治疗白血病和恶性淋巴肿瘤。

材料来源：杭州制药厂、中国科学院药物研究所。

2．从"野决明"提取野靛碱

野靛碱是一种呼吸兴奋剂，对抢救创伤、战伤及窒息性、氰类毒剂引起的反射性呼吸停止有很好的作用。

材料来源：天津药品检验所。

568

3．从"黄花夹竹桃"提取强心灵

强心灵是从植物"黄花夹竹桃"中提取的新强心甙。

强心灵的疗效与地高辛和毒毛旋花子甙K相似，作用确切，药效迅速，积蓄和副作用较小，价格低廉，适用于心脏病引起的心力衰竭。

材料来源：中国医学科学院药物研究所

4．从"铃兰草"提取铃兰毒甙

铃兰毒甙是一种速效强心药，生物效价比洋地黄毒甙强五倍，适用于急慢性充血性心力衰竭，陈发性心动过速等，经四十多例临床治疗，效果较好。

材料来源：黑龙江尚志县。

569

1949

新 中 国
地 方 中 草 药
文 献 研 究
(1949—1979年)

1979

· 白 页 ·

中草药新剂型

（一） 针　　剂

1．"6910"注射液

方剂：银花一两、连翘一两、黄柏五钱、黄芩七钱、黄连五钱。

适应症：对耐药性金黄色葡萄球菌感染的各种炎症。

疗效：经用于小儿肺炎、支气管炎、扁桃体炎等400例，一般用5～8支均获痊愈。

优点：具有与青霉素、四环素、红霉素同等的抗菌作用。

材料来源：陕西省西安市。

2．"6911"注射液

方剂：银杏叶。

用量：肌肉注射，每日2～3次，每次1～2支。

主治：动脉硬化及高血压病所致的冠状动脉供血不全、心肌梗死、大动脉炎、脑栓塞、雷诺氏病等病，再生障碍贫血可适用。

疗效：治疗142例，有效79%。

典型病例：张××，女，53岁。患冠状动脉硬化性心脏病、心绞痛、每天发作十余次，经注射"6911"后，四天疼

571

1949

新 中 国
地方中草药
文 献 研 究
(1949—1979年)

1979

痛基本消失，仅有胸部压迫感。

材料来源：北京制药厂。

3．草药"肿节风"注射液

主治：各种炎症，和对青霉素等产生抗药性的炎症。

制法：取肿节风（接骨金粟兰）全草煎液，用脱蛋白法或醇提法制成肿节风注射液，每毫升含生药二克。

用法及用量：供肌注，每次2毫升，每日3～4次。

疗效：治疗414例，有效率占95％。

材料来源：江西省上饶地区。

"肿节风"抑菌试验结果

细　　菌	金黄色葡萄球菌	对青霉素耐药的金黄葡萄球菌	伤寒杆菌	志贺氏痢疾杆菌	甲型付伤寒杆菌	佛氏痢菌	鲍氏痢菌	绿脓杆菌	大肠杆菌
敏感度	卅	卅	卅	卅	廿	十	廿	十	十

4．无柄紫堇针剂及其他剂型

方剂：无柄紫堇（夏天无）块根。

剂型：

注射液：用乙醇提取法制成安瓿2毫升，每毫升含生药0.25克。

冲剂：将药草粗粉用乙醇处理，加蒸馏水过滤，将滤出水溶液浓缩蒸发配糖即成。每包2克内含生药一克。

粉剂：将药草洗净，干燥研末备用。

572

主治：高血压、瘫痪、风湿性关节炎、腰肌劳损。

疗效：治疗300例，有效率95％以上。

来源：江西省余江县。

5．复方大青叶注射液。

方剂：大青叶、双花、大黄、草河车、羌活。

主治：对多种病毒和细菌所致的传染病均有一定疗效，尤其对"乙型"脑炎、肝炎、流感、腮腺炎等有良好效果。

剂量及用法：

"乙型"脑炎：二毫升，肌注，每日 2～4 次。

急性肝炎：每日二毫升，肌注，二个疗程。

慢性肝炎：每日二毫升，肌注，四个疗程。

腮腺炎：每日二毫升，肌注， 1～2 次即痊愈。

注：一疗程为10针，即20毫升。

材料来源：江苏省南京药学院。

疗 效 表

类型\疗效	例数	平均注射日数	治愈	进步	无效
急性黄胆性肝炎	15	20天	12	3	
急性无黄胆性肝炎	12	22天	10	2	
慢 性 肝 炎	23	44天	10	6	7

6．地龙注射液

方剂：广地龙（蚯蚓）。

制法：将广地龙粉碎后，用水煎煮，煎出液用乙醇除其中蛋白质等非特效物质，除去乙醇后浓缩成规定溶液，酸碱

573

1949

新 中 国
地 方 中 草 药
文 献 研 究
(1949—1979年)

1979

度调整后,过滤,灌封灭菌即得 (--安瓿 = 2 毫升,相当原药二克)。

主治：支气管哮喘。

用法用量：成人第一次肌注 1 毫升,如无不良反应,第二针起每天 2 毫升,儿童酌减, 8 岁以上按成人量。

疗效：治疗190例,有效62～86％。特别 对 "热 喘" 病人有效。

优点：药效稳定、持久、副作用小, 无抗药性, 价廉。

材料来源：江苏南京药学院。

7．四黄注射液

方剂：黄连、黄柏、黄芩、大黄等8种中药,制成注射液。

主治：肾炎、肺炎、痢疾、脓毒血症、丹毒、疖肿、扁桃体炎、盆腔炎以及其他炎症。

用法：每日二次, 每次五毫升, 肌注, 小儿酌减。

疗效：治疗320例,治愈率90％以上。

材料来源：河北峰峰矿区医院。

8．七叶莲注射液

方剂：七叶莲。

主治：各种疼痛,手术麻醉止痛, 也有一定效果。

疗效：观察1100例, 有效率90％以上。

材料来源：广西壮族自治区人民。

9．"701" 止血注射液

方剂：血见愁 (大戟科地锦)。

临床应用：各种出血, 如呕血, 创伤后内外出血等。

用法和用量：肌注或皮下注射, 每次 5 毫升,每日 1 ～2

574

次，必要时可酌增。

材料来源：河北省安国县。

10. "702"肝炎注射液

方剂：茵陈一千克、黄芩、板兰根各五百克、牛胆汁浸膏二十五克、苯甲醇20毫升、"吐温80"十毫升。

主治：肝炎、肝炎腹水、肝硬化腹水。

用法：肌注、每日二次，每次二毫升，二十天为一疗程。

材料来源：河北省安国县。

（二）片　　剂

1．复方石淋通片

方剂：金钱草、海金沙、银花藤。制成片剂。

主治：肝、胆结石，泌尿系结石。

用法：每次6片，日三次，开水送服。

疗效：治疗肾结石七例，效果满意。

材料来源：广东汕头药厂。

2．大蓟降压片

方剂：大蓟根（叶子也可）。

制法：取根（或叶）洗净加水煎煮，浓缩成浸膏，在摄氏100度以干燥，加辅料压片。

主治：高血压。

用法：每日三次，每次六片，空腹服用可有恶心，饭后服可减少。

材料来源：江苏南京药学院。

1949

新 中 国
地 方 中 草 药
文 献 研 究
(1949—1979年)

1979

3．水杨梅片治剂

制法： 从水杨梅的花、果水浸液中，制取浸膏后压片，上糖衣而成。

主治： 急慢性痢疾、肠炎，对阴道滴虫肠道滴虫也有效。

用法： 每日三一四次，每次4～6片，饭后服。小儿酌减。

疗效： 急性痢疾310例，治愈率90％以上。

材料来源： 湖南湘潭药厂。

4．银黄片及针剂

方剂： 银花、黄芩、压制成片。

主治： 抗菌消炎。

用法： 每次2片，每日3—4次。

疗效： 治疗上感、急性扁桃腺炎、咽炎、193例，片剂治愈率83—90％，针剂治愈率84％。

银黄针剂： 双花提取物黄芩素。

用法： 每日1—2次，每次2毫升，肌注。

5．风湿宁片

制法： 猴耳草（又名寻骨风，属马兜铃科植物）的根茎碾粉，常水冷浸后浓缩成羔（不可温度过高）加辅料压片，每片0.3克。

用量： 每日三次，每次2—4片，2—4周为一疗程。

疗效： 治风湿性关节炎226例，有效率75.8％。治类风湿性关节炎70例，有效率74.3％。

576

（三）冲　　剂

1．清热冲剂

方剂： 一枝黄花金草150斤，糖精钠54克、糊精适量。

制法： 上药用水煎液与适量糖精钠和糊精混合干燥得颗粒制剂。

主治： 伤风感冒、急性扁桃体炎、急性咽喉炎、疮节肿毒。

用法： 开水冲服，每日二次，每次一包（重6克），病情重者适量增加，儿童酌减。

疗效： 治疗412例,有效率92.7%。

材料来源： 杭州中药厂。

2．枇杷叶冲剂

方剂： 枇杷叶100斤、糖粉10斤、糖精钠27克、糊精适量。

主治： 久咳音哑。

用法： 开水冲服，每日二次，每次一小袋（重10克），儿童酌减。

疗效： 保持枇杷膏同等作物。

材料来源： 浙江省杭州中药厂。

3．胃灵冲剂

方剂： 海螵蛸、甘草各十五斤六两。白芍十二斤二两。延胡索、白术各八斤一两。党参三斤一两，糊精适量。

主治： 胃炎、胃与十二指肠溃疡。

用法： 开水冲服,每次1/3袋（每袋重9克）,日服三次。

疗效： 保持胃灵汤剂同等作用。

577

1949

新　中　国
地 方 中 草 药
文 献 研 究
（1949—1979年）

1979

材料来源： 浙江省杭州中药厂。

4．哮喘冲剂

方剂： 麻黄胶一分三厘，前胡三钱，大青叶一两，平他木四钱，桑白皮三钱，半夏三钱，旋复花梗三钱，炙甘草三钱，白果九粒（一剂做二袋）。

主治： 哮喘发作咳嗽气喘，胸闷痰稠粘不爽者。

用法： 每日两次，每次一包。

疗效： 治疗190人，有效率81.5％。

材料来源： 上海市。

（四）其它剂型

1．哮喘气雾剂和吸剂

方剂和制法： 毛茛经过提取并合有效成分，作为制剂原料。

给药方法： 气雾剂：哮喘发作时，用气雾器由鼻孔给药，每天2～3次药物浓度1∶1000。鼻吸剂：哮喘发作时，取药液两滴于"鼻舒"塑料管内，置鼻孔内吸入10～20分钟，每日2～3次药物浓度1∶100。

疗效： 即时平喘，观察127人次，有效率85％。近期平喘观察93例有效率87％。远期平喘观察47例有效率28例。

优点： 简便易行，用量小，费用低（每天不到一分钱）。

禁忌： 局部刺激作用较大，伴有过敏性鼻炎者慎用。

材料来源： 上海市哮喘气管炎防治研究所协作组。

2．干糖浆

将液体糖浆革新，

578

成颗粒状干糖浆。干糖浆在水中一分钟内即可溶碎，药效相同，色味比原糖浆好，防冻，防腐，携带方便，生产工艺由七道变为三道，节省了煮糖锅、压滤机、洗瓶机、旋盖机等设备。

改革后，每年节约玻璃瓶、瓶盖、瓶贴1000万套，木箱8万多斤（折合木材1450立方米合人民币122万元）。

干糖浆和液体糖浆的比较

名　称	重量（克）	体积（厘米³）	成本（元）
液体糖浆	14	50	0.155
干糖浆	11	10	0.067

材料来源： 广州第四制药厂。

3. 煮散代饮片

制法： 把协定处方所用饮片，粉碎改为煮散。

用法： 将药粉用开水浸后闷半小时，即可服用。也可煮开后，放凉服用。

优点： 缩小体积，可携带，服用均方便，保证质量，节约了用药。

煮散和饮片比较表

项　目	煮　散	饮　片
每付药重量	1.6两	6.4两
每付药价值	0.34元	1.36元
每天用药量	112.2斤	450斤
全年用药费用	40.500元	102000元

579

1949

新 中 国
地 方 中 草 药
文 献 研 究
(1949—1979年)

1979

材料来源： 天津市第一中心医院。

4．乌蔹莓的抗菌作用

处方： 乌蔹莓（又名五爪金龙、止血草、猪娘苣）鲜全草。

粉剂： 外用敷布，亦可口服，一日三次，每次0.1—0.2克。

煎剂： 鲜草1克，加水2000毫升，煮沸过滤两次，浓缩到800毫升，加防腐剂储存，日三次，每次15毫升。

流浸膏： 口服日三次，每次5毫升。

主治： 疖肿及多种炎症。

疗效： 临床观察102例，有效78例续试14例，无恶化10例。

材料来源： 江苏新医学院。

580

医疗技术革新

（一）快速摘除扁桃腺

摘除扁桃腺方法简介：

病人平卧，上半身低位，头后仰，医生先检查病人扁桃腺的大小，类型与周围组织的关系，然后选择合适的挤切器。

摘除右扁桃腺时，右手持挤切器与压舌板平行放入，压至扁桃腺下极，三角皱壁处压紧，然后把刀环转向至后腭弓与扁桃腺之间，把扁桃腺下极后部套进刀环内，再把刀环推进至扁桃腺后外侧壁，挤切器柄部转至左上角下方，用力把刀环向前腭弓方向挑起，使扁桃腺大部挤入刀环内，小部分被挤压于前腭弓之下隆起突出，即以左手协助，把扁桃腺全部压至刀环内，右手把挤刀推进，用力抓紧切勿放松，术者即可转身站在病人后面，把挤切器快速向中线扭转，以突击力量把扁桃腺摘除。

581

1949
新 中 国
地 方 中 草 药
文 献 研 究
(1949—1979年)
1979

同法摘除左侧扁桃腺。

两侧扁桃腺摘除后,检查出血情况,一般吐几口鲜血就自动停止, 若血不止, 可用纱球压迫止血, 检查扁桃腺是否有残留,有残留的可再切除,出血基本停止即可进食冷冻流质,术后与处理一般扁桃腺手术相同。

资料来源:广州市第一人民医院、杭州市第四人民医院。

(二) 直肠脱垂的新疗法

直肠脱垂是一种常见病,过去采用肛内手术治疗, 伤口容易发生感染, 长期不愈, 复发率高, 不能根治。 ▩▩医务人员, 大胆破旧创新, 创造了腹内手术的新方法治疗,经100多例治疗观察, 均无复发, 效果很好。

手术方法:

1.使直肠和周围组织粘连固定, 首先分离直肠周围组织, 让脱垂直肠复位, 然后固定于骶骨前面。

2.提高直肠膀胱或直肠子宫陷凹, 将陷凹前方腹膜缝于直肠上。

3.缩短直肠和乙状结肠并加固在盆底。

材料来源:天津市和平区第一防治院。

(三) 治疗化脓性耳软骨膜炎

▩▩医务人员▩▩▩▩▩▩▩▩▩▩▩改变过去单纯引流的方法, 创造了化脓性耳软骨膜炎的新疗法, 治疗12例均获成功。

582

治疗方法:

沿耳轮作弧形切口，将皮肤向耳道方向剥离起来，用锐匙刮去坏死组织，经消毒后撒上链霉素粉，皮肤对位包扎。

材料来源: 北京市工农兵医院。

（四）治疗慢性化脓性中耳炎

慢性化脓性中耳炎，是农村常见多发病，多年来均采取大腿皮片植入术腔的治疗方法，严重的妨碍工农兵的██促生产。██医务人员████████████████创造了用塑料薄膜代替大腿皮片，治疗50多例，均获得很好效果。

材料来源: 北京市工农兵医院

（五）向眼球内非磁性异物进军

██医务人员████████████████决心攻克眼球内非磁性异物手术难关。██████████████

（注:584页附图5）

材料来源: 北京市工农兵医院。

（六）检验工作必须面向农村 适应战备

1. 青链霉素过敏快速测定:

1949

新 中 国
地 方 中 草 药
文 献 研 究
(1949—1979年)

1979

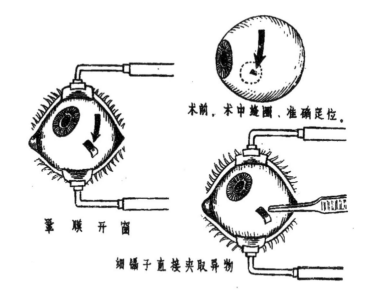

图5 眼球非磁性异物手术示意

术前、术中摄图、准确定位。

牵 联 开 窗

细镊子直接夹取异物

医务人员以敢想敢闯的精神，创制了青、链霉素快速试验器，运用离子导入的原理，进行青、链霉素快速试验。这种方法反应快，反应证象明显，操作简单，不划破皮肤，无痛，安全，避免"试验性休克"的发生。

青、链霉素过敏试验器

（1）结构： 见附图6。

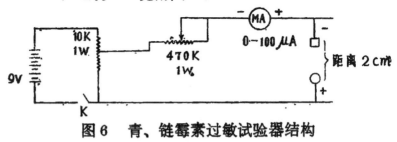

图6 青、链霉素过敏试验器结构

584

（2）使用方法：

将试验器正负极纱布用注射用水湿润，将青霉素试液一滴滴于"负极"纱布上，（方形）然后将两极放在擦净的前臂内侧，通电五分钟，观察结果。

链霉素试验方法相同，但必须将链霉素试验液滴在"正极"纱布上。

（3）结果：

阳性征——①丘疹形，象风疹块，颜色与风疹块同。

②白斑型，似小儿面部蛔虫斑。

材料来源：上海市新港路地段医院、太原市结核病医院。

2．尿萤光法诊断肝病：

▨▨▨医务人员，在为工农兵服务的实践中，反复试验，终于研究成功一种诊断肝病的新方法——尿萤光法。它的特点是：检查肝功能不用抽血和复杂设备，快速，简便，价廉，适宜农村推广使用。

尿萤光灯简介

尿萤光灯可交、直流电两用，它的主要结构为产生附有紫外光的萤光泡面通过深紫色的伍德氏玻片把极大部分的可见光滤去，使通过的紫外光一般在3650A°的波长，利用这种波长的紫外光观察萤光现象（附图7）。

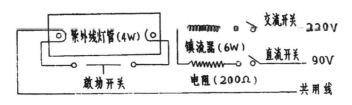

图7　尿萤光灯结构图

585

1949

新 中 国
地 方 中 草 药
文 献 研 究
(1949—1979年)

1979

标准比色管配制（使用期限为两周）

编号	10%皂素溶液（毫升）	0.25萤光素钠（滴）	尿酸裂解物水溶液（毫升）	水（毫升）	萤光颜色	结果
1	6	3	0	4	褐黄	阳性
2	3	2	0	7	黄	阳性
3	1.5	1	0	8.5	淡青黄	可疑
4	0.25	0	9.75	0	紫兰	阴性

材料来源：河南医学院附属第一医院。

586

兽用医药

（一）治猪病药方

1．治猪瘟方

方药：白毛夏枯草一两，忍冬藤五钱，红藤五钱，败酱草一两。

制法：上药共煎汁灌。（或研末加水灌服）

用法：每日一次。

疗效：共治80余头，全部治愈。

材料来源：浙江省巨县下张公社。

2．治猪丹毒、猪肺瘟、牛喘病方

方药：黄连10％，（无黄连可用十大功劳代替）黄柏20％，金银花5％，大黄20％，知母10％，大青叶10％，黄芩20％，冰片5％。

用法：皮下或肌肉注射。猪1毫升／KG，四小时一次。牛、马、骡1毫升／KG，六小时一次。

疗效：效果达73％以上。

材料来源：江西省南昌县制药厂。

3．治猪下痢方

方药：樟格2斤，乌樟仔2斤，鬼针草2斤。

1949

新 中 国
地 方 中 草 药
文 献 研 究
(1949—1979年)

1979

制法：加水十斤，煎至5斤去渣待用。

用法：口服每天二次，小猪每次200毫升。大猪每次400毫升。

疗效：共治千余头，均获显著效果。

材料来源：福建省平和县。

4．治猪气喘方

处方：断肠草叶35％，曼陀罗叶35％，生石膏30％。

制法：将上药晒干研末，过筛混合即成。

用法：按体重每10斤2克。

疗效：三年来治好一千多头。

材料来源：福建省龙溪专区农业服务站。

5．治猪气喘、咳嗽、肺炎注射液

处方：草叶参一斤，山参二两，百合二两，百部六两，壁梅一斤。

制法：切碎混合放入蒸馏器内，加水10斤，酒精100毫升，取出蒸馏液三斤，分装备用。

用法：肌肉注射，每次5～15毫升。

疗效：治64例，好52例，治愈率达81％。

材料来源：福建省漳州市。

6．治仔猪白痢方

方药：苍术一两，白芍二两，泽泻二两，山药一两。

制法：碾成细末。

用法：水冲内服。

疗效：共治1200例，治愈1140例，疗效达95％以上。

材料来源：四川省宜宾地区。

7．治猪肺疫方

588

方药：万丈深四两，大肺荃二两，小肺荃二两，苢叶马蹄香二两，大红硝二两，搜山虎二两，铁马鞭二两。

制法：凉干切碎，加水五斤蒸至二斤，冷却后用32层纱布过滤三次，分装入瓶，高压消毒30分钟，密封保存。

用法：小猪每次 2～3毫升，大 、中猪每次 5～7毫升。

材料来源：湖南省新晃县。

8．治母猪瘫痪方

方药：大血藤一两，香巴戟一两，陈艾一两，金刚藤一两，过山龙五钱，威灵仙五钱，酸浆草五钱，前胡五钱。

用法：水煎服。

疗效：共治25头，治愈23头，疗效达96％。

材料来源：四川省遂宁县白马区食品站。

9．治小猪白痢注射液

处方：水辣蓼一两，地锦草八钱，凤尾草六钱，地榆一两，白头翁一两，翻白草一两，铁苋菜六钱，金银花一两，败酱草一两五钱，马齿苋一两二钱，半边莲一两。

制法：加水6000毫升，水浸24小时，蒸馏消毒分装。

用法：每五市斤，肌肉注射一毫升。

材料来源：浙江省嵊县食品公司。

10．治猪流感方

方药：信饭藤、土荆草、土紫苏、薄荷牛顿草、樟树叶各一至二两。

制法：加水三斤，煎至一斤。

用法：分三次混入饲料中喂，连服二——四天，小猪用量减半。

1949

新中国
地方中草药
文献研究
(1949—1979年)

1979

疗效：治疗六千多头，效果均好。

材料来源：福建省龙溪专区。

11. 治猪无名高烧注射液

方药：黄连素（土黄柏素）一斤。

制法：去皮切碎，加水五斤，煎至二斤，去渣过滤后再熬汁，分次洒在玻璃板上烘干，刮起粉称重分装小瓶内密封，同时加蒸馏水。

用法：作肌肉或皮下注射。大猪每次一克，中猪每次0.5克，小猪每次0.25克。

疗效：共治473头，疗效达95%。

材料来源：福建省长太县。

12. 治猪付伤寒方

方药：黄牛刺根一两，神砂五钱，过山龙一两，威灵仙五钱，前胡五钱，笔杆草一两，阴竹笋（去皮）一两。拉稀加龙芽草，便秘加铁马赖子草。

用法：水煎服。

疗效：共治2756头，治愈2711头，疗效达98.4%。

材料来源：四川省遂宁县白马食品站。

（二）治大牲畜病方

1. 治牛骨折方

方药：①桃仁四两，朴硝六两。
②醉鱼草根一至五两，野胡椒根一两。

用法：将桃仁、朴硝研末，酒调外敷，用树皮或毛竹片固定。同时，内服醉鱼草根，野胡椒根。每天一次，每次二

590

疗效：约在一个星期治愈。

材料来源：浙江省巨泽县食品店。

2．治耕牛下痢方

方药：地榆二两，地柏二两五钱，六月雪二两五钱（干品）。

用法：水煎服。

疗效：治愈14例，全部无复发。

材料来源：浙江省巨县大张公社兽医院。

3．治马、骡腱鞘、关节炎

方药：雄黄七钱，大黄七钱，栀子八钱，黄柏八钱，五灵脂六钱，乳香六钱，自然铜五钱。

制法：将上药压细，用细筛过，用少量陈醋和水调成粘稠为宜。

用法：敷于患处，后用绷带包扎。

疗效：一般轻度炎症治愈率80％。

材料来源：内蒙古农牧学院，兽医院。

4．治化脓性创伤方

方药：氯化钾一两，枯矾五钱，水银三两，也可加红粉一钱，轻粉一钱，梅片一钱。

制法：炼制成粉剂或软膏。

用法：外敷。

疗效：共治14例，一般服药 1 ～ 2 次，10天左右即愈。

材料来源：内蒙古农牧学院。

591

1949

新中国
地方中草药
文献研究
(1949—1979年)

1979

（三）治家禽方

1．治鸡白痢方

方药： 辣蓼草1,500克。

制法： 将上药切成二至四厘米，加水三千毫升，煎至一千五百毫升（这是一千只一个月令的鸡的用量）。

用法： 将上药拌在饲料中喂，每天一剂。煎喂两次，连用二至五天。不食者，可用滴管喂服，每日三次，每次10毫升。

疗效： 达90％以上。

材料来源： 云南省兽医研究所。

2．治鸡瘟秘方

方药： 巴豆（中药店出售）。

制法： 将上药研末，混合适量蜜糖和肥猪菜。

用法： 将上药和入米饭内喂鸡，若用于预防，一粒巴豆喂三至五只鸡，服药后即泻黑屎，不久即愈。

疗效： 防治鸡瘟几十年，疗效显著。

材料来源： 广东省仁化县。

3．治鸭仔流感

方药： 薄荷三两，桔梗三两，元参五两，青皮二两，把叶一两，桑叶二两，人中八两，甘草一两，东风桔三两。

制法： 煎水煮鸭饭。

用法： 喂饭，如鸭舌白则为寒，加姜三至五片，发热则加土黄芩三至五两。转肺炎加淡竹叶三至五两（一百只十日令鸭仔用量）。

592

材料来源：广东省新会县，沙堆兽医站。

4．治鸭中暑方

方药：崩大碗（积雪草）三两，地丁四两，苦瓜干二两，淡竹叶二两，山海根五两，山芝麻二两，土黄芩二两，天冬三两，白糖三两。

制法：水煎服（上方为一百只鸭十日量）。

材料来源：广东省，沙堆兽医站。

（四）兽用新药

1．贝尼尔：（武汉第二制药厂）

用途：治疗大家畜锥焦虫病的高效药物。且有良好的预防作用。

效果：先后在河北、河南、江西等地对马、驴、骡等大牲畜的马媾疫使用，疗效显著，使用简便，副作用少。

2．氰乙酰肼：（中国医药工业公司上海第十二制药厂）。

适用范围：防治牛、羊、猪的丝虫病。

用量用法：直接口服或制成粉、片、针剂。极量：牛五克，羊及猪一克。

3．倍硫砷：（武汉医药工业研究所）。

主治：治疗牛皮蝇。

效果：在内蒙、新疆、青海等广大牧区经过三年对一万多头牛的试治，杀虫率高达80％以上。并有早期防治、安全、简便等优点。另外，对农作物虫害的防治也有显著效果。

4．硫双三氯酚：（内蒙古综合研究所试制成功）。

用途及效果：对牛羊肝片吸虫及北方血吸虫的驱虫效果

593

1949

新 中 国
地 方 中 草 药
文 献 研 究
(1949—1979年)

1979

达95%到100%。

5．海托林：（武汉医药工业研究所）。

主治：绵羊矛形歧腔吸虫病。

效果：在山西、青海等地进行驱虫效果试验，驱虫率达92.6%以上。

6．磺胺喹恶林：（上海第二制药厂）。

用途：主要用于防治鸡粪肠道球虫病，对于牛、羊、猪、兔等肠道感染、伤寒、痢疾等均有很好的疗效。

效果：经过上海市农业、兽医部门试用，疗效显著，是防治家禽肠道感染比较好的药物。

594